병원코디네이터 / 병의원 상담실장 / 병원 CS 교육을 위한

병원 CS 교육 실무

송 애 랑

- 이화여자대학교 대학원 간호학 석사
- 충남대학교 대학원 간호학박사
- 이화여자대학교 의료관광코디네이터과정 수료
- 국제매너센터 병원코디네이터과정 수료
- 국제매너센터 서비스강사과정 수료
- 서울대학교병원 의료경영고위과정 수료
- 서울대학교병원 간호사
- 교육인적자원부 주문식사업 병원코디네이터과정 기획
- 김천대학교 의료서비스 아카데미과정 기획
- 국제매너센터 의료서비스강사 교육팀장
- 인터파크 CS 자문
- 경상북도 공공의료기관 김천의료원 QI, 식스시그마 CS교육 자문

현) 김천대학교 의료경영학과 교수
대한병원코디네이터협회 이사

병원코디네이터 / 병의원 상담실장 / 병원 CS 교육을 위한

병원 CS 교육 실무

1판 1쇄 인쇄 | 2012년 2월 24일
1판 1쇄 발행 | 2012년 3월 2일

송 애 랑 지음

펴낸이 | 주용진
펴낸곳 | 도서출판 아카데미아
주 소 | 경기도 안양시 동안구 관양2동 224-5 대륭테크노타운15차 2003호
전 화 | 031-389-8811~6
팩 스 | 031-389-8817
E-mail | academya@korea.com
http://www.academya.co.kr

ISBN 978-89-5938-272-9
값 33,000원

병원코디네이터 / 병의원 상담실장 / 병원 CS 교육을 위한

병원 CS 교육 실무

송 애 랑 지음

아카데미아

| 머리말 |

대부분의 사람들에게 친절한 병원, 좋은 병원, 추천하고 싶은 병원을 물어보면 가장 먼저 말하는 것은 깨끗한 병원, 직원들이 잘 웃는 병원, 설명을 잘해 주는 병원을 우선으로 꼽는다. 병원들은 병원의 경영 철학과 비전을 정립하고 획기적인 의학 기술의 발달과 더불어 의료장비를 현대화하는가 하면 병원 건물의 외부 및 내부를 리모델링하여 "여기가 병원이 맞아?" 할 정도로 심미적이고 편안한 컨셉으로 병원 시설들을 바꾸어 나가고 있다. 또한 이제는 병원에서 환자에게 "고객님~ " 하고 부르는 소리가 전혀 어색하지 않으며 어느 병원을 가든지 고객상담실, 고객만족 위원회, CS 교육, CS위원회라는 다양한 이름의 표지판을 볼 수 있다. 병원의 모든 시스템이 고객 중심으로 바뀌어 가고 있다는 것을 실감할 수 있고 병원의 모든 것을 CS에 올인하는 듯한 문화를 느낄 수 있다. 병원의 운영과 관련하여 CS 없이는 병원이 살아남기 어려울 정도의 위기감을 갖고 많은 부분들이 역동적으로 개선되고 있다.

그러나 아이러니컬하게도 이러한 CS의 거대한 확산과 함께 병원 원장을 위시한 경영자들은 CS 교육을 해도 당장 눈에 보이는 효과가 없어 초조해 하며 CS가 중요하다는 것은 알지만 무엇을 어디서부터 어떻게 시작해야 할지 혼란스러워 하고 있다.

또한 외부환경에서 조여 오는 빠른 의료정책의 변화와 함께 병원 혁신, 의료서비스 향상, QI경진대회, 고객관리시스템 개선, 심지어는 의료기관인증제도까지 병원의 근무자들은 단순한 환자 진료라는 고유의 업무 이외에 정신적, 시간적인 스트레스를 받아 오고 있다. 이제는 병원이라면 CS 교육은 선택이 아닌 절대 필수가 되었고 CS에 관련된 그 무엇인가를 하지 않으면 경영관리 측면에서도 심리적으로 불안한 시대가 된 것이다. 현장에 나가 보면 실제 병원의 QI 담당자, CS관련 업무를 하고 있는 직원들은 이중 삼중의 고통을 호소한다. 전 직원을 대상으로 하는 내부고객의 만족과 매일 매일 다른 요구를 갖고 방문하는 외부 고객의 만족을 위하여 적절한 최선의 방안을 찾기 위해 고민하고 있다. 우리 병원 고객을 어떻게 응대해야 하는가? 무슨 내용을 교육해야 하는가? 어떤 태도로 다가가야 하는가? 이러한 의문을 해결하고자 본서를 정리하였다.

병원의 규모와 특성에 상관없이 대부분의 의료기관에서 적용할 수 있는 많은 팁들을 정리하였고 이론적 배경에 대한 설명 그리고 실제 현장에서 활용할 수 있는 실무 지침서로의 역할을 위해 요약한 중요팁을 제시하였고 사진과 응대 사례를 활용할 수 있도록 하였다.

변화하는 현장의 모습을 전달하기 위하여 본서는 앞으로도 지속적으로 보완해 나갈 것이며 의료의 질 향상을 위하여 가장 효율적인 CS 코칭서가 되도록 현장의 소리를 전달하고자 노력할 것이다.

끝으로 이 책이 나오기까지 오랜 기간 동안 애써 주신 아카데미아 주용진 사장님과 임직원 여러분께도 감사의 뜻을 표한다.

2012년 2월

송 애 랑

목 차

Chapter 5 의료 커뮤니케이션

Chapter 6 성격 진단 및 행동 유형분석

Chapter 7 불만 고객 응대

Chapter 8 접점별 응대

Chapter 9 CS 스크립트 개발

Chapter 1

CS의 이해

1. 병원과 고객

2. 의료 패러다임의 변화

3. 고객만족과 의료서비스

01 병원과 고객

서비스 산업의 한 분야인 의료업에 있어 병원이 처한 경쟁상황은 병원이 제공하는 서비스의 질 차이와 의료수가 경쟁 그리고 고객과 병원의 의료수준의 인식과 같은 의료기관의 문화에 대한 차별성 경쟁이라고 할 수 있다.

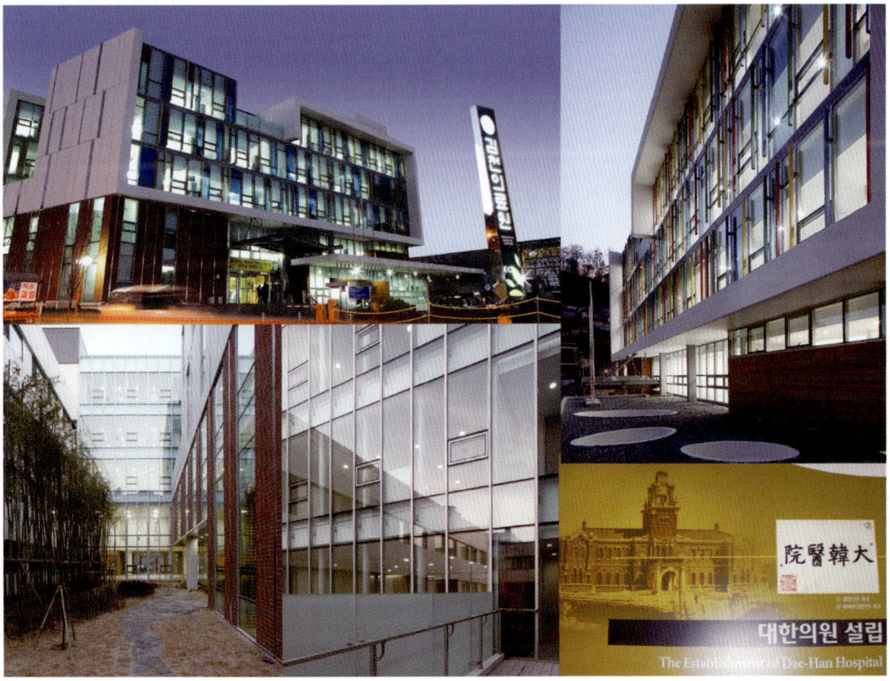

오늘날 병원 간의 경쟁 심화로 의료장비를 위시한 기술과 서비스 의료의 품질수준이 표준화되어, 환자가 병원을 선택할 때 객관적 판단보다는 병원 문화에 대한 인식이 선택에 중요한 고려사항이 된다고 볼 수 있다.

오늘날의 병원을 보면 진료유형이나 규모에 상관없이 병원마다 의료서비스에 대한 인식이 확고해졌고 이제는 누가 더 참신한 아이디어로 서비스를 만들어내어 우리 병원으로 환자를 모실까? 하는 생각에 전력을 기울이고 있다. 이제는 의료산업에서도 서비스가 곧 경쟁력인 시대가 된 것이다.

의료서비스의 특징 및 구성 요소

병원이 고객지향성 경영을 실현하기 위해서 가장 우선되어야 하는 것은 서비스를 구매하는 환자의 구매행동과 의료서비스의 특성을 이해하는 것이다. 의료서비스는 전문서비스로 전문교육을 거쳐 일정한 자격 또는 면허를 취득한 전문가들이 행하는 진료 행위의 과정이나 시스템을 말한다.

의료서비스의 특징은 다음과 같이 요약할 수 있다.

첫째, 의료서비스는 인간의 생명과 건강을 다루는 것이므로 공익성이 강하다. 환자를 치료하는 데 도덕적, 윤리적 요소들이 관련된다. 환자에 대한 케어는 신성한 것이어서 기업적인 접근에서 야기되는 재정적인 문제는 배제되어야 하는 것이다.

둘째, 의료서비스는 이용자의 참여가 매우 중요하다. 의료서비스는 소비되는 순간에 서비스 가치가 바로 나타나는 것이 아니라 의사로부터 치료를 받은 후 효과가 발현되는 형태로 나타난다.

셋째, 의료서비스는 기대와 실제 결과 간의 불일치가 다른 서비스보다 크다. 의료서비스는 그 결과를 측정하는 데 어려움이 있다. 질병은 매우 복잡하고 같은 진료에 대하여 다르게 반응할 수 있으며 환자는 육체적, 정신적으로 불안한 상태에서 질병을 경험하기 때문에 고객이 예상하는 결과와의 불일치가 강하게 나타날 수 있다.

넷째, 의료서비스는 여타 산업에 비해 자주 구매되는 것이 아니며 장기간에 걸쳐 구매되기도 한다. 응급이나 갑작스런 질병 등으로 계획에 없던 구매를 하기도 하며 이

과정에서 환자는 의사결정에 어려움을 겪거나 혹은 비합리적인 방법으로 의료서비스 제공자인 병 · 의원이나 의사를 결정하는 경향이 있다.

다섯째, 의료서비스는 전문성이 있는 서비스이기에 고객이 의료서비스에 관한 정보를 얻고도 그 정보를 이용할 능력이 부재하여 서비스 구매상황에서 위험에 노출되기도 한다.

이와 같은 특징과 함께 의료서비스의 구성 요소는 크게 시설 서비스, 인적 서비스 그리고 제도적 서비스의 3가지 부문으로 나누어 이야기할 수 있다.

시설 서비스란 말 그대로 병원의 시설이나 환경물로서 하드웨어 hard ware 를 구성한다. 병원의 각종 의료장비를 비롯하여 주차시설이나 안내시설, 실내 인테리어 및 환자 편의시설 등이 포함된다.

인적 서비스는 병원에 근무하는 사람이 만들어내는 서비스로 휴먼웨어 human ware 를 의미한다. 직원의 복장, 치료나 검사에 대한 설명, 행정 서비스 등 고객만족을 위한 가장 중요한 요소라고 할 수 있다.

제도적 서비스는 병원마다 갖고 있는 시스템으로 소프트웨어 soft ware 이다.

응급 진료체계, 진료 수납체계, 병원 내의 다양한 프로그램 등이 해당된다.

시설 서비스 Hard ware	인적 서비스 Human ware	제도적 서비스 Soft ware
- 주차시설	- 근무자의 용모	- 응급 진료체계
- 안내시설	- 의사의 설명	- 진료비의 카드 결제
- 실내환경설비	- 행정서비스	- 다양한 진료과 개설
- 환자 편의시설 등	- 진료서비스 등	- 주민 건강 교실 등

■ 의료서비스의 구성 요소

병원의 경쟁력은 고객만족

최근 국내 의료서비스의 수요는 질병 중심에서 환자를 위시한 의료의 질 중심으로 이동하고 있다. 이는 삶의 질 향상으로 인해 의료서비스의 질에 대해서도 질 높은 서비스를 요구하는 현상으로 보인다. 이제 병원들은 환자를 프로슈머로 인식하고 그들의 니즈를 정확하게 수용하여 의료서비스를 제공해야 할 단계에 와 있는 것이다.

병원의 경쟁력은 차별화된 의료서비스 제공으로 갖출 수 있다. 의료서비스의 구성 요소에서 살펴본 바와 같이 차별화된 의료서비스는 시설 서비스, 인적 서비스 그리고 제도적 서비스 측면에서 모두 제시되어야 한다. 이 중 오늘날 고객만족의 핵심 척도가 되는 것이 바로 인적 서비스이다. 환자의 입장에서 보았을 때 병원에서 자신에게 다양한 의료서비스를 제공하는 의료 종사자들의 이미지가 편안하고 부드러우며 특별히 요구하기 전에 병원에서 이미 준비하고 있는 듯한 서비스를 제공받을 때, 그 병원 직원들은 참 친절하다고 말한다. 의료서비스의 질은 서비스 전달자와 밀접하게 관련되어 있다. 환자는 병원에서 받은 서비스 질을 서비스의 기술적 질(수술이 성공적인가), 서비스의 기능적 질(의사가 관심을 보이며 또한 신뢰감을 주는가)에 의해서 판단한다. 따라서 병원 서비스는 의사의 우수한 기술적 서비스를 제공하는 것뿐 아니라 환자와의 상호작용에서 이루어지는 서비스의 기능적 질도 매우 중요하다.

병원에서의 고객만족

고객(환자)만족이란 의료의 개별차원에 대한 개인의 긍정적 평가라고 할 수 있다.

환자가 의료진과 만날 때 환자들은 어떤 일정한 기대를 갖고 만나게 되는데 이때 환자의 기대와 실제 경험한 차이가 만족을 결정하게 된다는 것이다. 기대보다 더 나은 경험을 할 때 환자들은 만족을 느낀다. 만약 환자가 경험이나 지식의 부족으로 상황을 전혀 예측할 수 없을 때는, 실제의 경험이 기대수준에 못 미치더라도 기대수준을 낮추어 경험에 적응하려는 태도를 보이게 된다.

도나베디안 Donabedian 이 제시한 고객만족과 관련된 환자 만족의 5가지 속성을 구체적으로 살펴보면 다음과 같다.

첫째, 의료서비스의 접근성이다. 병원이 의료서비스를 얼마나 쉽고 편리하게 제공할 수 있는가에 대한 능력이다.

둘째, 환자와 의료인과의 상호관계이다. 이는 의료인이 의료서비스를 제공하는 과정에서 고객과 어떠한 관계를 맺었는가 하는 것이다.

셋째, 의료환경의 쾌적성이다. 쾌적성이란 환자에게 얼마나 바람직한 환경에서 의료서비스를 제공하는가에 대한 능력이다.

넷째, 진료의 효과에 대한 환자의 선호도이다. 의료서비스의 결과에 대해 의료서비스 제공자와 환자가 반드시 같은 견해를 가질 수는 없다.

다섯째, 의료비용에 대한 환자의 선호도이다. 의료서비스를 받고 나서 환자나 가족이 부담하는 비용과 서비스의 내용의 차이를 평가하는 정도를 말한다.

이외에도 병원의 대기시간과 진료의사의 설명, 진료 수속 절차, 약 복용과 주의사항 등에 대한 설명을 고객만족과 관련된 속성으로 본다.

병원에서 고객만족의 효과

고객(환자)만족이란 인지적, 감정적 측면이 포함되므로 측정이 어려울 뿐 아니라 주관적 견해가 많이 반영되므로 측정결과가 다양하게 나올 수 있다.

병원 간의 경쟁이 치열할수록 환자의 만족도는 중요한 의미를 갖게 되는데, 내부적으로 환자만족도 조사에서 환자의 기대와 욕구를 파악할 수 있으며 이를 기반으로 의료의 질 향상과 환자의 편의를 위한 서비스 개선 노력을 기울이게 된다. 환자가 병원의 시설이나 의료서비스에 만족한다면 환자는 이용한 병원의 시설이나 서비스에 대해 우호적이고 호감이 가는 구전 효과를 낼 것이고 만약 불만족했다면 악평을 하거나 문제점을 전파할 것이다. 환자의 만족도를 높이는 병원의 모습은 병원 경쟁력을 좌우하며, 이는 병원의 미래 존폐를 결정하는 중요한 요인이 된다는 것을 기억하고 지속적인 관심을 기울여 나가야 할 것이다.

고객이 원하는 것

고객은 무엇을 원하는가? 병원의 경쟁력을 갖추기 위해서, 특히 서비스 경쟁력을 확보하기 위해서는 고객이 원하는 것이 무엇인가를 아는 것이 가장 기본이다. 고객만족이란 병원이 고객에게 의료서비스를 제공하여 고객의 기대를 충족시키거나 기대 이상으로 충족시켜 그 의료서비스에 대한 고객의 선호도가 지속되도록 하는 상태를 말한다. 대부분의 고객이 원하는 것은 다음과 같다.

개인적으로 알아주는 것이다.

고객(환자)에게 의료를 서비스하기 위해 당장 하던 일을 멈출 수는 없다 하더라도 미소를 지어 주거나 고객이 온 것을 알아차려 주거나, 또는 도움을 줄 수 있는 다른 직원을 만나게 해준다.

공손한 것이다.

고객서비스 환경에서 무례한 행동은 용서의 여지가 없다. 고객이 항상 옳은 것은 아니지만 옳은 것처럼 대하라. 상황이 너무 긴장되고 평온한 마음을 잃으면, 그 고객을 대할 수 있는 다른 사람을 불러라.

적시에 의료서비스를 제공하는 것이다.

대부분 고객은 합당한 이유가 있으면 의료서비스를 받기 위해 잠깐 기다리는 것은 별 문제로 삼지 않는다. 그러나 부당하게 시간을 허비하는 것은 싫어한다. 고객서비스 전문가로서 효과적인 서비스를 적시에 제공하기 위한 준비가 되어 있어야 한다.

전문적인 것이다.

고객은 의료인으로부터 질문에 대한 자세한 답을 듣고, 욕구를 충족시켜 주며, 수고를 덜어 주는 의료서비스를 받기 원한다.

적극적인 의료서비스를 받는 것이다.

고객은 단 한 가지 원하는 것을 위해 병원을 찾는다. 이 욕구는 단지 둘러보는 것일 수도 있다. 그렇다고 해도 어떤 것이든 가능한 것을 지원하기 위해 기다리는 의료서비스 전문가를 찾을 수 있어야 한다. 미소를 띠며 서비스를 제공하고 그때마다 추가적인 노력을 하는 데 시간을 들임으로써 적극적인 서비스를 제공할 수 있다.

공감받는 것이다.

고객은 이해받기를 원한다. 의료서비스 제공자로서 고객을 이해하도록 노력하고 적절한 서비스를 제공하는 것이 당신이 할 일이다.

성공적으로 의료서비스를 제공하기 위해서는 고객의 입장에서 보고 고객의 관점에서 원하는 것을 찾도록 해야 한다. 이는 특히 장애가 있는 고객의 경우에 더욱 그렇다.

고객이 불만을 갖거나 적절한 의료서비스를 받지 못했다고 느낄 때 진정시키고 달래는 것은 의료인들이 할 일이다.

인내심을 갖고 대하는 것이다.

고객이 의료인의 욕구불만이나 심리적 부담을 덜어 줄 이유는 없다. 고객이 항상 매끄러운 의료서비스를 받도록, 즉 의료인에 의해 효율적이고도 효과적인 의료서비스를 받는 것으로 느끼도록 해야 한다. 만일 병원정책이나 절차, 경영방식, 또는 고객 등으로 인해 화가 나더라도 인내심으로 이를 감추어야 한다.

병원의 고객은

첫째, 기억되기를 바란다.
둘째, 의지하고 싶다.
셋째, 관심을 바란다.
넷째, 나만이 특별한 사람으로 인식되기를 바란다.
다섯째, 편안해지고 싶다.
여섯째, 실험대상이 아니길 바란다.
일곱째, 격려와 지지를 받고 싶다.
여덟째, 질병의 경과에 대해 희망적인 말을 해주기를 바란다.

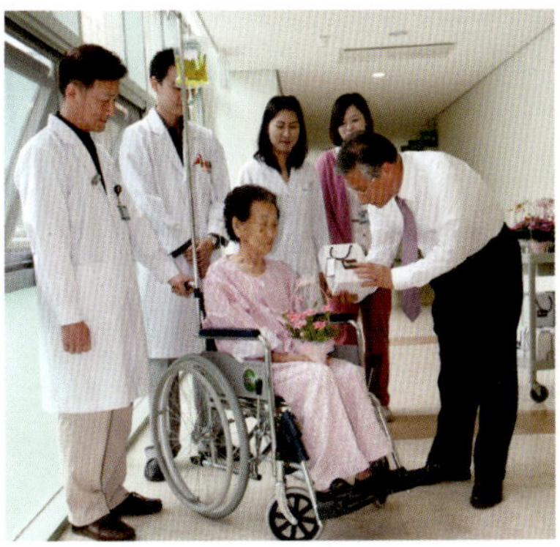

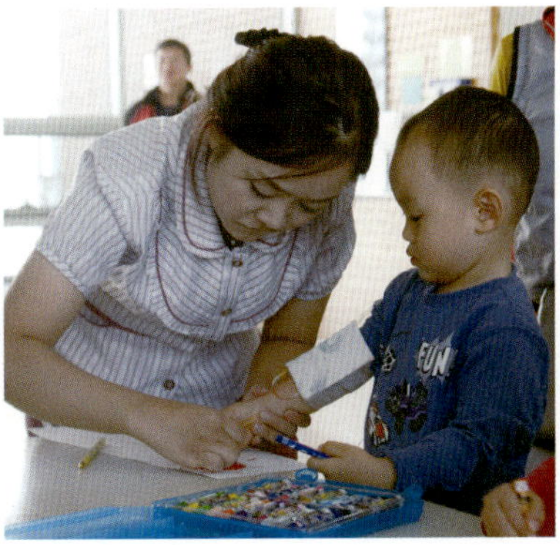

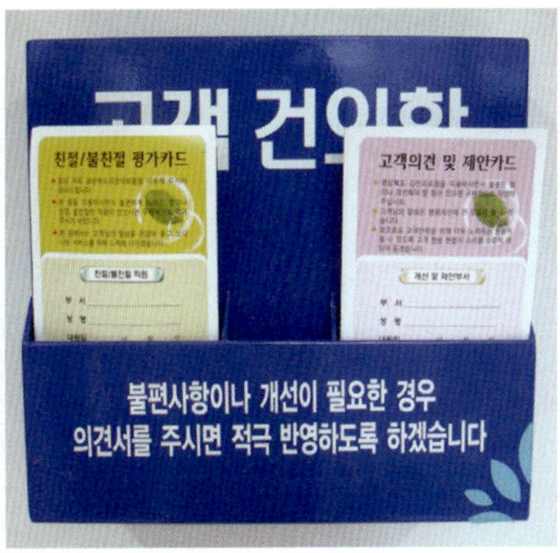

02
의료 패러다임의 변화

의료산업 환경의 변화

사회환경 변화

의료계에서 말하는 사회적 환경이란, 병원에 광범위하게 영향을 미치는 요인으로서 문화적, 사회적, 심리학적, 종교적, 경제적 조건 등 전반적 성격과 방향을 말하는 것으로 사회 구성원의 이념, 가치, 태도 등에 영향을 미치는 것을 의미한다.

사회적 환경요인의 변화는 외적으로는 시장수요와 고객의 구매행동에 영향을 주고, 내적으로는 조직 구성원들의 태도와 행동에 영향을 준다. 사회적 환경 측면에서 병원 경영 환경의 변화를 살펴보면, 의료소비자가 그들이 원하는 병원을 선택할 수 있다는 것이다. 과거에 의료공급 자원인 의료인이나 의료시설이 제한적이었을 때는 환자가 병원을 선택할 수 있는 기회도 그만큼 제한적이었다.

그러나 국민소득 수준의 향상으로 의료에 대한 권리의식이 확산되어 의료의 특성화와 차별화가 보다 중요시되고, 또한 인구의 고령화가 진행되면서 만성퇴행성 질환에 대한 의료 수요도 점차 증가하는 등 의료소비자가 병원을 선택할 수 있는 기회와 요구가 점점 증가하고 있는 것이 현실이다.

또한 병원 이미지는 의료 소비자가 의료서비스를 선택하게 만드는 데 많은 영향을 끼치고 있다. 환자는 병원을 선택할 때 의사는 물론 의료시스템이나 의료장비, 환자를

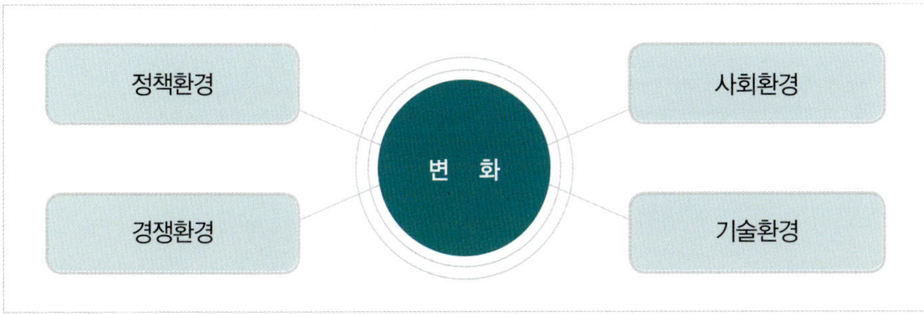

■ 의료산업 환경 변화

대하는 태도 등을 포함한 모든 의료서비스를 병원 간에 비교하여 마음에 드는 병원을 선택한다.

인구의 고령화

사회환경의 변화 중 가장 눈에 띄는 현상은 인구의 고령화이다. 현재 우리나라 인구의 고령화 속도는 미국이나 일본 등의 선진국을 제치고 급속도로 빨라지고 있다. 미국과 일본의 경우 인구 전체의 65세 이상 인구가 차지하는 비중이 5%~7%에 도달하는 데 20년이 걸린 반면, 우리나라는 1990년에 5%가 되었고, 2007년에는 10%를 넘어섰다. 우리나라 고령화 속도가 급히 빨라지는 이유는 소득의 증가에 따른 건강수준의 향상과 여성의 사회진출 등으로 인해 출산율이 낮아지는 등 여러 가지 요인들이 복합적으로 작용했기 때문이다.

이에 따라 신체적 · 정신적으로 허약하고 장애를 가지고 있는 후기 고령 노인도 크게 증가하고 있다. 2007년 통계청 자료에 의하면 전체인구 중에서 80세 이상 노인이 차지하는 비율은 2000년에 1.0%에 불과하였던 것이 2005년에 1.4%, 2010년에 2.0%, 2020년에 3.8%, 2030년에는 5.5%, 2050년에는 13.8%로 예상된다고 한다.

후기 고령 노인은 2000년에 48만 3천 명이었던 것이 2050년에는 585만 9천명으로 10배 이상 대폭 증가할 전망이다. 후기 고령 노인들은 신체적, 정신적 건강이 악화되어 혼자서 일상생활을 영위하는 데 상당한 어려움을 겪고 있으며, 대부분 한 가지 이상의 만성질환을 가지고 있어서 신체적 독립성을 유지하지 못하고 장기간 타인의 도움이 없이는 살아가지 못하는 경우가 많다. 후기 고령 노인의 증가는 노인성질환으로 장기간 가족이 아닌 다른 사람의 전문적인 치료나 요양을 받아야 하는 노인을 증가시켜 고령자를 위한 보건의료산업의 증가 현상을 가져오게 된다.

질병구조의 변화

노인 인구의 증가와 함께 이들이 갖고 있는 만성 질환이 증가하여 질병의 구조에도 변화를 가져온다. 만성퇴행성 질환은 질환의 특징상 생활양식과 관련이 깊으며 일단 발병하면 치료가 어렵고 유병기간이 길어서 환자와 가족에게 신체적 · 정신적 고통과 경제적 부담이 된다. 고령화 사회에 접어들면서 이러한 현상은 앞으로 더 심화될 것으로 보인다. 이에 따라 병원들도 질병 양상변화에 따른 관련 진료과를 증설하고 병실을 증축하는 등 진료형태의 변화와 병원조직구조를 개편하여 대응하여야 할 것이다.

정책환경 변화

의료 제도적 환경 측면에서 의료 환경을 보면, 의료의 비영리 측면이 지나치게 강조되어 의료보험을 포함한 의료수가의 비현실화나 기존의 수가체계의 구조 개혁이 결국 병원경영을 압박하는 요인으로 작용하고 있다. 따라서 병원 경영의 합리화를 위해서 새로운 경영전략을 모색해야 한다.

건강보험제도

건강보험제도의 변화는 주목할 만하다. 지난 10여 년간 정부는 국민건강보험의 보장 범위를 지속적으로 확대해 왔다. 이를 위해 2005년 건강보험 보장성 강화 로드맵을 발표했는데, 여기 소요되는 재원의 정확한 추계를 하지 못했고 국민적 합의 과정이 충분치 못했다. 국민건강보험료도 세금과 같아서 일단 정부정책이 결정되면 모든 국민은 이에 따라야만 한다. 우리나라 건강보험제도는 질병보험으로 전국대상이고 가입과 보험료 징수에 강제성을 가지고 있으며, 보험급여는 보험료의 부담수준에 관계 없이 필요에 따라 균등하게 수혜할 수 있다. 1989년 전국민 의료보험 시행 이후부터 사회보장제도의 한 축으로 자리잡게 되었다. 오늘날의 의료보험이 병을 치료하기 위해 소요되는 비용 및 의료서비스를 제공하는 것을 주된 내용으로 한다면, 국민건강보험은 질병치료를 포함하는 것은 물론 건강진단, 재활 및 예방의 범위까지 포함하는 포괄적인 의미이다. 따라서 보험급여 측면에서 산전 진찰 등의 예방급여와 재활서비스, 건강증진 프로그램 등을 포함하는 포괄적 보험 혜택을 받을 수 있도록 의료서비스의 확대 기반을 마련하였다고 볼 수 있다. 건강보험제도 도입은 의료공급 측면에도 큰 영향을 미쳐 요양기관이 증가하였고, 의사, 치과의사, 한의사, 간호사 등 의료서비스 인력이 크게 늘어났고, 병상 수의 증가와 CT, MRI 등 첨단 의료장비를 도입하게 되어 양질의 의료서비스를 제공하게 되었다.

의료기관평가 인증제도

의료의 질에 대한 사회적 관심이 확산되고 있고, 정부가 주도하는 병원 서비스 평가제도가 1995년 시범실시 이후 2004년부터 2년간 1주기 평가를 마치고, 2007년부터 시작된 2주기 평가는 '의료기관평가' 로 명칭이 바뀌어 실시되었다. 2주기 평가부터 임상 질 평가가 추가되면서 의료시설을 비롯한 하드웨어적인 측면보다는 의료의 임상 질 등 소프트웨어적인 측면을 평가하는 데 비중을 두게 되었다. 의료기관평가를 통하여 병원 스스로의 문제점을 발견하고 의료의 질을 향상시키며 의료제공자가 적극적으로 서비스의 향상을 위해 노력한다는 점에서 의료기관평가 제도는 우리나라 병원 산업의 국가 경쟁력을 향상시키는 데 큰 도움을 줄 것이라는 긍정적인 평가가 나오기 시작했고, 이제 의료기관평가 인증제까지 도입하게 되었다. 이제 병원들의 경영방식은 고객중심으로 변화하지 않으면 경쟁에서 밀릴 수밖에 없게 되었고, 병원의 내실을 다지는 데 더욱 중점적으로 노력할 수밖에 없는 상황이 되었다.

전문병원 제도

전문병원 제도란 선택, 집중된 양질의 표준화된 의료 또는 고난이도 의료서비스를 제공할 수 있는 병원을 지정하는 제도를 말한다. 우리나라에서는 의원과 대형병원 중심의 의료체계, 의료소비자의 의료욕구의 변화, 의료시장의 경쟁심화 및 중소병원 경영난 등에 대한 대응방안의 하나로 전문병원 제도 도입의 필요성이 제기되었다.

기술환경 변화

기술적 환경 측면에서 병원경영 환경을 보면, 기술적 환경의 변화는 의료원가의 부담을 가중시킬 수 있는 변수로 등장하고 있다. 과학기술의 발달에 따라 의료장비가 고급화되고 신제품 주기도 짧아지면서, 품질개발비용이 제품원가에 전가되고 있다. 또한 의료재료 등도 고가화되면서 의료 매출 규모는 증가하지만 경영상의 수익기여도는 점차 감소하고 있는 실정이다.

의료장비기술의 발전

의료장비기술이 발달함에 따라 양질의 의료서비스 공급기반이 구축되었는데, 이로 인해 요양기관이 증가하고, 의사, 치과의사, 한의사, 간호사 등 의료서비스 인력이 크게 늘어났다. 또한 의료기술의 발달에 따라 병상 수가 늘고, CT, MRI 등과 같은 첨단 의료장비가 개발되었으며, 이로 인해 양질의 의료서비스를 제공하게 되었다.

의료정보의 공유

환자에 대한 진료기록이 전자의무기록으로 바뀌면서 병원 간 협진 관계가 활성화되었고, 환자의 진료에 관한 정보를 관련 의료진 간에 공유함으로써 보다 빠르면서도 효율적인 환자진료가 가능해졌다.

경쟁환경 변화

소비자의 기대와 욕구의 증가

전반적인 소득수준 향상에 따라 의료에 대한 기대치가 높아지고 의학지식의 대중화 및 권리 의식 향상에 따라 의료 이용자들이 능동적인 역할을 추구하는 등 소비자의 기대와 욕구가 점차 증대되고 있으며, 의료서비스를 선택함에 있어서도 이러한 소비자의 기대와 욕구가 중요한 요소로 받아들여지고 있다. 소비자들은 자신들이 원하는 첨단 의료기술과 친절하고 쾌적한 의료서비스를 자신들이 이용하는 의료기관에서 제공하기를 기대한다.

의료기관 간 경쟁의 심화

의료기관의 수적, 양적 증가로 인하여 의료기관 간 경쟁이 심화되고 있다. 의료기관의 수적 증가뿐만 아니라, 대형 종합병원의 설립 등으로 인해 의료공급이 수요를 초과한 상태가 되고 있다. 이로 인해 환자들은 더욱더 양질의 의료서비스를 제공받기 원하며, 이러한 높은 기대치로 인하여 외국 의료산업의 진입이 예상되고 있으며, 의료기관 간의 경쟁은 더욱 심해질 전망이다. 이와같이 경쟁이 심한 상태에서 의료기관은 경쟁력을 가져야만 생존할 수 있게 되는데, 그 경쟁력의 중심축은 고객만족이 될 것이다. 고객이 원하는 의료서비스를 제공할 때 고객만족이 될 것이다. 고객이 원하는 의료서비스를 제공할 때 고객만족이 이루어지고 의료기관 간 경쟁에서도 우위를 점할 수 있을 것이다.

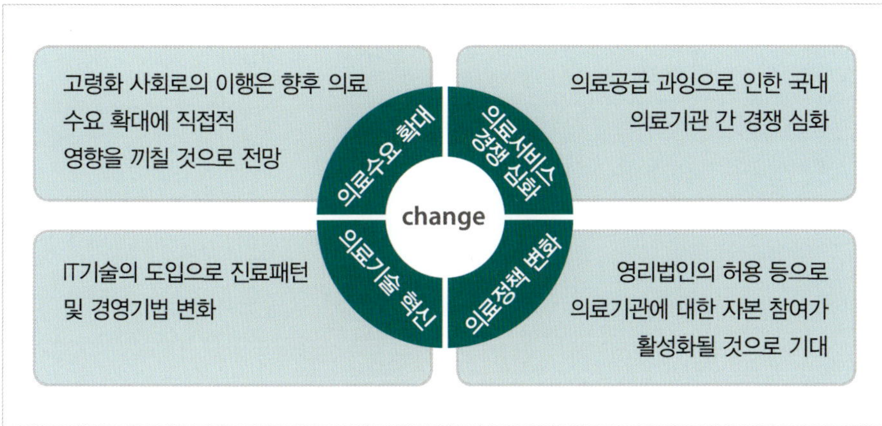

■ 의료서비스를 둘러싼 환경변화

의료기관 경영수지의 악화

의료기관의 경쟁 심화에 따라 의료기관의 경영수지가 점차 악화되고 있다. 의료기관 경영수지 악화요인으로는 크게 의료기관 경영의 외적 요인과 내적 요인으로 나누어 볼 수 있는데, 외적 요인의 대표적인 것으로는 낮은 의료보험 수가를 꼽을 수 있고, 내적 요인의 대표적인 것으로는 공급자 위주의 경영환경에 안주해 온 의료기관 관리자들의 경영의식 부족을 들 수 있겠다. 지금까지 의료기관 관리자들은 질보다는 양을 중시하는 관리시스템에 의존하여 의료기관을 경영해 왔다. 질적인 관리시스템을 확립하기 위해 고객에 대한 철저한 분석을 바탕으로 그들이 원하는 의료서비스를 효율적으로 제공할 수 있어야 하겠다.

21세기의 경영 패러다임

21세기 사회의 변화에서 경영 패러다임의 변화와 함께 기업에서 나타나는 가장 큰 변화의 키워드를 꼽으라고 한다면, TQM Total Quality Management, 총체적 품질관리 시대를 지나 TEM Total Experience Management, 총체적 경험관리 시대로의 발전하며 공급자 중심의 사업철학에서 소비자(고객) 중심의 사업철학으로의 변화를 들 수 있다.

이러한 기업의 철학을 실현하기 위해서 과거에는 소비자들이 브랜드와 상호작용을 할 때, 생산관리의 혁신을 통해 소비자가 만족할 만한 제품을 공급하는 것으로 충분

했지만, 미래의 경영에서는 소비자의 충성도를 얻기 위해 추가적으로 브랜드를 통한 소비자와의 상호작용과 경험을 서비스의 틀 안에서 지속적으로 관리하는 것이 필요해졌다. 그런 측면에서 단순한 제조업이 아니라, 제조 - 서비스 융합의 패러다임이 필수적인 요소가 된 것이다. 그 어느 때보다 고객들과의 접점이 중요하며 고객과의 접점은 대중매체와 같은 일방적인 전달통로보다는 페이스북이나 트위터, 유튜브 같은 소셜 웹 서비스를 통해서 직접적이고 친밀한 관계형성이 가능해졌으며 고객들을 통한 피드백과 모니터링으로 지속적인 혁신과 협업을 지속하는 기업이 성공할 가능성이 높아졌다.

또 하나의 주목할 만한 변화는 커뮤니케이션 중심으로 경영 패러다임이 변화하고 있다는 점이다. 패러다임 변화의 핵심에는 의사 소통의 혁신 communication innovation 이 자리 잡아야 한다고 주장하며 기업의 내 · 외부 소통이 모두 적극적인 형태로 변화하고 있으며, 특히 마케팅, 영업부분과 같이 외부소통을 맡고 있는 부서의 경우 단순히 기업의 입장을 전달하고, 마케팅 깔때기 marketing funnel 를 이용해서 자신들이 원하는 방향으로 고객들을 끌고 나가는 일방통행을 하는 것이 아니라 보다 밀접한 관계형성 engagement 을 통해 의견을 주고받는 쌍방향 경로를 만들어내는 것이 중요하다고 인식하고 있다.

의료산업은 수없이 많은 장애물에 직면해 있다. 병원이 기업화되면서 대형 병원은 점점 비대해지고 중소병원은 대부분 적자를 면치 못하며 직원과 시설 부족이라는 문제에 직면해 있다. 재정적으로는 낮은 보험수가 때문에 부도에 가까이 가는 병원도 있으며, 매스컴에서는 대형병원의 도산 위기에 대한 기사도 심심찮게 들려오고 있다. 또한 끊임없는 의료과실 소송으로 의사들이 병원 밖으로 내몰리고 심해지는 규제와 그에 따른 행정적 업무가 기하급수적으로 증가하고 있다. 이렇게 병원을 중심으로 한 의료산업에 엄청난 변화의 바람이 일고 있다. 최근 사회문제로 대두된 의료법 개정안은 이런 급격한 변화의 흐름을 반영하고 있다. 보건복지부의 주요 정책방향 중 의료법 개정 부분을 보면 외국인 환자유치행위 허용, 병원급 의료기관에서 의료인 간 상호협진 가능, 의료기관을 개설하지 않은 의료인의 프리랜서 형식 진료 허용이 그러한 예이다. 시장의 확대, 새로운 수요의 창출 등을 통해 기회가 증대하기도 했지만, 또한 경쟁 심화로 인한 위협도 새로운 요소로 떠오른 것이다.

병원 경영의 새로운 패러다임

국내외 의료산업 환경의 변화에 따라 병원에서도 새로운 경영전략이 요구되고 있으며, 세계화의 조류 속에 각 대학병원들의 움직임도 부산해지고 있다. 병원의 경영환경은 이러한 시대적 조류에 따라 더욱 급변하고 있으며, 이러한 변화는 당분간 지속되리라 전망된다. 병원 경영환경의 변화에 대응하기 위해서는 병원경영의 패러다임이 변해야 하는데, '환자중심의 고객만족 서비스'를 모토로 의료계의 패러다임이 바뀌어야 할 것이다. 국내 대형병원들이 중심이 되어 글로벌화를 외치며 이러한 새로운 패러다임의 수용에 발 빠른 행보를 보이고 있다. 병원 경영이 질 중심으로 이루어져야 하는 이유에는 여러 가지가 있다.

첫째, 고객이 양질의 의료서비스를 원하기 때문이다. 고객들이 의료에 대한 지식이 증가하고, 의료서비스에 대한 소비자 권리를 인식하게 되면서 점차 양질의 의료서비스를 제공하는 의료기관들을 선호하기 시작했다.

둘째, 사회가 양질의 의료서비스를 원하고 있기 때문이다. 고객들의 욕구와 함께 정부, 보험자, 사회단체들도 양질의 의료서비스를 원하고 있으며, 이에 따라 의료의 질에 대한 규제와 평가가 계속 증가하고 있다.

셋째, 병원이 의료서비스의 질적 수준 제고를 통해 경쟁력 우위를 확보할 수 있기 때문이다. 병원이 명성이나 규모 등에 의해 경쟁력을 지니던 시기는 지나갔다. 의료서비스의 질만으로도 경쟁 우위를 가질 수 있는 시대가 되었다. 특히 고객이 원하는 의료서비스를 제공할 때, 경쟁 우위를 굳힐 수 있을 것이다.

질 중심의 경영과 더불어 국내 대학병원들의 대형화 추세와 디지털화는 이미 오래 전부터 일반화되었다. 병원 마케팅 환경은 급변하고 있다. 병원들 간의 경쟁이 치열해지고 있으며, 병원을 찾는 고객의 의식수준과 욕구는 날로 높아져 가고 있다. 전통적으로 병원이 의료서비스의 질과 기준을 결정해 왔던 시대에서, 고객의 관점과 가치에 의해 의료서비스가 평가되는 시대로 접어들었다. 이에 따라 고객 입장에서의 의료서비스의 질이 병원의 경쟁우위를 확보하는 강력한 전략 수단으로 부각되었다. 누가 병원고객들의 변화하는 욕구를 정확히 파악하느냐 하는 것이 의료서비스 내지 병원 마케팅의 핵심이 되고 있다. 이러한 제 현상들은 지금까지의 병원 중심의 마케팅 전략에서 고객 중심의 마케팅 전략으로의 전환이 절실히 필요한 상황임을 말해준다. 이렇게 병원 마케팅의 중심축이 변화함에 따라 고객 욕구의 파악과 아울러 의료팀과 환자 간의 커뮤니케이션의 질이 마케팅 성과에 크게 영향을 미치는 요소로 부각되고 있다. 의료서비스는 일반서비스와 달리 소비자인 환자가 공급자인 의료팀을 신뢰하고, 의료팀은 환자로부터 신뢰를 유도해야 하는 특수관계이기 때문이다.

의료서비스의 교환에 있어 병원과 고객 상호 간의 신뢰를 구축해 주는 커뮤니케이션은 매우 중요하며, 환경이 급변하는 오늘날의 병원 마케팅에서 환자를 중심으로 한 의료팀 간의 커뮤니케이션이 특히 강조되고 있다.

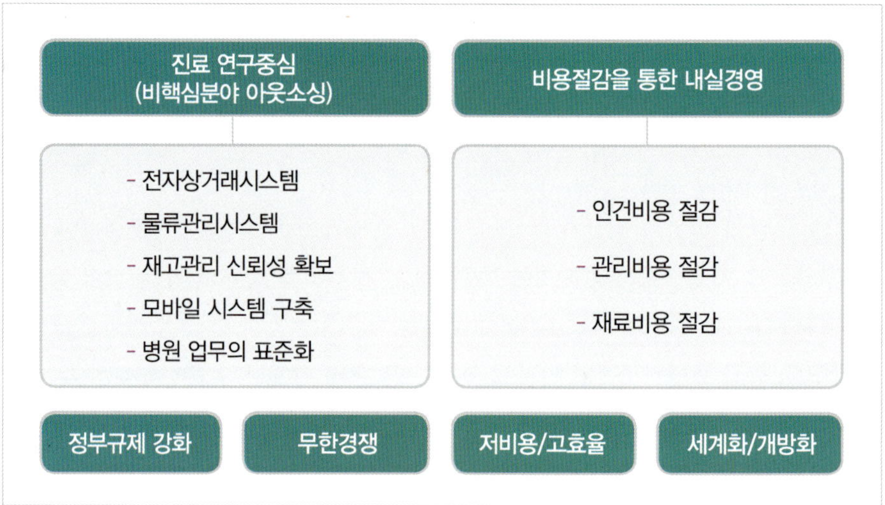

■ 병원경영의 새로운 패러다임

03 고객만족과 의료서비스

고객만족 요인의 변화

시대적으로 보면 이전에는 상품의 하드웨어 가치로서 품질, 기능, 가격 등의 비중이 컸고, 품질이 좋고 가격이 저렴하면 고객은 그것으로 만족하였다. 그러나 풍요로운 시대가 되고 고객은 그것만으로는 만족하지 않고 상품의 소프트웨어 가치로서의 디자인, 용도, 사용의 용이성, 배려 등을 중시하게 되었다. 또한 마음의 시대로 진전됨에 따라서 상품 그 자체만이 아니라 이용 시점의 분위기, 의료인의 접객이 영향을 미치게 되었고 점진적으로 서비스가 차지하는 비중이 높아지게 되었다.

따라서 병원이 서비스를 이용하는 방법에도 세심한 주의를 기울이고 쾌적한 방법을 택하지 않으면 고객이 만족하지 않게 되었다. 의료상품의 질 측면에서는 그다지 차이가 없게 되었기 때문에 이용 시점의 서비스의 차이가 앞으로 우열을 결정하게 될지도 모르겠다. 고객만족의 요건이 상품에서 서비스로 이행하고 있는 것이다. 이와같은 경향과 함께 고객만족도 조사의 항목에서 이전에는 상품의 비율이 많았지만, 최근에는 거의 동일한 비율이 되고 있다.

고객만족의 구성 요소는 직접적으로는 상품과 서비스 두 개이지만 간접적으로 중요시되는 것으로 이미지 또한 간과할 수 없다. 이미지의 내용으로는 사회공헌 활동 및 환경보호 활동 등이 있고 이러한 활동을 적극적으로 펼치는 것에 의해 사회 및 환경 문제에 진정으로 관계한 병원으로서의 이미지가 형성되어 고객에게 좋은 인상을 주게 된다.

고객만족 경영이란 병원의 최종목적을 고객만족에 두고 고객 입장에 서서 고객(환자)을 우선으로 생각하고 고객만족 향상을 위해 지속적으로 노력하는 것이다. 고객(환자)에게 기쁨과 만족을 주고 한 번 고객이 되면 평생 고객이 될 수 있도록 신뢰관계를 이루어 가는 것을 뜻한다. 따라서 고객만족 경영이 이루어지기 위해서는 먼저 고객지향 사고가 무엇을 의미하며 고객지향 사고를 실천했을 때 어떻게 달라지는지에 대한 조직 구성원들의 정확한 이해가 있어야 할 것이다.

의료서비스 전략을 위한 조건

의료의 질 향상

우수한 상품도 없이 과도하게 광고만 하는 것은 결코 오래가지 못하는 것과 같이 좋은 의료진의 구성과 전체적인 의료서비스의 질 관리는 의료 비즈니스에서 우선 조건이다. 일반 상품은 그럴듯하게 홍보를 하여 상품의 판매가 늘어날 수 있을지 모르지만, 인명을 다루며 한 곳에서 오랫동안 운영해야 하는 병원에서는 이러한 광고 중심의 전략을 따라 하는 것은 바람직하지 못하다.

의료 질의 향상이란 소위 스타의사 모시기 전략과 같이 어느 전문의를 고용해야만 이룰 수 있는 것이 아니다. 오늘날과 같은 상황에서는 의료기관 인증제에 준하여 기본적으로 표준화된 진료를 올바르게 전달하는 체계를 구축해야 할 것이다. 빠른 속도로 변하는 의료지식을 따라가기 위한 학회나 세미나 참여, 질 향상을 위한 다양한 연수, 그리고 의료기술 발전 및 장비의 개발이 각 병원 의사들에게 공급되어 진료 향상에 도움이 되도록 노력하여야 할 것이다.

고객(환자)만족

환자가 무엇을 원하는지, 어떻게 진료해 주기를 원하는지 환자의 입장에서 고려해 보는 자세가 필요하다. 병원을 방문하는 외래 환자와 입원환자에게 정기적으로 설문조사를 하고 의견을 모아 이를 반드시 다음 전략에 활용할 수 있도록 반영시키는 것은 가장 기본적인 전략이다. 일일 환자 체험과 같은 것을 통해 환자 입장에서 환자가 느끼는 점을 고객만족 전략에 참고한다면 갈수록 심화되어 가는 병원 간의 경쟁에서 우위를 차지할 수 있을 것이다.

고객의 편의성 확보

특히 병원의 접근 편리성을 위해 위치, 교통 및 주차의 편리, 대기시간의 절약 등을 적극적으로 생각해야 한다. 한국 인구의 70~80%가 본인은 중산층에 속한다고 생각하고 있다. 다시 말하면, 병원이 자기 집보다 나쁘고 불편하다면 자연히 불평할 수밖에 없다. 적어도 기본 편의 시설(목욕실, 침실, 냉장고, TV, 전화기, 실내 냉온 조절 등)이 갖추어져야 하고, 이외의 편의 시설도 계속 향상시켜 나가야 할 것이다. 미국에서는 외래수술센터나 1일 분만센터 등을 만들어 그리 크지 않은 수술은 하루 만에 마치고 퇴원시키는 병원이 날로 늘고 있다. 이는 경비 절감의 효과를 볼 수 있을 뿐만 아니라 환자들을 위한 편리를 최대한 고려한 결과이다. 향후에는 종합건강검진도 대기시간 없이 최대한 빨리 마치고 검진 당일에 검진결과를 확인할 수 있는 서비스가 각광받게 될 것이다.

병원의 실내 분위기 조성

미국에서는 병원의 실내벽 페인트 색상도 환자에게 편안한 마음을 갖게 할 수 있는 색상으로 칠하는데, 전문가의 조언을 듣기 위해 실내장식 전문인을 고용하기도 한다. "그 병원에 가면 왜인지는 모르지만 마음이 편안해지고 안정되더라" 하는 환경을 만드는 것은 앞으로 세계화 경쟁시대에 특별히 유념해서 추구해야 할 사항이다.

병원 홍보

아직까지 국내에서는 병원이 실제적으로 특정 분야에서 우수성이 인정된다 하더라도 그것의 과대 선전이나 치료비 할인과 같은 광고를 쉽게 받아들이지 않는다. 이러한 광고를 한다 해도 장기적으로 성공할 수 없음은 분명한 사실이다. 오히려 환자들이 너무 지나치게 광고하는 의사나 병원에 거부감을 가지며 가치 없는 서비스를 제공하는 것 아닌지 의심하는 것이 사실이다. 이보다는 환자 스스로 병원에 발을 들여놓게 하는,

그리고 자신의 건강상 필요를 인식하고 자원하는 마음으로 병원을 찾게 하는 것이 바람직하다. 병원은 한 번의 진료로 끝나는 것이 거의 없기 때문에 첫 진료를 위해 선택한 병원이 환자의 평생 병원이 되도록 유도하는 것이 중요하다.

병원의 지역사회 공조

요즘과 같이 경쟁이 날로 심화되어 갈수록 지역사회 주민에게 봉사하며 더욱 친밀한 유대관계를 구축해 나가는 것이 바람직하다. 아무리 큰 대학병원이라 해도 먼 지방으로부터의 입원환자나(대부분 집 가까이에 입원하길 원함) 진료환자 확보에는 제한이 있기 때문에 병원 인근지역 주민의 신뢰가 확보되어야 그 병원이 적극적으로 지역사회로 나갈 수 있는 community out-reach program 시대이다. 눈을 밖으로 돌려야 할 것이다. 같은 지역에 위치하고 있는 기관이나 사업체는 물론 부녀회, 동회, 가족 친목회 등과 가까운 관계를 유지하고, 노인회, 신체 장애인회 등의 여러 지역사회 봉사회 등을 방문해 정기무료 진료나 교육을 실시하고 좋은 관계를 유지하여 병원의 자원을 같이 나누고 도와주는 관계설정이 필요하다.

병원 방문기회 제공

병원을 지역주민들에게 공개하는 날을 정하여 병원을 쉽게 방문하고 병원의 여러 가지 특별 프로그램을 무료로 이용할 수 있도록 하거나 지역 초등학교 학생들이나 특별 단체들이 병원과 병원 특수 진료, 건강 교육과정 등을 견학할 수 있는 프로그램들을 제공해야 한다. 장애인을 초청하는 장애인 체육대회, 각종 의료 기기 회사와 공동으로 여는 건강 박람회, 특정 질병의 날, 지역주민들을 위한 열린음악회, 특수 자선 바자회, 자선 걷기 대회 등 여러 가지 병원 내 · 외적인 행사들을 계획할 수 있을 것이다.

고객(환자)관리

매일 수천 명씩 드나드는 병원 방문자를 상대로 한 마케팅은 가장 손쉬운 방법이며, 대규모 투자 없이 안정적인 효과를 올릴 수 있는 장점이 있다. 이들은 이미 병원이 어디에 있는지 알고 있는 사람들이며, 좋건 나쁘건 병원 환경에 익숙해 있는 사람들이므로 병원에 호감을 갖고 있다. 이들에게 손쉽게 나누어 줄 수 있는 각종 건강 정보지와 병원진료 및 시설 안내서 등을 만들어 병원 곳곳에 비치하는 것이 바람직하다. 마케팅에 주력하는 병원일수록 각종 안내 책자들이 많음은 시사하는 바가 크다.

병원의 비즈니스 전략

과거 우리나라의 병원은 수요와 공급의 불일치, 즉 의료공급부족 상태에서 병원을 운영하였기 때문에 비즈니스에 대한 개념이나 노력 없이도 병원경영상 어려움이 제기되지 않았다.

그러나 현재 공급초과로 인해 병원들은 내 · 외적으로 많은 어려움에 직면하고 있으며 의료산업에서 비즈니스의 중요성이 크게 부각되고 있다.

병원이란 비영리조직으로서 국민의 생명을 책임지는 책무가 있으며 동시에 병원조직을 현실적으로 운영해 나가야 할 영리적 요소를 내포하고 있는 비즈니스 조직이다. 이러한 조직의 양면성 때문에 의료 비즈니스가 난관에 부딪히는 경우가 많다. 오늘날 병원의 입장을 고려할 때 병원에서의 비즈니스 스킬은 3가지 측면에서 그 필요성이 제기되고 있다.

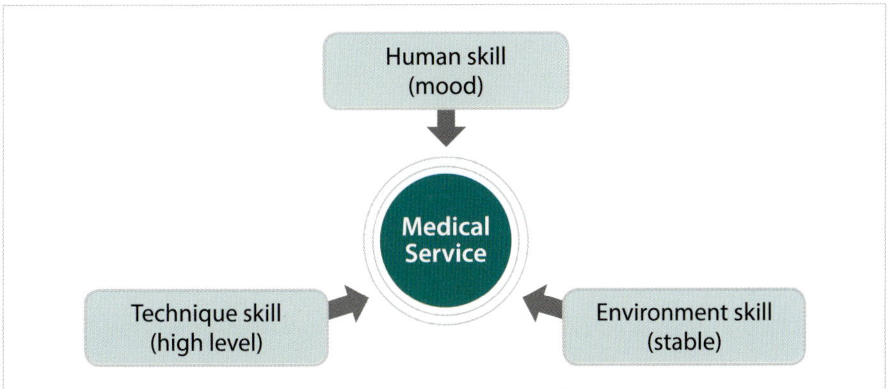

■ 의료비즈니스 스킬의 적용

이러한 3가지 측면에서 기본적으로 병원이 갖추어야 할 비즈니스 전략은 다음과 같다.

전략 1 | 신뢰를 높이는 전략

고객이 병원에 대해서 신뢰성과 신용성을 갖도록 하는 일은 가장 우선적인 비즈니스 전략이다. 일반적으로 브랜드 로열티 Brand Royalty 는 제품의 신뢰성과 신용성에 따라 좌우된다. 예를 들어, 어느 한 병원에 대한 브랜드 가치는 그 병원에서 환자가 경험하는 것들, 즉 환자의 입장을 고려한 적정 검사 시행, 짧은 대기시간과 적정한 진료 시간, 정확한 의료수가 계산, 이 외에도 각 부서 간의 원활한 의사소통체계 및 병원 간의 편리하고 합리적인 이송체계 등을 통해 올라가게 된다.

전략 2 | 접근도를 높이는 전략

접근도란 병원에의 접근 가능성과 용이성을 의미한다. 의료진의 실력과 의료장비들은 비슷하다. '이러한 조건에서 환자는 어떤 병원을 찾아 가겠는가?'하는 의문이 제기될 수 있다. 접근도를 높이는 방법의 예로, 넓고 쾌적한 병원의 주차장이나 찾아오시는 길의 상세한 안내, 당일 실시한 검사 결과를 그날 바로 전화로 확인할 수 있는 신속한 피드백이나 대기시간의 단축, 적정한 의료비 등을 들 수 있다.

전략 3 | 전문성 강화 전략

현대의 환자들은 자신이 받아야 할 검사나 치료행위가 이루어지기 전에 정확하고 자상한 설명과 고도의 검사, 시술 및 진료 기술을 원한다. 궁극적으로 의료 비즈니스란 질병 상황에 놓인 인간의 생명을 다루는 비즈니스이므로 전문적 지식과 기술을 갖추는 것은 지극히 당연하며 따라서 업무와 병행된 꾸준한 학습과 학문적인 노력이 지속되어야 한다.

전략 4 | 매너를 높이는 전략

고객만족은 이 부분에서 판가름이 난다고 할 정도로 비즈니스에서 가장 필수적인 전략 부분이다. 병원조직 구성원들의 소비자에 대한 예절, 친절, 호의, 존경은 병원뿐만 아니라 모든 비즈니스에서 기초가 된다. 병원을 뜻하는 'hospital'이란 단어의 의미에는 상냥한 태도, 친절, 공손의 의미가 내포되어 있다. 아무리 실력있는 의료진과 더불어 최고의 의료기술과 장비를 갖추고 쾌적하고 품격 있는 내부시설로 꾸며 놓은 병원이라도 서비스를 제공하는 구성원이 무례하게 행동한다면 성공적인 비즈니스에 커다란 오점을 남기게 된다. 뿐만 아니라 이러한 부적절한 매너는 환자의 치료 경과와 회복 과정에도 큰 영향을 미치게 된다.

전략 5 | 의사소통의 효율화 전략

비즈니스 스킬에서 가장 많은 부분을 차지하는 것은 의사소통이며, 이러한 의사소통 스킬은 병원에서 특히 더 강조된다. 의료인은 전문적인 의학용어를 환자가 이해할 수 있는 쉬운 말로 풀어서 설명해야 한다. 의사가 환자를 진료하면서 복잡하고 전문적인 용어를 사용하는 것은 환자 입장에서는 의사의 전문적인 지식을 과시하고 권력과 권위를 유지하기 위한 행동으로 생각될 수 있다. 의료행위에 대한 충분한 설명, 의료서비스 비용 설명(의료서비스 비용에 대해 의사가 환자에게 이야기하는 것을 결코 부정적인 측면으로 보아서는 안된다) 등은 치료에 대한 확신을 부여한다.

전략 6 | 고객에 대한 관심과 배려 전략

병원을 찾는 고객은 육체적, 정신적으로 매우 의존적이며 불안한 상태에 있다. 이런 상황에서 의료가 점점 더 사무적인 계약관계로 변해 가고 있는 것은 안타까운 일이다. 고객의 입장을 충분히 이해하고 고려함으로써 의사와 환자의 인간관계는 개선될 수 있을 것이다. 병원조직이 폐쇄적 의사 조직에서 탈피하여 소비자 지향과 사회적 책임을 아울러 수행하는 통합적 마케팅 조직으로의 전환이 필요한 시기이다.

전략 7 | 시설 개선 전략

병원이 보여주는 서비스의 물리적인 모습도 비즈니스의 주요 변수로 작용한다. 병원의 물리적 시설, 의료장비, 검사, 도구, 병원 환경의 쾌적성, 조직 구성원의 외모 및 복장 등은 눈에 보이는 비즈니스 스킬의 전제조건이다. 오늘날의 환자들은 병원을 스스로 선택할 수 있을 만큼 많은 지식이 있기 때문에, 과거의 낙후된 시설과 의료기술로는 병원의 이미지가 큰 손상을 입고 경쟁력도 잃게 된다.

따라서 최신 의료기술을 도입하고 의료인의 자질을 향상시키는 것은 시장경쟁에서 우위를 점할 수 있는 효과적인 대응책이 될 것이다.

전략 8 | 내부역량 강화 전략

내부고객 역량의 강화는 장기적인 측면에서 기업의 계속 성장을 지원할 수 있는 핵심 요소로 타 병원이 단기적 전략으로 쉽게 따라오지 못할 비계량적 차별화를 이룰 수 있다.

| 병원의 단계별 비즈니스 전략 |

구분	내용
1단계 [내부환경 분석 단계] - 관리적 측면 - 경쟁 측면 - 재무적 측면 - 기술적 측면	- 병원의 장, 단기 계획 존재 여부 - 외부환경의 분석과 예측이 이루어지고 있는지 여부 - 관리적 의사소통과 통제 - 변화하고 있는 의료기술에 대한 대응능력 - 의료서비스의 강점과 질 quality 및 특이성 - 환자의 의료이용 정도와 만족도 - 의료설비의 사용 정도 - 재무안정도, 부채비율도 - 가격탄력 - 의료계의 기술수준 - 의료서비스의 병원조직 목표와의 일치도 - 효율성과 의료서비스 공급계획 - 설비 및 장비의 현대화 정도
2단계 [외부환경 분석 단계] - 지리적, 인적 요소 - 진료권의 특성 및 서비스 공급전망 - 정치적 분위기 - 현재 및 잠재 고객 - 강/약점분석 단계	- 진료권의 범위 - 인구의 추세 및 변화의 정도 - 직업군 및 소득수준별 분포 - 의료 전달체계 의료 - 소비자의 병원 선택요인
3단계 [시장조사 단계]	병원의 내부 환경과 외부환경의 분석 결과, 마케팅의 필요성이 발견되면 이러한 문제를 해결하기 위한 여러 형태의 시장조사가 계획되고 그 결과가 도출된다.

구분	내용
4단계 [목표설정 단계]	목표는 업무와 업무부담의 기본이 되는 것으로 목표에 의해 경영구조가 결정된다. 이러한 목표는 조직의 계층에 따라 나눌 수 있는데 하나의 목표체계하에서 세부목표를 정하고 목표 달성의 효율성을 높일 수 있다.
5단계 [목표시장]	목표시장의 선정은 기존의 시장조사 결과와 경영의 경험, 직감 등은 참고하고 선정된 목표시장에서 의료공급과 이익의 영향정도를 파악한다. 이에 따라 목표시장에 접근할 수 있는 교환 관계와 접근법을 정하여 목표시장에 대한 정보를 정리할 수 있다.
6단계 [전략수립 단계]	선정된 목표시장에 대한 전략수립에 있어서 전략적 4요인을 고려한다. 즉, 외부환경, 내부환경, 필요자원, 조직적 고려사항을 중심으로 전략이 과연 효과적이고 효율적으로 진행되겠는가를 검토한다. 병원 경영에 전략개념을 적용해 보면 전략이란 기업의 기본적인 목적을 가장 유리한 조건하에서 달성하기 위해 기업의 기능과 자원을 동원하는 과정이며 기법이라고 정의한다. 그러나 전략은 정책의 하위개념으로서 병원의 사명과 목적을 달성하고자 할 때 비로소 필요하게 되는 것이다. 전략적 경영과정은 전략을 계획하고 수행하며 평가하는 관리과정 주기와 유사하다.

Chapter 2

의료인의 기본 매너

1. 의료 매너의 중요성
2. 인사 매너
3. 전화 매너
4. 대인관계 매너

01 의료 매너의 중요성

매너의 개념

매너의 기본 개념은 상대방을 존중해 주는 데 있으며, 이는 상대방에게 불편이나 폐를 끼치지 않고 편하게 하는 것을 뜻한다.

매너의 어원은 'manuarius' 라는 라틴어에서 생겨났다. Manus와 arius 라는 말의 합성어인데 manus는 영어의 hand란 뜻으로, 사람의 손이라는 의미 외에 사람의 행동, 습관 등의 뜻도 내포하고 있으며, arius는 more at manual, more by the manual로 방식, 방법의 의미를 지니고 있다. 따라서 매너는 사람마다 갖고 있는 독특한 습관, 몸가짐으로 해석할 수 있다.

매너는 마음의 문을 여는 열쇠이다. 좋은 매너는 상대방을 쉽게 공감시킨다. 어쩌면 매너라는 말은 인간관계의 감수성을 표현하는 용어일지도 모른다. 프랑스에서 매너의 정의를 '삶을 멋지고 성공적으로 영위할 줄 아는 방법' 이라고 하는 것을 보면 매너가 갖는 가치를 다시 한 번 느낄 수 있다. 많은 성공한 CEO들이 자신의 성공비결을 좋은 매너에서 찾았듯이 좋은 매너는 공감, 신뢰, 감동을 불러일으키며 삶 자체를 멋지게 만들어 준다. 또한 매너는 배려이다. 인간의 관계 속에 존재하는 매너란 상대방과의 관계에서 상대의 마음을 미리 읽고 대응하는 감수성이다. 역지사지로 입장을 바꿔 생각할 줄 아는 것이야말로 매너의 기본이다. 매너를 지키더라도 그로부터 비롯될 수 있는 잘못, 즉 일종의 매너리즘에 빠져서는 안 된다. 매너리즘은 이탈리아어 'maniera'에서 파생되었으며, 일정한 기법이나 형식이 습관적으로 되풀이되면서 독창성을 잃고 타성에 빠지는 것을 말한다. 오늘날은 매너의 기법만 너무 강조한 나머지 행동으로 보이는 것만을 반복하여 매너의 근본 철학인 배려와 존중을 무시하는 경향이 발생하고 있다. 이러한 것은 올바른 매너가 아니며 기성의 수법, 형식을 관습적으로 답습해 처리하려는 소극적 수법이자 기교일 뿐이다. 진정한 매너는 어떤 법칙이나 형식에 의해 움직이는 것이 아니라 관계의 감수성을 온몸으로 익혀야 가능해지는 것이다. 사람에게는 인격이, 회사에서는 사격이, 나라에는 국격이 있듯이 매너에도 품격이라는 것이 있다. 매너를 익히되 그 품격이 갖추어질 때 감성 리더가 될 수 있음을 명심해야 한다.

에티켓

에티켓은 예절, 예법, 동업자 간의 불문율이란 뜻이며 그 유래에는 두 가지 설이 있다. 하나는 베르사유 궁전 주위에 말뚝을 박아 표시했던 외부인 출입금지 표시에서 유래했다는 설이며, 다른 하나는 궁전에 출입할 때 지켜야 하는 유의 사항과 예절을 적은 쪽지 ticket 에서 유래했다는 설이다.

이처럼 에티켓은 처음에는 단순히 '출입금지', '출입제한'을 의미하는 단어였지만, 이후 궁중의 각종 예법 courtesy 을 가리키는 말이 되었고 루이 13세의 왕비 안느 도트리슈에 의해 권장되고 발전해 17세기 루이 14세 시대에는 완전한 규격을 갖추었다. 그리고 이후 나폴레옹 시절에는 프랑스 국내 공식 의전의 형식으로 법령화되었다. 오늘날의 에티켓은 이 같은 궁전의 에티켓이 간소화되어 보편화된 형태이다.

에티켓은 행동의 기준이며, 매너는 그것을 행동으로 나타내는 방법이다. 노인에게 자리를 양보해야 한다는 룰은 에티켓이고, 자리를 양보하는 행위는 매너이다. 남의 방에 들어가기 전 노크를 해야 한다는 것은 에티켓이고, 노크를 하는 행위는 매너이다.

의료 매너의 중요성

환자를 돌보는 케어에는 역량, 매너, 동정의 세 레벨이 있다. 이중 최하위 레벨은 역량이다. 우리는 병원의 인력을 고용할 때 그들의 역량을 보고 판단하며, 병원에서의 역량은 직원이 고용되느냐 해고되느냐가 결정되는 레벨이기도 하다.

케어의 다음 레벨은 매너이다. 병원 취업 시 직원이 갖추어야 할 절대적 기준은 아니지만 조직이 고객의 필요와 요구에 초점을 맞추었을 때는 즉각적으로 요구되는 것이다. 대부분의 회사처럼 병원도 신입사원 오리엔테이션 시 의료 매너를 강조한다. 이것은 다른 말로 수준 높은 의료서비스라고 부른다. 또한 병원마다 의료서비스 매너를 표준화하기 위해 부서에 맞는 스크립트(대본)를 만들기도 한다. 이런 행동들은 직무지침서와 성과 평가의 일부가 된다. 하지만 역량과는 달리 매너가 부족하다고 해서 해고되지는 않는다. 그러나 간혹 눈에 띄게 무례한 행동을 할 경우에는 이것이 해고의 근거가 될 수는 있다.

케어의 마지막 레벨은 동정이다. 우리가 동정이라 부르는 케어의 감성적 레벨은 보통의 예절을 넘어서는 것이다. 이것은 고용 조건이나 요구사항이 아니다. 또한 이것의 표현방법을 모른다고 해서 해고당하는 일도 없다. 동정은 따뜻한 마음에서 자발적으로 나오는 행동과 같은 것이다. 그런데 병원 입사 시 고려되지도 않았던 이러한 것들이 실제 병원 업무를 수행함에 있어 매너의 우위에서 환자를 만족시키는가 하면, 의료서비스에서 나타나는 일상적인 매너들이 이로 인해 더 돋보일 수도 있다. 결국 모든 의료 행위는 매너를 바탕으로 한 직원의 자발적인 감성이 함께 했을 때 만족할 만한 평가를 받는다고 볼 수 있다.

여기에서 우리는 '병원에서 동정과 매너만이 중요하다는 말인가?' 하는 오류를 범할 수도 있다. 하지만 역량과 관련된 업무 기술은 너무나도 당연한 실력이며, 이를 바탕으로 매너와 감성이 어우러질 때 고객이 원하는 의료서비스가 이루어진다는 사실을 명심해야 할 것이다.

02
인사 매너

인사는 많은 예절 가운데서도 가장 기본이 되는 표현이며 상대방을 인정하고 존경하며 반가움을 나타내는 형식으로 인사를 예의바르게 잘하느냐, 못하느냐에 따라서 상대방은 '건방지다', '착실해 보인다', '인상이 좋다' 등으로 나의 이미지를 결정한다.

인사는 개인적 소양을 노출시키는 첫 번째 행동이다. 또한 서비스의 시작이며 고객맞이의 기본으로 서비스 성패를 결정하는 첫 번째 관문이기도 하다. 인사는 마음가짐의 외적인 표현이며 타인에 대한 존경과 애정의 표현이므로 인사를 할 때는 정중하게 해야 한다.

인사의 원칙

마음가짐

- 감사하는 마음을 갖는다.
- 상대를 존중하는 마음을 갖는다.
- 진실한 마음을 갖는다.

올바른 인사법

- 목과 등을 곧게 펴고 배를 당겨 의연한 자세를 취한다.
- 양 무릎을 붙이고 팔을 겨드랑이에 붙인다.

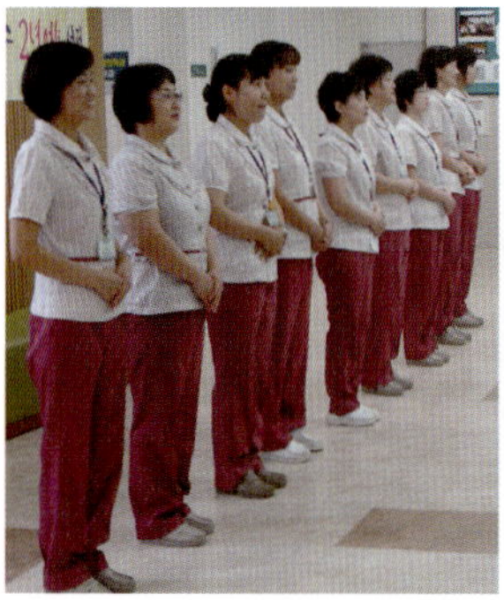
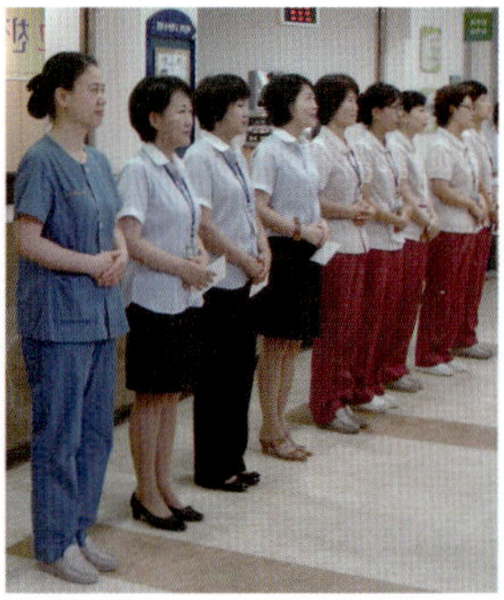
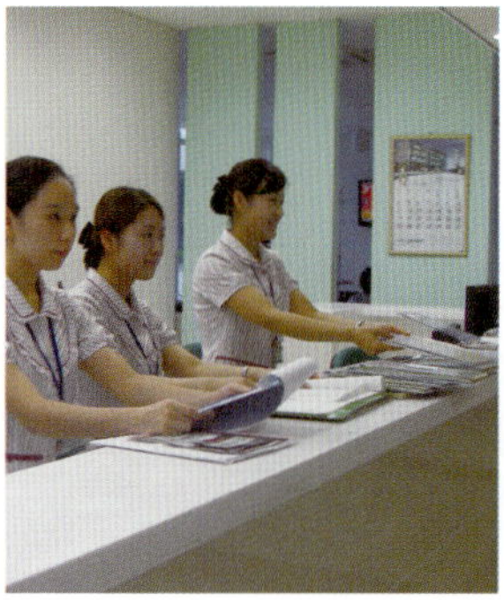
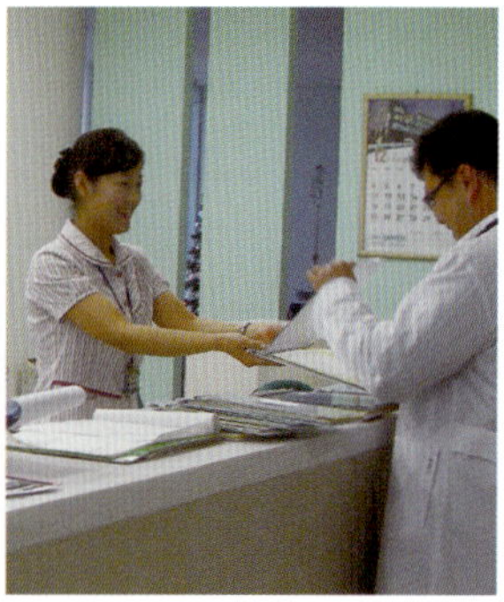

- 상대방의 눈을 응시하는 자세에서 목만 구부리지 말고 허리를 구부린다. 이때 천천히 하나, 둘, 셋을 세면서 구부리고, 넷, 다섯, 여섯을 세면서 서서히 몸을 편다.
- 손을 가지런히 떼어 몸의 중앙 앞에서 합친다.
- 상체를 일으키고 다시 상대방의 눈을 응시한다.
- 인사가 끝난 후에는 상체를 10도 정도 기울이고 손을 앞으로 가지런히 잡으면서 용건을 듣는 자세를 취한다.

인사의 종류

목례

실내에서 동료나 후배를 만났을 때 하는 인사이다. 사무실은 물론 로비, 복도, 엘리베이터, 화장실, 식당 등에서 사용하며 말을 하지 않는 대신 밝은 표정으로 가볍게 인사한다.

가벼운 인사

권유, 확인, 사과 등을 나타내는 인사로서 손님에게 좌석을 권할 때, 용건을 확인할 때, 사과드릴 때에 사용한다. 간단한 목례에서 약간 발전된 형태의 인사로 발랄하고 약간 빠른 속도로 인사한다. 약 15도의 각도로 허리를 앞으로 굽히면서 3m 정도 앞쪽을 바라본다. 등이 둥글게 되지 않도록 주의한다.

보통의 인사

긍정, 반가움과 감사를 나타내는 인사로서 손님을 맞이할 때 사용하며 반가움과 감사가 나타나도록 천천히 인사한다. 환한 웃음으로 반가움을 나타내는 말을 함께 하며 인사한다.

정중한 인사

가장 정중하게 감사의 뜻을 전할 때 사용한다. 약 45도의 각도로 허리를 많이 굽히고 눈은 자신의 발 앞으로 향한다. 격식이 목적이므로 천천히 몸을 움직인다.

| 정중한 인사 요령 |

구 분	요 령
속도	하나, 둘, 셋 하면서 구부리고 잠깐 머물다가 넷, 다섯, 여섯에 편다.
각도	45도 유지(너무 얕아도 깊어도 좋지 않다)
허리의 선	허리에서 머리까지 일직선이 되도록 한다.
눈의 시선	인사 전후에는 상대방의 눈, 굽혔을 때는 1m 정도 전방을 본다.
표정	표정과 몸가짐이 잘 조화되고 자연스럽게 하면서 미소를 띤다.
손 위치	오른손으로 왼손을 감싸서 아랫배에 가볍게 댄다.
발	뒤꿈치를 붙이며 앞은 30도로 벌린다.
기타	다리를 곧게 펴고 무릎을 붙이며 엉덩이가 뒤로 빠지지 않도록 한다.

출처 : 오성한, 전게서, p.101

Check-list 직장 내 인사

- ☐ 출 · 퇴근 시의 인사는 업무의 시작과 끝이다.
- ☐ 인사하는 것도 업무의 한 부분이다.
- ☐ 외출하는 직원에게는 "다녀오십시오", 부하직원에게는 "수고하셨습니다"라고 인사를 한다.
- ☐ 인사를 할까 말까 망설이지 말고 내가 먼저 인사한다.
- ☐ 말로만 하는 인사는 바람직하지 않다.

인사가 전달하는 메시지

상대의 입장을 존중하는 의미
- 마음의 문을 열어 준다.
- 기본 매너는 인사에서 시작하여 인사에서 끝난다.
- 돈이 들지 않는 값진 선물이다.

잘 해보자는 의욕과 희망의 의미
- 직장에서의 인사는 업무에 활력을 준다.

좋은 인간관계의 의미
- 명랑한 인사는 참신한 기풍을 주어 부드러운 인간관계를 만든다.

출처 : 오성환, 직장 예절, 2003, p.99 요약

인사의 기본

- 내가 먼저
- 눈을 바라보며
- 인사를 하기 전과 후에는 반드시 눈 맞춤을 한다.
- 밝은 표정으로
- 인사말은 분명하고 명랑하게
- 때와 장소, 상황에 맞는 인사를 한다.

  *인사를 잘 받는 것도 또 한번의 인사이다.

인사하기 전 기본자세 연습

- 고객을 향해 정면으로 선다.
- 가슴과 등은 곧게 한다.
- 올바른 손 모음을 한다.

  (여성은 오른손을 왼손의 위로 하여 아랫배 정도에 모은다.)

  (남성은 왼손을 오른손의 위로 하여 모은다.)
- 허리에 힘을 주어 머리, 등, 허리는 일직선을 유지한다.
- 발꿈치는 서로 붙이고, 양발은 V자 모양으로 여성은 15도, 남성은 30도 정도 유지한다.

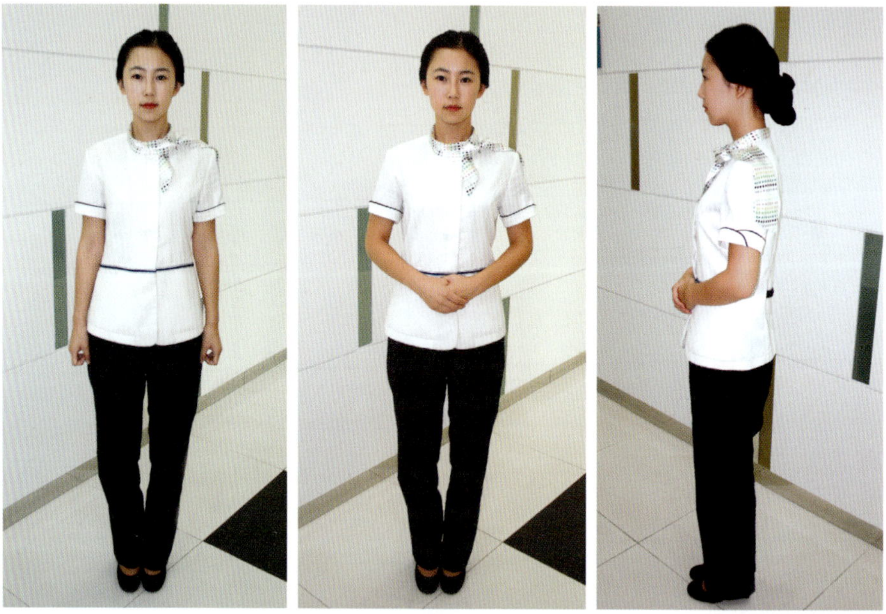

■ 인사하기 전의 기본자세

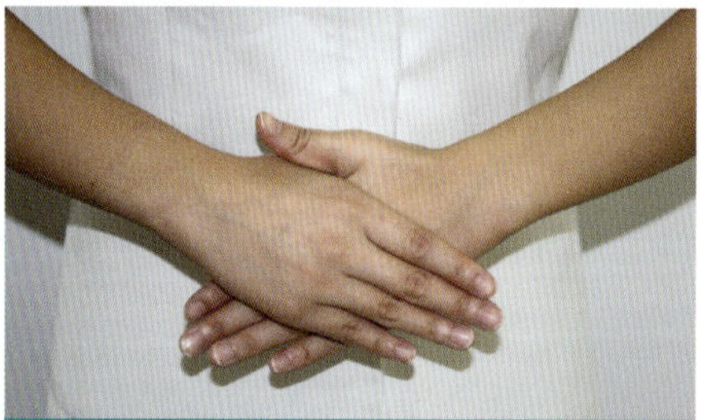

바르지 못한 손 자세

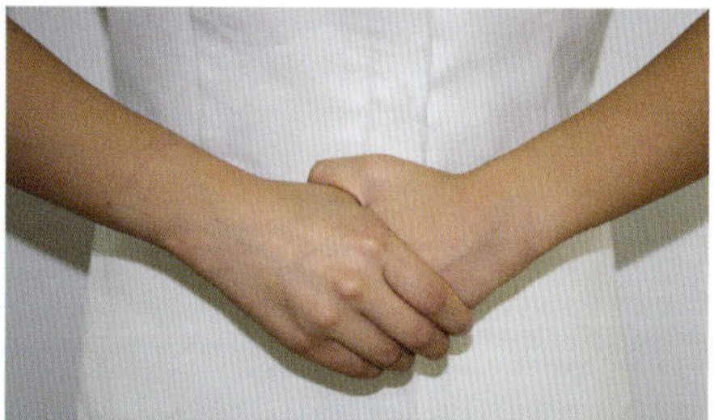

바른 손 자세

기본 인사 동작 연습

- 하나, 둘, 셋, 넷, 다섯, 여섯의 구령에 맞추어 천천히 엽습한다.
- 웃는 얼굴로 고객의 눈을 본다.
- 인사말을 한다. "안녕하십니까?"
- 허리를 굽힌다.

  (정중히 응대하여야 하는 경우 굽힌 상태에서 1초 정도 정지하며 시선은 자신의 발 끝으로부터 허리 숙임에 따라 1, 2, 3m 앞을 자연스럽게 바라본다.)
- 상체를 들 때는 숙일 때보다 천천히 든다.
- 웃는 얼굴로 고객과 다시 눈을 맞춘다.

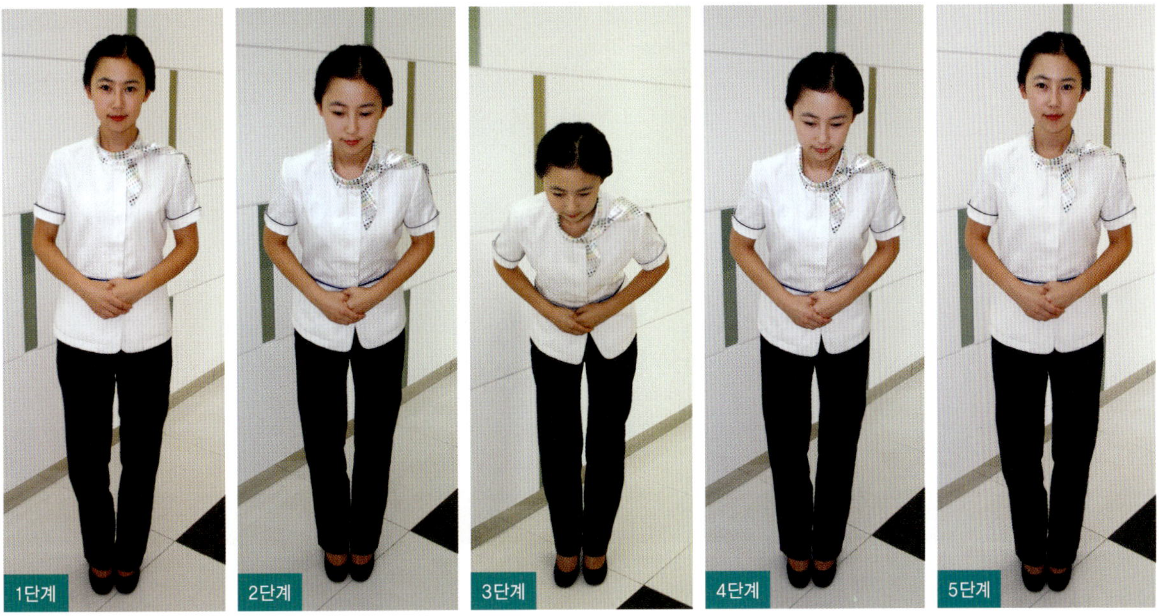

■ 단계별 인사 동작

단계별 인사 동작 연습

1단계 | 인사해야 할 상대를 향해 선다.

- **시선** - 상대의 눈을 본다.
- **손** - 자연스럽게 오른손이 위로 가도록 두 손을 앞으로 모은다.
- **발** - 뒤꿈치를 가지런히 모은 상태에서 앞부리를 V자로 벌린다.
- **가슴 · 등** - 자연스럽게 곧게 편다.
- **어깨** - 힘을 뺀다.

2단계 | 상체를 굽힌다.

- **머리 · 등 · 허리** - 일직선을 유지하면서 상체를 굽힌다.
- **각도** - 상황에 따라 약 15도, 30도, 45도로 굽힌다.
- **턱** - 아래로 약간 당긴 듯 턱이 나오지 않도록 한다.
- **시선** - 자연스럽게 아래를 향한다.

3단계 | 숙였을 때 약 1초간 멈춘다.

4단계 | 숙일 때보다 속도를 천천히 하여 상체를 든다.

5단계 | 똑바로 선 후, 눈을 마주치며 웃는다. 시선은 상대의 미간을 본다.

인사의 종류에 따른 동작 연습

| 인사의 종류와 방법 |

인사의 종류	상 황	방 법
의식 인사	의식 행사에서 실시하는 가장 정중한 인사	윗몸을 90도로 굽혀 잠시 머무른 뒤 일어남
정중한 인사	고객을 처음 맞이할 때 깊은 감사 또는 사죄를 표시할 때	약 45도 정도 허리를 굽힘
보통 인사	일상 생활에서 가장 많이 하는 인사	윗몸을 30도 정도 굽힘
약식 인사	복도를 지나면서 상사를 만날 때 공간이 좁아서 보통 인사를 하기 어려울 때	허리를 15도 정도로 굽힘
눈인사	같은 사람을 자주 대하게 될 때 공동화장실, 식당 등에서 아는 사람을 만났을 때 자신과는 직접 관계없는 고객을 대할 때	말없이 고개를 끄덕이며 눈으로 인사함

정중한 인사 동작 연습

- 하나, 둘, 셋 하면서 구부리고 잠깐 머물다가 넷, 다섯, 여섯에 편다.
- 인사 각도는 45도를 유지한다.
- 시선은 인사 전후에는 상대방의 눈을 보고, 굽혔을 때는 1m 정도 전방을 주시한다.
- 허리선은 허리에서 머리까지 일직선이 되도록 한다.
- 표정은 자연스럽게 하면서 미소를 띤다.

- 손의 위치는 두 손을 모으고 아랫배에 댄다.
- 발은 뒤꿈치를 붙이며 앞은 30도로 벌린다.
- 전체적인 자세는 다리를 곧게 펴고 무릎을 붙이며 엉덩이가 뒤로 빠지지 않도록 한다.

| 상황에 따른 인사 각도 |

인 사	상 황	각 도
목례	동료나 친한 사람끼리 협소한 장소에서	약 15도
보통례	일반적인 인사(만나거나 헤어질 때) 경의를 표할 때	약 30도
정중례	감사의 표현을 할 때 사과의 표현을 할 때	약 45도

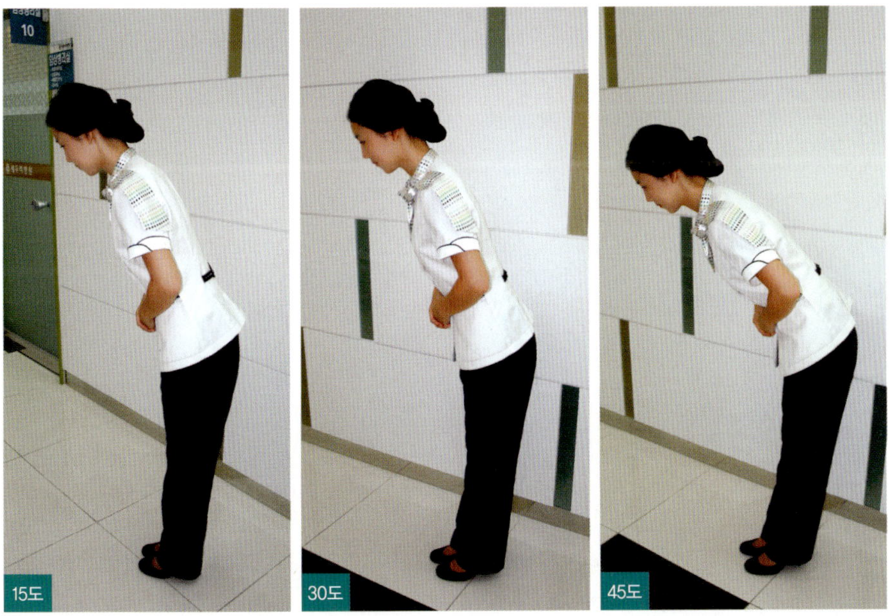

■ 상황에 따른 인사 각도

기타 상황에 맞는 인사 연습

길을 가고 있을 때 | 상대방과 2~3보 정도 가까이 다가갔을 때 인사를 한다.

상사에게 인사를 할 때 | 상사가 지나간 후에 다시 움직이도록 한다.

계단에서 인사할 때 | 계단에 발을 딛기 전에 간단한 예의를 갖추도록 하며, 손윗사람이 아래에 있을 경우 위에서는 인사를 하지 않고 옆으로 비켜 선 다음, 아래에서 올라오는 손윗사람이 같은 계단에 오면 인사한다.

앉아 있을 때 | 기본적으로 일어나 자세를 갖추고 인사하는 것이 좋으나, 부득이한 경우에는 허리를 곧게 펴고 바르게 앉은 자세에서 인사하도록 한다.

물건을 손에 들고 있을 때 | 물건을 왼손으로 옮겨 쥐고, 오른손을 허리 옆에 자연스럽게 내려붙인 채로 인사한다.

버려야 할 인사 습관

- 잠시 망설이다 인사한다.
- 고개만 까딱하며 인사한다.
- 무표정하게 바라보며 인사한다.
- 눈 맞춤이 없이 인사한다.
- 다른 일을 하면서 말로만 인사한다.
- 기본 인사말만 한다.

Check-list 인사의 기본 원칙

- ☐ 만나면 먼저 인사하십니까?
- ☐ 상대방의 눈을 보면서 하십니까?
- ☐ 올바른 자세와 동작으로 인사하십니까?
- ☐ 밝은 목소리로 명랑하게 인사말을 하십니까?

병원에서의 인사 어떻게 해야 하는가?

중소도시에 있는 어느 병원이 친절의 표본이라며 각 매스컴에서 앞다투어 취재하는가 하면, 여러 병원에서 견학을 다녀가기도 해서 화제가 된 적이 있다.

일반 고객에 비해 상대적으로 소홀히 대접받던 환자를 병원에서 진정한 고객으로 대우하게 되었다는 사실은 큰 의미를 지니고 있다. 나 역시 관심을 가지고 그 병원의 고객만족 운동을 유심히 살펴보았다.

그 병원에서는 아침마다 고객에게 친절한 응대를 하기 위해 행동실습을 하는가 하면 고객의 요구를 신속하게 해결해 주기 위한 갖가지 아이디어를 제시하곤 했다.

그들이 가장 큰 친절의 표어로 세운 것은 열심히 인사하는 일인 듯했다. 모든 직원들이 수시로 환자나 방문객들에게 허리를 굽혀 인사하는 모습이 자주 눈에 띄었다.

그런데 인사하는 모습이 왠지 몸에 맞지 않은 옷을 입은 듯 어색하고 불편해 보였다. 바삐 일하다가도 손님이 찾아오면 허리를 굽히며 인사하고, 복도를 걷다가도 고객을 만나면 연신 허리를 굽히는 반복적인 인사였다.

그러나 인사하는 직원들의 표정은 동작에 비해 그다지 밝아 보이지 않았다. 인사말에도 마음이 담겨 있다기보다는 거의 괴로운 외침에 가깝게 들렸다.

병원의 친절은 곧 인사라고 말하는 듯한 인상이었는데 고객들의 표정을 살펴보니 낯선 분위기 때문인지 겸연쩍어하는 빛들이 역력했다.

인사하는 방법은 그 상황에 적합해야 한다. 지나치게 허리를 굽히고 두 손을 앞으로 모으는 인사는, 상대에게 잘못을 저질러 사과하거나 굽실거리는 듯한 느낌을 줄 수도 있다. 이것은 상대에게 부담을 줄 뿐만 아니라 직원들에게도 인사에 대한 피해의식을 가지게 하는 바람직하지 못한 태도이다.

무슨 이유 때문인지 상대방에게 허리를 굽히는 각도가 클수록 더 정중한 인사라고 생각하는 사람이 많다. 인사를 연습하는 직원들도 허리를 많이 굽히도록 연습한다.

바삐 움직이는 병원 직원에게 허리를 최대한 굽히는 인사는 거의 불가능하다. 이것은 캠페인용으로 끝나는 형식적인 인사가 되기 싶다.

인사는 표정과 말씨에 중점을 두어야 한다. 어디에서든 표정과 말씨가 밝지 못하면 친절은 죽은 것이나 다름없다. 표정과 말씨가 밝은 직원들의 인사를 받으면 고객은 부담을 느끼지 않는다. 회사가 강요하는 형식이 아니라 직원 스스로의 마음에서 우러나오는 친절을 감지할 수 있기 때문이다.

엄밀히 말해 고객에게 인사하는 것은 직원의 당연한 의무이지 친절이 아니다.

병원의 친절이라면 형식적인 인사보다는 오히려 신속하게 응대해 주고 정확하게 안내해 주며 성의 있게 보살펴 주는 자세가 바람직하다.

그리고 보다 친절한 모습은 사전에 고객의 불편요소를 미리 체크해서 고객을 편하게 해주는 일이다.

03 전화 매너

전화응대의 특성

전화응대의 중요성

인간관계의 80% 이상을 차지하는 것이 언어활동이라면 업무를 위한 인간관계의 60% 이상은 전화 대화이다. 전화를 음성 면접이라고 하는 이유가 여기에 있다. 전화선을 통하여 흐르는 목소리는 그 사람의 진실한 인격을 반영한다고 한다. 그 이유는 전화를 걸 때 태도나 마음가짐이 유연하게 소리가 되어 상대방에게 들리기 때문이다. 상대방이 보이지는 않지만 그 때의 표정, 몸짓, 손짓 등이 그대로 감각에 전달된다.

많은 병원들이 전화를 통해 병원의 이미지를 전달하고 있다.

이제 전화는 고객과 병원을 연결하는 커뮤니케이션 수단일 뿐 아니라, 병원 이미지를 홍보하는 도구가 될 수 있다. '전화는 병원의 얼굴이다'라고 할 수 있을 정도로 직장에서의 전화응대는 그 병원의 이미지를 좌우한다. 바른 전화 매너는 개인뿐만 아니라 병원의 이미지를 높이는 데도 큰 역할을 한다.

진료나 예약에 대한 문의부터 병원의 위치나 주차 안내에 이르기까지 많은 업무를 전화로 하고 있다. 그런데 전화는 상대가 보이지 않으므로 자칫하면 소홀하기 쉽다. 사실은 전화 한 통화가 병원의 이미지를 높이는 것은 물론 병원을 성공으로 이끌 수도 있다. 전화의 효용과 특성을 고려해 본다면 특히, 의료 기관에서 전화의 가치와 효용은 절대적임을 명심하고 바른 전화 매너를 익히는 것이 매우 중요하다.

| 전화응대의 특성 |

전화의 특성	유의사항
상대방이 보이지 않는다.	상대의 표정이나 감정을 소리로서 추적하기 때문에 일언일구를 명확히 발음하며 밝은 표정으로 말해야 한다.
시간에 제한이 있다.	명확하게 구체적으로 간결하게 해야 한다. 애매한 어휘는 쓰지 않도록 한다.
상대는 보통 한 사람이다.	주위에 정신이 팔리지 않도록 한다. 상대방의 감정, 표정, 태도를 머리에 그려 가며 접해야 한다.

출처 : 차석빈, 펼치면 매너가 보인다, 현학사, p.150

전화의 특징

- 목소리만의 응대로 얼굴 없는 만남이다.
- 일정 시간 동안의 응대이다.
- 떨어져 있는 곳에서의 일 대 일 응대이다.
- 음성을 통한 간접 응대이다.
- 예고없이 찾아오는 방문객이다.
- 고객접점의 제1선이다.
- 전달 내용의 보존이 불가능하다.

전화응대의 원칙

전화는 자기가 편한 대로 응대하기보다는 상대방의 편의를 생각하여 그 전달 내용을 간결, 명확하게 해야 한다.

정확

- 음성을 바르게 하고 어미를 명백히 한다.
- 성명, 수량, 일시, 장소 등은 천천히 명확하게 발음한다.
- 상대가 이해하지 못할 전문용어나 틀리기 쉬운 단어는 사용하지 않는다.
- 중요한 부분은 강조한다.

신속

- 3번 이상 전화벨이 울리게 하지 않는다.
- 간단 명료하게 말을 하여 오래 기다리게 하지 않는다.
- 불필요한 말은 반복하지 않는다.

정중

- 전하는 내용에 관심을 갖고 원만하게 이야기한다.
- 필요 이상으로 소리를 크게 낸다든지 웃지 않는다.
- 은어 등의 경박한 말을 쓰지 않는다.

| 전화응대의 3원칙 |

신 속	전화벨이 울리면 신속히 전화를 받는다.
정 확	정확한 어조와 음성으로 통화자의 신원을 알리고 상대를 빨리 파악하며 용무를 정확히 전달하고 정확히 전달받는다.
정 중	상대의 신원에 관계없이 정중히 전화를 받고 잘못 걸려온 전화라도 고객 응대 시와 같은 어조와 음성으로 받는다.

출처 : 권정선 외, 병원코디네이터실무, 한국보건의료교육센터, 2007, p.195

| 전화응대 시의 3 : 3 : 3 기법 |

3	벨이 3번 울리기 전에 받는다.
3	3분 안에 통화를 마친다.
3	고객이 전화를 끊은 후 3초 후에 수화기를 내려놓는다.

출처 : 권정선 외, 병원코디네이터실무, 한국보건의료교육센터, 2007, p.195

전화응대 기본 원칙

1. 고객을 맞이하는 마음으로
2. 내용은 간단, 명료하게
3. 벨소리 3번 이내 받기
4. 먼저 소속과 이름 밝히기
5. 말씨는 항상 친절하게
6. 상대방의 말에 경청하기
7. 최대한 성실하게 답변하기
8. 신속, 정확하게 메시지 전달하기
9. 끝인사 하기 : "감사합니다"
10. 상대가 끊은 후 수화기 놓기
11. 전화기능 숙지하기
12. 발음을 정확히

전화응대의 단계

- 부서명과 이름을 밝힌다.
- 상대방을 확인한다.
- 간단한 인사를 나눈다.
- 메모하면서 용건을 듣는다.
- 요점을 되짚는다.
- 마무리 인사를 나눈다.
- 상대방이 먼저 끊고 난 후 조용히 수화기를 내려놓는다.

전화응대의 태도와 말씨

전화응대의 태도

음성 | 웃는 얼굴로 밝고, 명랑하게, 목소리는 한 톤 높게

자세 | 왼손에는 수화기, 오른손에는 필기구

전화응대의 나쁜 습관 |

- 응대 태도가 불손한 경우
- 전화를 건 사람의 용건을 무시하는 경우
- 고객 앞에서 개인적인 일로 전화를 길게 하는 경우
- 용건이 끝나자마자 전화를 바로 끊는 경우
- 성의 없는 응대를 하고 있는 경우
- 윗사람에게 전화할 때 본인이 직접 걸지 않는 경우
- 턱과 어깨에 걸치고 통화하는 경우
- 내 전화만 잘받는 경우

전화응대의 말씨

기본 말씨

- 응대 시 음의 크기, 고저, 장단을 적당하게 사용하며, 밝은 목소리로 음을 조절한다.
- 교과서를 읽는 듯한 대화는 피하고, 상황에 따라 변화를 주어 상대방이 편안함을 느끼게 한다.
- 어떠한 경우라도 대화 중 언성을 높여서는 안된다.
- 대화 중 절대로 저속한 언어를 사용해서는 안된다.
- 모르는 상황에 대해 질문을 받을 경우, 정중히 조금만 기다리시라는 양해를 구한 뒤 선배 및 관리자에게 즉시 알아내어 대답한다.

피해야 할 말씨

- 기다리세요. (×)
- 모르겠습니다. (×)
- 할 수 없습니다. (×)
- 없습니다. (×)
- 뭐라구요? (×)

| 전화응대의 기본 화법 |

상 황	화 법
전화를 받았을 때	정성으로 모시겠습니다. ○○병원 ○○과 ○○○입니다.
전화를 늦게 받았을 때	늦게 받아 죄송합니다. ○○병원 ○○과 ○○○입니다.
기다리게 할 때	죄송합니다만, 잠시 기다려주시겠습니까?
기다리고 난 후	오래 기다리게 해서 죄송합니다.
물어볼 때	죄송합니다만, ~입니까?
용무처리가 안되었을 때	죄송합니다만, 조금 더 기다리셔야 할 것 같습니다.
용무처리가 되었을 때	예, 알겠습니다. 감사합니다.
부탁이나 의뢰할 때	죄송합니다만, ~ 해주시겠습니까? / ~부탁드려도 되겠습니까?
다시 물어볼 때	한 번 더 말씀해 주시겠습니까? / 한 번 더 여쭈어봐도 되겠습니까?
담당자를 바꿔줄 때	- 담당자를 연결해 드리겠습니다. - 잠시 기다려 주십시오.
찾는 사람이 없을 때	지금 자리에 안 계신데, 괜찮으시면 제가 전해 드리겠습니다.
다른 사람과 상의해야 할 때	잠시만 기다려 주시면 알아보겠습니다.
마침 인사	잘 알겠습니다. 감사합니다.

| 이런 말은 이렇게! |

부적절한 표현	느 낌	적절한 표현
기다리세요.	명령형	죄송합니다만, 잠시만 기다려 주시겠습니까?
뭐라구요? 안 들려요.	신경질	죄송합니다만, 다시 한 번 말씀해 주시겠습니까?
왜 그러시는데요?	불손	네, 그렇습니다만, ... (상황에 맞게) (예: 어떤 점이 불편하셨습니까?)
한 3시간 정도 걸립니다.	당연하다	3시간 정도 걸립니다만, 혹시 그 안에라도 처리되면 제가 연락드리겠습니다.
누구신데요?	위협적	실례지만 누구시라고 전해 드릴까요? 실례지만 성함을 여쭈어봐도 되겠습니까?

적절하고 올바른 말씨유형

| 이런 말은 이렇게! |

부적절한 말씨	적절한 말씨	유 형
이름이 어떻게 되세요?	실례지만, 성함이 어떻게 되십니까?	명령문보다는 청유형
안녕하세요?	안녕하십니까?	신뢰화법
아프셨나봐요?	아~ 예~ 정말 많이 아프셨겠어요~	반영적 경청
11시 예약이라구요?	예, 예약시간이 오전 11시 맞으십니까? 11시 예약 말씀이십니까?	복명복창

전화응대 시 경어

전화를 걸 때

"여보세요, ○○○ 좀 바꿔주세요." 보다는
"안녕하십니까? (저는, 여기는) 입니다. ○○○ 계십니까?"
"(저는) 라고 합니다. ○○○ 좀 바꿔주시겠습니까?"로 한다.
통화하고 싶은 사람과의 관계나 직장을 밝히는 것이 기본 매너이다.

통화하고 싶은 사람이 없을 때에는
"말씀 좀 전해주시겠습니까?",
"죄송합니다만(미안합니다만), ○○○한테 전화 왔었다고 전해 주시겠습니까?"
라는 정중체로 표현한다.

전화를 받을 때

"여보세요, 누구를 찾으십니까?",
"자리에 없어요.",
"여보세요." 보다는
"네, ○○의 ○○○입니다"라고 직장명과 이름을 말하는 것이 좋다.
"지금 안계십니다만, 들어오시면 뭐라고 전해 드릴까요?"라는 표현을 쓴다.

전화가 잘못 걸려왔을 때는
"전화 잘못 걸렸습니다"라고 정중히 말을 해야 한다.

전화를 끊을 때

대개의 경우 자신의 용건이 끝나면 별말 없이 끊을 때가 많다. 그러나 이것 또한 잘못된 매너이다. 전화를 끊을 때는 상대방의 말이 끝났는지도 살펴야 하고, 용건이 끝나면 "안녕히 계십시오. 고맙습니다. 이만(그만) 끊겠습니다"라고 인사를 하고 끊도록 한다. "들어가세요"라는 인사도 많이 하지만, 이 말은 명령형이고, 상스러운 느낌을 줄 수 있으므로 피하도록 한다.

■ 경어를 활용한 바람직한 표현

다음 빈칸에 적절한 경어를 표현해 보시오.

바람직하지 않은 표현	바람직한 표현
우리 병원	저희 병원
너희 병원	
나/집/나이/말/병	
같이 온 사람	함께 오신 분
누구세요?	실례지만 어느 분이신지요?
○○○ 입니까?	○○○ 님 되십니까?
무슨 용건입니까?	
잠깐만요 혹은 잠깐 기다려 주십시오.	
자리에 없습니다(사람).	
또 와 주십시오.	
예약 날짜가 언제라구요?	
전화하세요.	
다시 한 번 말해 주십시오.	
알았어요.	처리해 드리겠습니다.
모르겠어요.	더 잘 아는 분을 바꿔드리겠습니다.
할 수 없는데요.	제가 알아보고 연락드리겠습니다.
미안해요.	죄송합니다.
예약 명단에 없는데요.	
있는데요(물건).	
담당이 아닌데요.	

음성 이미지를 통한 전달법

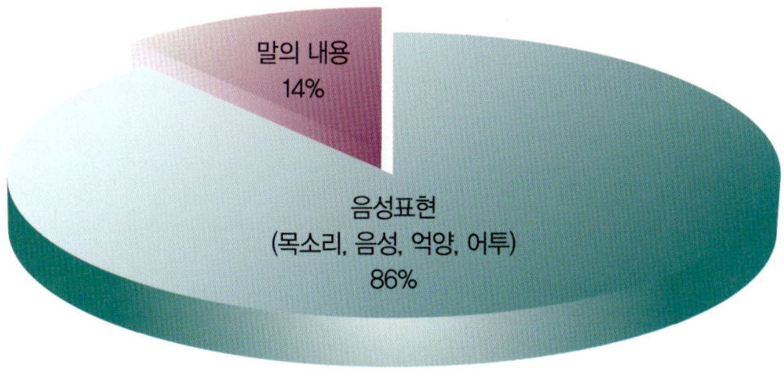

■ 전화응대 시 고객의 느낌을 결정하는 요소

음성 이미지 전달의 중요성

이상적인 목소리는 맑고, 부드럽고, 거침이 없고, 톤과 음량도 좋고, 속도가 적당한 목소리이다. 좋은 음성은 낮고 차분하면서도 음악적인 선율이 있다고 한다. 음성이 좋은 사람들의 70~80%는 타고나는 경우이지만, 20~30%는 발성 연습을 통한 노력의 결과라고 볼 수 있다.

특히 전화를 통한 말솜씨와 대화 태도는 설득에 커다란 영향을 미친다. 침착하고 말끝을 분명히 하는 전화 속 대화는 상대방에게 신뢰를 주게 된다.

반면, 입 속으로 우물거려 듣기 어렵고 불분명한 태도는 설득력을 잃게 된다. 그러므로 목소리의 높낮이, 장소와 상황에 맞는 적절한 목소리를 내도록 많은 노력을 해야 한다. 세련된 언어 구사를 위해서는 평소에 자연스런 음성으로 명확하게 발음하는 연습도 필요하다.

발음 훈련

정확한 발음과 언어구사를 위해서는 빠르게 말하는 발음 연습이 좋다. 요령은 먼저 숨을 크게 들여마시고 될 수 있는 대로 숨을 쉬지 않고 말한다. 처음에는 천천히 그리고 정확한 발음으로 하다가 익숙해지면 점점 빠르게 하도록 한다. 자신이 생기면 정확하고 매우 빠르게 한다.

전화응대 시의 필요한 말들을 반복하여 연습해 보는 것은 발음과 말씨를 바로잡는 훈련이다. 병원에서 가장 많이 사용하는 말을 정리하여 연습해 보는 것도 효과적인 응대 연습법이라 할 수 있다.

음성 이미지 관리 방법

자세를 바로 하라.

- 가슴을 올리고 배를 집어넣는다.
- 서 있는 자세에서는 양발에 체중을 균등하게 분배한다.
- 앉은 자세에서는 양발을 벌리고 절대로 꼬지 않는다.
- 바른 자세에서 복식 호흡을 한다.

내용과 상황에 따라서 음성을 다양하게 사용한다.

- 특히 병원에서는 고객의 건강 상태에 따라서 음성을 조절하여 접근한다.

생동감 있게 하라.

- 목소리를 항상 젊고 생동감 있는 이미지를 투사할 수 있게 한다.
- 활기차게 이야기하는 습관을 지닌다.

음성을 낮추라.

- 남을 매혹시키고 확신을 주고 설득하면서, 따뜻한 목소리의 이미지를 주려면 항상 목소리를 낮게 내는 연습을 한다.

콧소리와 날카로운 소리를 없애라.

- **콧소리** - 턱과 혀를 느슨하게 하고 목과 입을 열어서 소리가 입으로 나오도록 교정한다.
- **날카로운 소리** - 자세를 바로 하고, 말 한 마디마다 아래 두 갈비뼈와 배꼽선으로 된 삼각 부분으로부터 여분의 힘을 받아 소리를 내도록 하여 교정한다.

병원에서의 전화응대

전화 받기(예 : 병원 진료접수팀)

전화벨이 울리면 즉시 받는다.

벨이 여러 번 울린 뒤에 받는 것은 상대방에게 실례된다.

"늦게 받아 죄송합니다. ○○병원 ○○과 ○○○입니다."

(사정이 있어 세 번 이상 벨소리가 울린 후에 받았을 때)

병원과 소속부서 및 이름을 밝힌다

(이름을 말하지 않는 경우가 많은데 이름을 말함으로써 신뢰감이 형성된다).

"감사합니다. 정성과 사랑을 다하는 ○○병원 ○○과 ○○○입니다."

"친절히 모시겠습니다. ○○병원 ○○과 ○○○입니다."

"감사합니다. 원무팀 ○○○입니다". (교환을 거쳐 부서로 연결된 경우)

*좋지 않은 응답

- "여보세요, 여보세요."
- "어디신가요?"
- "왜 그러시는데요?"

상대방을 확인한 후 인사를 한다.

"3월 16일 내과 김교수님 진료예약하신 ○○○씨라고요. 안녕하십니까?"

*이름을 밝히지 않는 경우

- "실례지만 누구십니까?" 보다는
- "실례지만 어디신지 여쭈어 봐도 되겠습니까?" 하고 물어 확인한다.

메모 준비를 하고 용건을 듣는다.

- 전화는 왼손으로 받고 항상 메모할 수 있도록 전화기 옆에 메모지와 펜을 준비한다.

• 병원의 입장을 말하는 경우 전문용어를 사용하지 않는다.
(예 : 저희 중증질환센터에서는요~)

용건이 끝나면 통화내용을 요약, 복창하여 확인한다.

잘 모르는 내용일 경우에는 잘 알고 있는 사람에게 전화를 바꾸어 준다. 특히 전해 달라는 내용일 경우에는 주의를 기울여 확인하고 내용전달에 대해 책임을 진다.

감사 인사 및 마무리 인사를 잘한다.

마무리 인사를 하고, 상대방이 수화기를 내려놓은 것을 확인한 후 상대가 먼저 끊고 2~3초 후에 조용히 수화기를 내려놓는다.

"전화주셔서 감사합니다. 좋은 하루 되십시오."

전화메모

1. 반드시 메모를 하면서 통화를 하되 이야기의 요점을 복창하여 확인하는 것이 중요하다.
2. 착각을 일으키기 쉬운 말은 되풀이 설명을 부탁하여 확인하는 것이 바람직하다.
3. 내용의 정확한 접수를 위해 5W 1H (무엇을, 누구에게, 어디서, 언제, 왜, 어떻게) 원칙을 바탕으로 체크하는 것이 좋다.
4. 상대편의 이야기를 들으면서 메모했다가 그 요점을 복창하여 확인한다.
5. 숫자 중에서 1(일), 2(이), 10(십) 등 발음상 혼동하기 쉬운 것은 '하나', '둘', '열' 식으로 새겨서 확인한다.

친절한 전화응대의 바른 습관

1. 표정 있는 목소리로 미소짓기
2. 왼손으로 받고 오른손으로 메모하기
3. 고개를 너무 숙이거나 들지 않기
4. 정확한 발음
5. 복명복창하기
6. 끝까지 잘 듣기
7. 맞장구치기

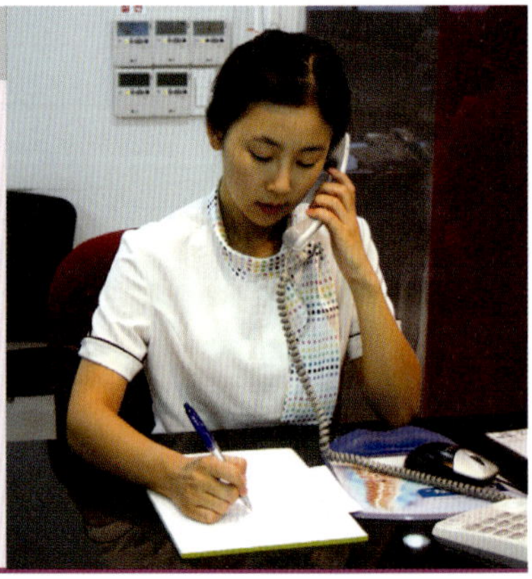

전화 걸기 전 체크사항

먼저 이야기할 내용을 정리한다.

용건이 있어 전화를 걸면서 "저...", "그러니까..."와 같이 횡설수설하면 받는 쪽에 좋은 인상을 줄 수가 없다. 또 전화를 끊고 난 뒤에야 전해야 할 내용을 빠뜨렸음을 알게 되기도 한다.

상대방의 말을 메모할 준비를 한다.

먼저 전화를 했다고 해서 자신의 용건만 전할 수는 없다. 받는 쪽에서의 당부도 있을 것이고, 별도의 용건으로 이어질 수도 있다. 이럴 때 메모지를 찾기 위해 상대방을 기다리게 하는 것을 실례가 된다. 항상 메모할 준비를 한다.

상대방의 전화번호를 다시 한 번 확인한다.

기억에만 의존해 다이얼을 돌리다 보면 의외로 실수하는 경우가 있다. 이는 타인에게 폐가 될 뿐만 아니라 시간과 경비의 낭비이다. 또 전화를 걸 때는 점심시간을 피하는 것이 상식이다.

전화 걸기

직장에서의 전화는 친구들에게 가볍게 거는 사적인 전화와 다르며, 무엇보다 전화를 걸기 전에 충분한 준비가 필요하다. 우리는 항상 전화와 더불어 생활하고 있기 때문에 저마다 전화를 익숙하게 사용하고 있다고 생각하기 쉬우나 생각 밖으로 전화를 다루는 기본 태도가 제대로 되어 있지 않은 모습을 자주 보게 된다.

상대방의 전화번호, 소속, 직급, 성명 등을 미리 확인한다.

이와 같은 확인을 하는 까닭은 착오로 인해 상대방에게 폐를 끼치지 않기 위해서이며, 시간이나 요금의 낭비도 막게 된다. 용건은 육하원칙으로 정리하여 메모한다. 이때 필요한 서류와 자료도 갖추어 놓는다.

전화번호를 확인하면서 왼손으로 수화기를 들고 오른손으로 다이얼을 누른다.

상대방이 전화를 받으면 자신을 먼저 밝힌 후 상대방을 확인한다.

"안녕하세요. 저는 ○○병원 ○○부 ○○입니다." "○○○ 맞습니까?"
만일 찾는 사람이 아닌 다른 사람이 받으면
"죄송하지만 (원무)부 (팀장)님 부탁합니다"라고 정중하게 말한다.

원하는 통화 상대자와 간단한 인사를 나눈 후 상황을 고려하여 용건을 말한다.

업무 전화의 용건은 간결하게 기능 본위로 하는 것이 바람직하다.
전문용어 사용을 금지한다.

용건이 끝나면 통화내용을 다시 한 번 정리하여 확인한 후 마무리 인사를 한다.

일반적으로 업무 전화는 건 쪽에서 먼저 끊는다.

받은 쪽이 먼저 끊으면 상대방이 용건을 다 말하기 전에 통화가 끝날 수 있기 때문이다. 그러나 상대방이 아주 윗사람일 경우에는 윗사람이 끊은 것을 확인한 후 수화기를 내려놓는 것이 예의이다.

전화 연결하기

직장에서는 다른 부서로 전화를 연결할 때의 예절도 중요하다. 외부에서 전화가 걸려왔을 때 상황에 따라 찾는 사람에게 곧바로 연결해도 되는 경우와 안되는 경우가 있기 때문이다. 예를 들면, K씨의 건에 대해 아직 마무리 짓지 못한 상태에서 K씨로부터 전화가 걸려온 경우, 부서 내의 동료는 전화를 받고 싶지 않은 상황이다. 이런 경우의 전화 연결은 그 동료가 있고 없고를 상대에게 알리지 말고,

"○○○씨 말입니까? 실례지만 어떻게 되십니까? ○○병원의 K씨라고요."

라는 식으로 상대의 말을 복창해 당사자인 동료가 들을 수 있도록 한다.

그것을 들은 동료는 고개를 끄덕이거나 손을 흔들어서 연결해도 좋을지 신호를 보낼 것이다. 그것을 보고

"네, 바꿔 드리겠습니다"라든가

"지금은 자리에 안계십니다만, 제가 전해드리면 안되겠습니까?"라고 대답하면 된다.

전화 연결 시 매너

- 전화가 왔다고 해서 무조건 연결해서는 안된다. 연결해도 좋은지 판단할 필요가 있다.
- 처음 전화를 걸어온 상대에게는 용건을 물어본 후 연결한다.
- 지명 통화자가 다른 전화를 받고 있거나 바쁜 경우에는 다시 걸도록 조치한다.
- 통화 지명자에게 연결할 때는 상대방에게 이쪽의 말이 들리지 않도록 송화기를 손으로 확실히 막아야 한다.
- 다시 전화를 걸어야 할 경우는 상대방의 연락처, 전화 번호, 편리한 시간을 확인해 둔다.

전언메모의 방법

통화 지명인이 부재 중일 때 상대가 전언을 의뢰하는 경우가 있다. 그런데 전언을 잘못 전달하는 데서 생기는 트러블이 예상 외로 많이 발생한다. 이는 전화를 받을 때 메모를 하지 않거나, 메모를 하더라도 불충분하게 하거나, 상대방의 말을 잘못 이해한 경우 등이 원인이다.

전언은 정확하지 않으면 아무런 의미가 없다. 그러므로 전언을 정확하게 전하기 위해서는 메모를 할 필요가 있다. 병원 자체의 메모 용지가 있는 경우에는 기입란을 모두 적는다. 메모 용지가 없는 경우에도 스스로 양식을 만들어 사용한다.

용건을 물을 때는 언제 When, 어디서 Where, 누가 Who, 무엇을 What, 왜 Why, 어떻게 How 의 5W 1H를 정확히 적는다. 전언메모는 전달해 줄 사람의 책상 위에 보기 쉽게 올려두고, 당사자가 돌아오면 구두로 "○○병원의 ○○○씨가 전화했었습니다"라고 전언이 있었음을 알려준다.

전언메모 6가지 필수사항

1. 전화를 받은 일시
2. 찾는 사람의 이름
3. 상대의 회사명, 부서명, 이름
4. 용건
5. 상대방이 다시 걸 것인지, 이쪽에서 걸어야 할 것인지 확인하기 (후자의 경우 상대방의 연락처)
6. 전화를 받은 사람의 이름

전화메모입니다

전화받은 시간 : 월 일 시 분

님으로부터

용 건 :

□ 긴급전화 □ 전화요망 □ 안부 차 전화 □ 다시 하겠다고 하심

전화받은 사람 :

올바르지 못한 전화 매너

송화기를 막지 않은 채 바꾸어 준다.

전화를 연결하면서 통화자를 찾는 자신의 목소리가 상대방의 수화기에 들리는 것은 큰 결례다. 송화기를 막든지 대기버튼을 눌러 둔다. 어떤 경우에는 전화를 받고 싶지 않을 수도 있기 때문에 이쪽의 대화 내용이 상대방에게 들리지 않도록 조심해야 한다.

잘못 걸려온 전화를 그냥 끊는다.

잘못 걸려온 전화도 정중하고 친절하게 응대하여야 한다. 일이 한창 바쁠 때 잘못 걸려온 전화를 받게 되면 무뚝뚝하게 대꾸를 하기 쉬운데 어떤 전화이든 친절하게 받는다는 의식을 평소에 지니도록 한다. 정중하고 친절한 응대는 병원 이미지를 높이는 좋은 홍보수단이다.

장시간 통화를 한다.

별다른 용건도 없는데 오랫동안 전화를 붙들고 있는 것만큼 불쾌한 일도 없다. 또한 장시간 통화를 하는 것도 주의해야 한다. 통화가 길어질 때는 양해를 얻는 것이 필요하다.

업무 중에 사적인 통화를 한다.

사적인 전화는 되도록 피한다. 사적인 전화를 해야 할 경우에는 쉬는 시간이나 점심시간에 핸드폰을 이용하는 배려가 필요하다.

또 외부에서 사적인 전화가 걸려왔을 때는 용건만 전해 받도록 한다.

이동전화 매너

- 공공장소에서는 이동전화의 전원을 끈다.
- 병원이나 항공기 등에서는 이동전화를 사용하지 말아야 한다. 이동전화의 전자파가 작동 이상을 불러일으킬 수도 있다.
- 병원 근무 시간 중에는 이동전화를 사용하지 말고 점심시간에 확인한다.
- 소리를 되도록 작게, 낮은 목소리로 통화한다.
- 운전 중에는 통화하지 않는다.

휴대폰 예절 10계명(호주)

1. 가능하면 통화는 밖이나 다른 장소로 옮겨서
2. 휴대폰을 꺼놓을 수 없는 상황이라면 진동모드로
3. 전원을 꺼야 하는 곳에서는 제대로 껐는지 확인
4. 주위를 배려하며 통화
5. 통화할 땐 부드럽게
6. 전화를 다 받을 필요는 없다. 자동응답 기능 이용
7. 휴대폰은 잠시 잊고 함께 있는 사람과 대화를
8. 부적절한 문자메시지는 보내지 말 것
9. 폰카로 다른 사람 사생활 침해하지 않도록 주의
10. 금지할 것은 휴대폰이 아니라 벨소리

출처 : 매일경제신문, 2006

상황별 전화응대 사례

전화가 잘못 걸려왔을 경우

전화를 받다 보면 가끔 잘못 걸려온 전화가 있다. 잘못 걸려온 전화를 받을 때 상대방을 나무라거나 무뚝뚝하게 끊어서는 안된다. 전화를 잘못 건 쪽이 자신의 실수를 사과하기도 전에 상대방의 무례한 응대에 기분이 상하기 때문이다.

"여기는 ㅇㅇ병원 ㅇㅇ과입니다. 번호를 잘못 아신 것 같습니다."

"여기는 ㅇㅇ과입니다. ㅁㅁ과로 제가 전화를 돌려드리겠습니다. 혹시 연결이 안되시면 ㅇㅇ번으로 다시 한 번 걸어주시겠습니까? 돌려드리겠습니다."

라고 응대하면, "참 예의바르고 친절한 병원이다"라는 인상을 받게 된다.

찾는 사람이 부재중일 때

찾는 사람이 아직 출근하지 않은 경우

"ㅇㅇㅇ는 외부에 들러서 11시경에 출근할 예정입니다"라고 하는 것이 좋다.

"아직 출근 전입니다. 아마 좀 늦는 것 같습니다"라고 대답하지 않도록 한다.

전화를 건 쪽에서는 찾는 사람을 신뢰할 수 없는 사람으로 여기기 쉽다.

외출로 부재 중일 경우

"ㅇㅇㅇ는 지금 외출 중이신데, 급한 용건이라면 연락을 취해 볼까요?"

"ㅇㅇㅇ가 돌아오시면 전화를 드리도록 하겠습니다."

"외근 중이신데 ( )시경에 돌아오실 예정입니다. 그때 다시 전화주시겠습니까?"

"잠시 자리를 비우셨는데 들어오시는 대로 전화 드리도록 하겠습니다."

"전할 말씀이 있으시면 제가 대신 전해드려도 되겠습니까?"

지명인이 다른 전화를 받고 있을 경우

"지금 통화 중이신데 잠시 기다려 주시겠습니까?"

"대단히 죄송합니다. 생각보다 통화가 길어지는 모양입니다. 잠시만 더 기다리시겠습니까?"

"통화가 끝난 뒤 전화를 드리도록 하겠습니다."

전언을 부탁받은 경우

"전하시는 용건 잘 알겠습니다. ○○○에게 그렇게 전하도록 하겠습니다."

통화 중에 상대를 기다리게 해야 할 경우

통화 중, 상대방의 질문에 대한 답변을 위해 시간이 걸릴 듯한 경우

"죄송합니다만, 곧 다시 걸겠습니다" 하고 다시 걸도록 한다.

통화 상태로 상대를 오래 기다리게 하는 것은 매우 예의에 어긋난다. 특히 장거리 전화의 경우 조금이라도 기다리게 해야 할 상황이라면 다시 전화를 하겠다고 알린다. 이때 반드시 상대의 연락처를 기록하는 것을 잊지 말아야 한다.

항의 전화를 받았을 경우

- 항의 전화를 받았을 때 가장 중요한 것은 침착함이다.
- 상대방이 거친 말로 화를 내도 흥분하지 말고 끝까지 차분하게 상대방의 이야기를 듣는 것이 해결의 실마리가 된다.
- 상대방이 오해를 하고 있거나 상대방에게 잘못이 있더라도 오해나 잘못을 바로 지적하지 말고 성의껏 듣는 자세가 중요하다.
- 항의의 내용에 대해서는 그 자리에서 판단해 처리하기보다 상황을 정확히 듣고, 상사나 동료와 상의를 한 다음에 통보해 준다. 독단으로 처리할 경우 또 다른 실수를 낳기 쉽기 때문이다.

병원의 위치를 묻는 전화

- 상대방의 현재 위치와 교통편을 먼저 물어본다.
  - "죄송합니다만, 현재 계신 위치가 어디입니까?"
  - "교통편은 무엇을 이용하십니까?"
  - "그곳에서 지금 출발하시면 아마 ○○분 정도 걸릴 것입니다."
  - "오시는 길에 다시 한 번 전화 주시면 다시 말씀드리겠습니다."
- 이런 경우를 대비해서 교통편에 따른 안내 방법을 미리 준비해 두는 것이 필요하다.
- 전화로 설명이 어려운 경우에는 팩스나 전자메일을 이용해서 약도를 보내주도록 한다.

전화 상태가 좋지 않아 목소리가 듣기 힘든 경우

전화가 잘 들리지 않을 때는

"죄송하지만, 한 번 더 말씀해 주시겠습니까?"

상대방의 목소리가 잘 들리지 않을 때

"전화감이 꽤 먼 것 같습니다."
"전화 상태가 좋지 않습니다. 죄송합니다만 제가 이 번호로 다시 걸겠습니다."
"전화 상태가 좋지 않습니다. 죄송합니다만 다시 한 번 걸어주시겠습니까?"

고객 응대 시 전화벨이 울릴 때

고객과 응대 중인 경우

"실례합니다. 잠깐 전화 좀 받아도 되겠습니까? "라고 양해를 구하고 수화기를 든다.

통화가 길어질 경우

"죄송합니다만, 지금 고객과 업무 처리 중입니다. 제가 끝나고 바로 전화를 드리겠습니다."
전화 고객에게 양해를 구하고 내방 고객을 응대한다.

통화 중 고객이 와서 기다릴 때

- 눈인사나 제스처로 고객에게 곧 응대할 것을 알린다.
- 되도록 빨리 통화를 끝낸다.
- 통화가 길어지면 고객에게 양해를 구한다.

전화가 도중에 끊어졌을 경우

- 통화 도중에 전화가 끊어졌을 때는 건 쪽에서 다시 거는 것이 원칙이다.
- 상대가 손님이나 상사일 경우에는 받은 쪽에서 먼저 전화를 거는 것이 좋다.

불만 고객에 대한 전화응대

- 원칙적인 말보다는 이해하는 말을 사용한다.
- 고객의 감정과 기분을 존중하라.
- 고객에게 사과하고 불만사항을 시정하겠다는 확신을 준다.
- 고객이 말을 잘할 수 있도록, 공감한다는 것을 표현한다.
- 고객의 말을 인내를 갖고 끝까지 잘 들어주고 메모를 한다.
- 고객과 다투지 말고 내 감정을 개입시키지 말자.
- 고객의 불평불만을 무시하지 말고 진지한 태도를 보여준다.
- 고객의 불만을 정확히 알았는지 확인한다.
- 불만을 알려준 고객에게 감사를 표현한다.
- 불만 사항을 어떻게 해결했는지를 고객에게 알려준다.
- 사과와 감사의 말로 고객을 감동시킨다.

■ 전화응대 불친절 사례

- 전화를 건 사람의 용건을 무시하는 경우
- 용건이 끝나자마자 전화를 끊는 경우
- 본인이 직접 걸지 않고 시키는 경우
- 수화기를 턱과 어깨에 걸치고 통화하는 경우
- 권위주의적인 태도로 통화하는 경우
- 자기 소관이 아니라고 응대하지 않으려 하는 경우

■ 화가 난 고객 전화응대

- 고객의 감정과 기분을 존중한다.
- 고객에게 사과하고 불만 사항을 시정하겠다고 확실히 말씀드린다.
- 고객이 말을 잘 할 수 있도록 도와준다.
- 고객의 말을 주의해서 듣는다.
- 고객의 말을 가로막거나 다투지 말고 메모한다.
- 불만을 경시하지 말고 진지한 태도를 취한다.
- 불만을 정확히 이해했는지 확인한다.
- 불만을 알려준 고객에게 감사를 표현한다.
- 언제까지 조치하겠다고 말씀드린다.
- 고객에게 불만 내용의 해결을 통지하고 확신시켜 줌으로써 감동시킨다.

■ 불만 고객 전화응대 원칙

- 고객이 어떤 일로 불평을 하거나 따질 때에는 무조건 경청한다.
- 병원 중심의 원칙을 강조하지 않는다.
- 고객의 요구가 정당함을 인정하며 목소리로 이해하고 있음을 전달해야 한다.
- 병원의 잘못이라면 즉시 사과한다.
- 절대 잘못을 남의 탓으로 돌리거나 책임을 회피하지 않도록 한다.
  "고객님, 죄송합니다. 제가 즉시 시정하도록 하겠습니다."

| 상황에 따른 적절한 응대 표현 |

상 황	적절한 응대
전화가 잘못 걸려왔을 경우	더욱 정중하고 친절하게 안내한다. 다른 부서 업무의 전화가 걸려왔을 경우 직접 전화를 돌려주며, 담당자와 전화번호도 함께 안내한다. "○○팀으로 전화를 돌려드리겠습니다. ○○팀 ○○○의 전화번호는 000-0000번입니다." "여기는 ○○병원 ○○과입니다. 번호를 잘못 아신 것 같습니다." "여기는 ○○과입니다. □□과로 제가 전화를 돌려드리겠습니다. 혹시 연결이 안 되시면 ○○번으로 다시 한 번 걸어주시겠습니까? 돌려드리겠습니다." 답변 가능한 내용이면 돌리지 말고 직접 안내한다.
찾는 사람이 아직 출근하지 않은 경우	"○○○는 외부에 들러서 11시경에 출근할 예정입니다."
외출로 부재 중일 경우	"○○○는 지금 외출 중이신데, 급한 용건이라면 연락을 취해 볼까요?" "○○○가 돌아오시면 전화를 드리도록 하겠습니다." "외근 중이신데 ( )시경에 돌아오실 예정입니다. 그때 다시 전화주시겠습니까?" "잠시 자리를 비우셨는데 들어오시는 대로 전화드리도록 하겠습니다." "전할 말씀이 있으시면 제가 대신 전해드려도 되겠습니까?"
지명인이 다른 전화를 받고 있을 경우	"지금 통화 중이신데 잠시 기다려 주시겠습니까?" "대단히 죄송합니다. 생각보다 통화가 길어지는 모양입니다. 잠시만 더 기다리시겠습니까?" "통화가 끝난 뒤 전화를 드리도록 하겠습니다."
전언을 부탁받은 경우	"전하시는 용건 잘 알겠습니다. ○○○에게 그렇게 전하도록 하겠습니다."
병원의 위치를 묻는 경우	"죄송합니다만, 현재 계신 위치가 어디입니까?" "교통편은 무엇을 이용하십니까?" "그곳에서 지금 출발하시면 아마 ○○분 정도 걸릴 것입니다." "오시는 길에 다시 한 번 전화 주시면 다시 말씀드리겠습니다."
전화가 잘 들리지 않을 때	"죄송하지만, 한 번 더 말씀해주시겠습니까?" "전화감이 꽤 먼 것 같습니다." "전화 상태가 좋지 않습니다. 죄송합니다만 제가 이 번호로 다시 전화드리겠습니다." "전화 상태가 좋지 않습니다. 죄송합니다만 다시 한 번 걸어주시겠습니까?"

상 황	적절한 응대
상대가 불쾌한 감정이 되었을 경우	"현재로서는 이 이상 다른 말씀을 드릴 수가 없어 죄송합니다. 돌아오시면 상의하여 바로 전화를 드리도록 하겠습니다. 양해하여 주시기 바랍니다."
항의 전화 응대시	상대의 감정이 상하지 않도록 항의 내용을 끝까지 듣는다. - 상대를 부정한다든지, 의심하는 것은 금물 - 용건의 내용을 간단히 메모 - 필요한 서류자료, 메모지, 필기구 준비 사실을 확인하고 변명하지 않으며 항의에 대해 정중히 사과한다. 본인이 판단할 수 없는 내용은 상사와 상의 - 같이 화를 낸다면 이는 상대와 같은 사람으로 취급된다는 사실을 명심 ※ 우선 사과 또는 공감 ⇨ 경청 ⇨ 공감 또는 우선 사과 ⇨ 원인분석 ⇨ 해결방안 ⇨ 동조확인 ⇨ 대안제시 ⇨ 거듭사과 ⇨ 감사표현

센스 감도 100% 전화응대 TIP

「잠시만 기다려 주십시오」의 잠시는 30초~1분!

- 그 후에는 「오래 기다리게 해서 죄송합니다」 또는 「시간이 걸릴 것 같습니다」

때로는 고객님 대신 이름으로!

- 이름을 불러줌으로써 상대방에게 친근감을 느끼게 한다.
  환자는 「고객님」보다 「ㅇㅇㅇ님」으로 불러주는 것을 선호한다.

부정의 표현은 완곡하게! 긍정의 표현은 시원하게

- 그럴 리가 없다고 생각합니다. 무엇인가 착오가 있었다고 생각합니다.
- 예, 잘 알겠습니다. 예, 그렇습니다.

통화도중 내방 고객 응대 시

- 방문 고객에게 양해를 구한 후 전화 고객 응대가 우선이다.

벨이 3번 이상 울린 후 받으면

- 늦게 받아 죄송합니다.

| 전화 받기 매뉴얼 |

상 황	전화 받기 매뉴얼
응대 준비	- 항상 책상 위에 메모지, 볼펜, 거울을 준비해 놓는다. - 입 안의 이물질을 완전히 제거한 후 전화를 받는다. - 전화벨이 울리기 시작하면 '음음' 마이크 테스트하듯 목소리를 가다듬는다. - 심호흡을 하고 미소 짓는 얼굴로 수화기를 든다. - 누구든 전화기가 가까운 사람이 먼저 받는다.
전화 받기	- 벨이 3번 울리기 전에 받는다.
첫인사	- 인사말은 소속 병원과 자신의 이름을 먼저 말한다. "감사합니다, ○○병원 ○○○입니다." - 늦게 받았을 경우에는 "늦게 받아 죄송합니다. ○○병원 ○○○입니다." - 목소리 톤을 평상시 말하는 것보다 한 톤 높여 환대하는 느낌을 준다.
용건 확인	- "도와드리겠습니다. 고객님." 하고 정중하게 묻는다. - 육하원칙에 의거하여 메모하고 메모한 내용, 특히 숫자와 고유명사 등은 복창하여 확인한다. - 고객은 한 번의 전화로 업무를 끝내기를 바라므로 가능한 처음 받은 사람이 책임지고 문제를 해결하도록 한다.
마무리 인사	- 통화한 내용 중에서 주요 내용을 한 번 정리하고 확인한다. 더 필요한 부분이 있는지 확인한다. - 상황에 맞는 인사말로 마무리한다. "전화주셔서 감사합니다." "고맙습니다, 좋은 하루 되십시오."
수화기 내려놓기	- 상대방이 수화기를 내려놓을 때까지 기다린다. - 마무리 인사 후 마음속으로 하나, 둘, 셋을 세고 내려놓는다.

| 전화 걸기 매뉴얼 |

상 황	전화 걸기 매뉴얼
전화 걸기 준비	- 상대방의 전화번호, 소속, 직위 및 전달할 내용을 미리 확인한다.
전화 걸기	- 번호를 정확하게 누른다.
소개하기	- 상대가 전화를 받으면 나의 소속과 이름을 밝히고 안부 인사를 한다. "안녕하십니까? 저는 ㅇㅇ병원의 ㅇㅇㅇ입니다." - 통화하고자 하는 대상이 없으면 전화를 다시 하겠다고 한다든지 간단한 메모를 부탁하고 정중히 끊는다.
상황 파악하기	- 지금 전화 받기 괜찮으십니까? - 지금 통화 가능하십니까?
용건 말하기	- ㅇㅇㅇ 문제 때문에 전화 드렸습니다.
마무리하기	- 상황에 맞는 인사말로 마무리한다. "여러 가지 도움이 많이 되었습니다. 감사합니다." "성의있는 자세한 답변 감사드립니다." - 자동응답기로 연결된 때는 자신의 이름과 간단한 용건, 연락처 등을 짧게 남기고 끊는다.

Check-list 전화응대 매너

번 호	문 항	YES
1	벨이 울리면 바로 수화기를 듭니까?(벨소리가 3번 울리기 전)	☐
2	전화를 받으면 바로 소속과 이름을 말합니까?(정확한 이름)	☐
3	답변은 친절하고 성의있게 합니까?(속도와 음높이 조절)	☐
4	근무 중 불필요한 사적인 전화를 자주 하지는 않습니까?	☐
5	전화 통화를 너무 길게 하고 있지는 않습니까?	☐
6	전화 내용을 정확하게 본인에게 전달하고 확인합니까?	☐
7	바르고 안정된 자세로 통화합니까?	☐
8	통화 중 전화가 끊어졌을 때 내 쪽에서 먼저 다시 하려고 합니까?	☐
9	불필요한 용어나 전문적인 어려운 용어를 사용하지는 않습니까?(상대방이 이해하는 용어)	☐
10	통화 중 다른 사람과 말할 때 수화기를 막습니까?	☐
11	잠시 기다리라고 한 후 오래 지체되거나 중간보고를 소홀히 하지는 않습니까?	☐
12	말을 명확하고 확실하게 발음하고 있습니까?	☐
13	전화를 잘못 걸었을 때 정중히 사과합니까?	☐
14	상대방의 번호, 이름 등을 미리 확인한 다음 전화를 겁니까?	☐
15	상대가 바로 눈앞에 있다고 생각하며 통화합니까?	☐
16	전화를 걸면서 상대방이 편리한 시간대를 먼저 생각합니까?	☐
17	상대방의 이야기를 침착하게 잘 듣는 편입니까?	☐
18	전화를 하거나 받을 때 항상 메모할 준비가 되어 있습니까?	☐
19	전화를 걸 때 본인의 이름을 밝힙니까?	☐
20	상대방이 수화기를 놓는 것을 확인하고 전화를 끊습니까?	☐
합계		

04 대인관계 매너

인간관계의 개념과 유형

인간관계의 개념과 중요성

모든 사람은 사회 속에서 다른 사람과의 관계를 맺으며 살아가고 조직 내에서는 지속적으로 사회적 관계를 형성하면서 살아가도록 만들어졌다.

즉, 조직 내의 인간관계가 생활에 필수적인 요소 중의 하나로 자리잡게 되었다는 것이다. 특히 산업 혁명은 직장 내의 사회적 관계를 작업집단과 조직의 생산성에 직접적

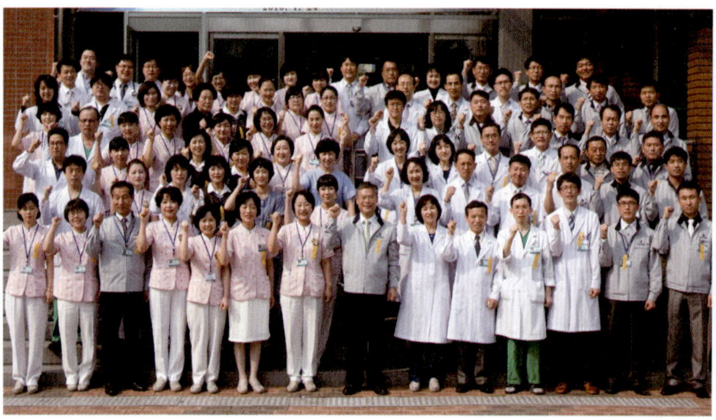

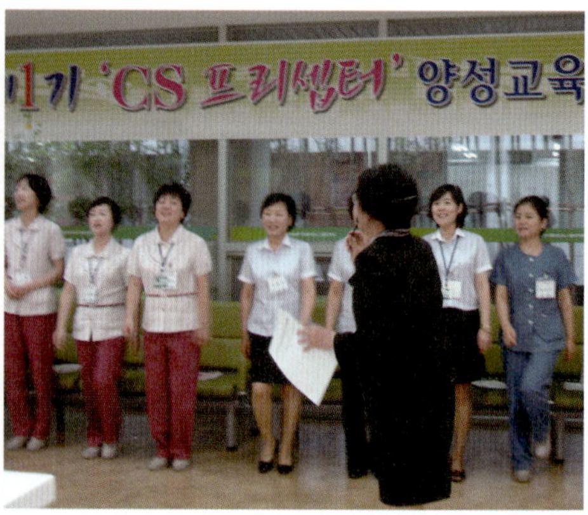

으로 영향을 미치는 중요한 요소로 만들었을 뿐 아니라 조직 구성원 자신에게도 행복감을 주는 변수로 부각시키는 계기가 되었다. 조직에서 인간관계를 중요한 연구영역으로 인식하게 된 계기는 메이요 e. Mayo 를 중심으로 행하여졌던 호손실험 Hawthorne Experiment 이다. 호손실험을 통하여 메이요는 작업 능률에 영향을 미치는 물리적 작업 조건 말고도 비공식 조직과 작업장에 형성되어 있는 사회적 관계가 작업 능력에 지대한 영향을 미친다는 점을 밝혀냈다. 학자들은 인간관계를 사람을 통하여 또는 다른 사람들과 함께 효과적으로 일할 수 있는 기술이나 능력이라고 정의하고 있다.

학문적인 입장에서 인간관계론의 기원은 영국의 로버트 오웬의 온정주의적인 관리에서 그 기원을 두고 있다. 오웬은 노동자들의 처우를 개선하면 생산성도 높일 수 있다고 보았다. 노동자와 가족에게 정원이 있는 주택을 제공하고 쾌적한 작업환경을 조성하였으며 조합과 도서관 등을 마련하여 인간관계 개선을 통한 산업 공동체를 구축하고자 하였다. 이후 현대사회의 인간관계론의 발전과정을 요약하면 다음 표로 나타낼 수 있다.

| 인간관계론의 발전과정 |

시대적 구분	중심학자	내 용
초기 인간관계론 (19세기 초)	R. Owen M. Weber	온정주의적 관리론 관료제론
인간관계론 등장 (20세기 초, 1930년대)	F. W. Taylor E. Mayo	과학적 관리론 호손실험
현대의 인간관계 (21세기)	B. Gates	인터넷과 PC 휴대전화

출처 : 최애경, 성공적인 커리어를 위한 인간관계의 이해와 실천, 2006, 27p. 저자 재구성

인간관계의 기술

인간관계 기술이란 협동적으로 일할 수 있는 대인관계 기술이다. 더 구체적으로 말한다면 리더십을 발휘하고 동기를 부여하며 커뮤니케이션을 하고 갈등을 관리하는 등의 기술이다. 인간적인 기술이 있는 경영자는 사람들로부터 호감을 사며 함께 일하고 싶은 마음을 불러일으킨다. 조직의 핵심 인재의 특징을 보면 인간관계와 연관된 기술이 중요

하다는 것을 알 수 있다. 학자들은 경영의 기술을 3가지로 제시하면서 그 중 인간관계의 기술에 대한 중요성을 부각시키고 있다.

개념적 기술은 특히 경영자에게 필요한 기술이라 할 수 있으며 전문적 기술은 직무 수행과 관련된 기술로서 직접적인 기술이라 할 수 있다. 이렇듯 인간관계의 기본적 기술은 서로의 인간적인 가치를 인정하고 입장을 이해하는 데 있다고 하겠다. 인간적인 가치를 인정한다는 것은 하나의 독립된 자유로운 인격이며, 그 어떠한 것으로도 바꿀 수 없는 인간으로서의 존엄성을 인식하는 것이다. 그리고 서로가 서로를 잘 알고 있으면 정확하고 건전한 관계가 발생하는 것이다.

| 경영기술의 3가지 |

기 술	내 용	예
인간적 기술	협동적으로 일할 수 있는 대인관계 기술 리더십, 동기부여, 커뮤니케이션, 갈등관리 등 인간관계의 기술	갈등 조정 기술 효과적인 의사소통 기술
개념적 기술	미래를 예측하여 비전을 제시 조직 전체적 관점에서 문제를 파악하는 통찰력	비전제시 전략수립 환경변화 예측
전문적 기술	기계 기법 특수 지식의 사용능력 기업의 핵심 사업과 관련된 지식 자신의 직무분야와 관련된 전문지식	설계기술 시장조사기술 회계처리기술

출처 : 백유성, 경영학의 이해, 2007, 240p. 저자 재구성

병원조직의 인간관계

병원조직의 인간관계 특징과 중요성

병원조직의 인간관계 특징은 크게 5가지로 설명할 수 있다.

첫째, 병원의 업무 중에는 기계화, 능률화하는 데 한계가 있는 분야가 있다. 다시 말해 직원 간 또는 직원과 환자의 접촉에 의한 인간적 유대를 기반으로 해야 할 분야가 많다.

둘째, 병원에는 면허나 자격증을 필요로 하는 직종이 많으며, 업무내용이 각기 다름에도 불구하고 한 가지의 업무를 수행하기 위해 유관부서와 밀접한 협력관계가 필요하다.

셋째, 진료의 수요는 예고가 없으며 간호는 24시간 행해야 한다. 환자의 진료와 간호는 다른 직종의 협력과 연계를 필요로 하나 직종마다 업무의 성격에 따라 근무시간의 차가 생기게 되어 취업규칙 등의 규정 설정이 어렵고, 모든 직원이 만족할 수 있는 인간관계를 조성하기는 더더욱 힘들다.

넷째, 병원에 있어서 인간관계의 특이점은 직장 내에 환자를 포함하고 있다는 점이다. 환자는 민감하여 자극받기 쉽고 입 · 퇴원이 잦은데, 그러한 환자들과 직원 간의 인간관계는 복잡다단해질 수밖에 없다.

다섯째, 인간관계적 관리에 대한 평가는 최종적으로 환자의 진료나 간호의 질에 대한 평가로 귀결되기 때문에 쉬운 일이 아니다.

이러한 특징을 갖고 있는 병원의 인간관계를 관리할 때의 유의점은 다음과 같다.

첫째, 의사, 간호사, 의료기사 및 그 외 여러 직종의 직원들이 좋은 팀워크를 이루기 위하여 직종 간의 협력 분위기 조성에 노력하여야 한다. 직원내부의 불만과 환자의 불만이 연관되어 병원 내의 인간관계를 복잡하게 만들고 심한 갈등의 상황까지 몰고 가는 사례가 종종 있다.

둘째, 자신이 맡은 직무에 충실하도록 하고 그 임무의 중요성을 인식하도록 하여야 한다. 환자와 직접적인 접촉이 있든 없든 병원 내의 모든 업무는 중요한 업무로 인식하여야 한다.

셋째, 다양한 직종과 다양한 사람들이 활동하고 있지만 그 다양성을 인정하면서 결국 병원의 이념과 비전이라는 하나의 목표를 함께 바라볼 수 있는 시각을 갖도록 해야 한다. 이러한 일들은 결국 병원 내 인간관계에도 중요한 영향을 미치게 된다.

병원 내 인간관계의 개선방법

인간관계의 개선을 위해 병원의 제반 특징과 문제로 인하여 어려운 점이 있으나 다음과 같은 방법을 통하여 개선해 나갈 수 있을 것이다.

회의

회의는 병원관리상 필요하지만 인간관계적 방법으로도 중요한 부분을 차지한다. 대화는 의사소통의 근원이다. 인간관계를 고려한 회의는 관리운영상의 회의와 별도로 하여야 한다. 이러한 회합은 관리자가 일방적으로 시달하는 방식이 아니라 직원들이 직접 발언하여 자기의견을 발표하는 장이 되도록 유도하여야 한다. 자유롭게 발언할 수 있도록 역점을 두고 발언자에게 어떠한 압력도 주는 일이 없어야 한다. 회합은 병원 내의 인간관계를 종횡으로 파고들 수가 있다.

간부연석회

관리상의 간부회의를 겸하는 경우가 많으나 진료부장, 약제과장, 간호과장, 영양실장, 사무관리 관계자 등 확대 간부회의를 통해 각 부서별 간부들의 의견을 수용하는 기회를 가져야 한다.

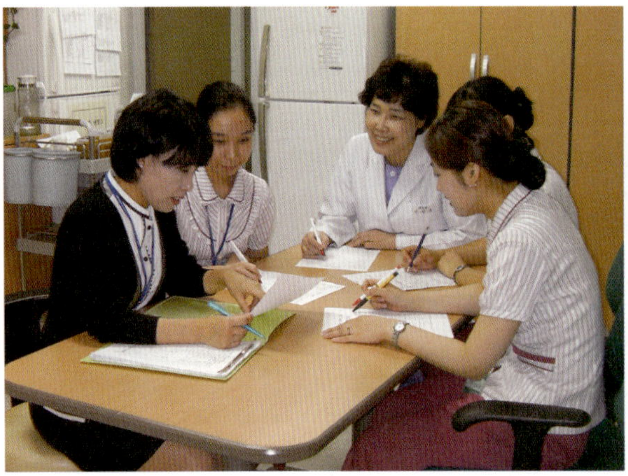

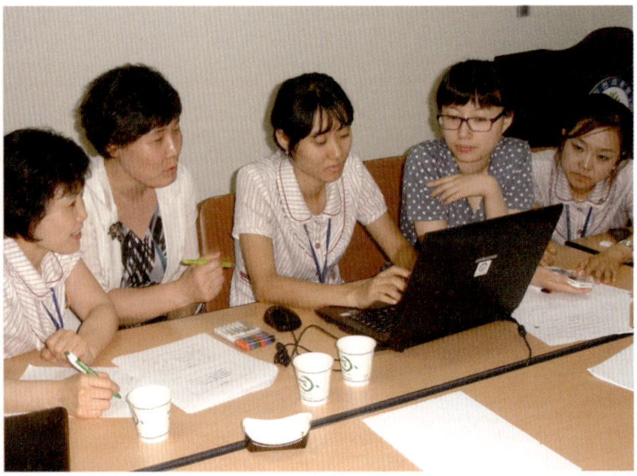

직장에서의 인간관계의 기본 원칙

직장 내 인간관계는 병원도 다른 회사와 마찬가지로 크게 상사와 부하(후배) 그리고 자신의 부서와 타 부서와의 동료와의 관계로 나누어 생각 할 수 있다. 그림과 같은 인간관계를 기준으로 갖추어야 할 기본 원칙들을 제시하면 다음과 같다.

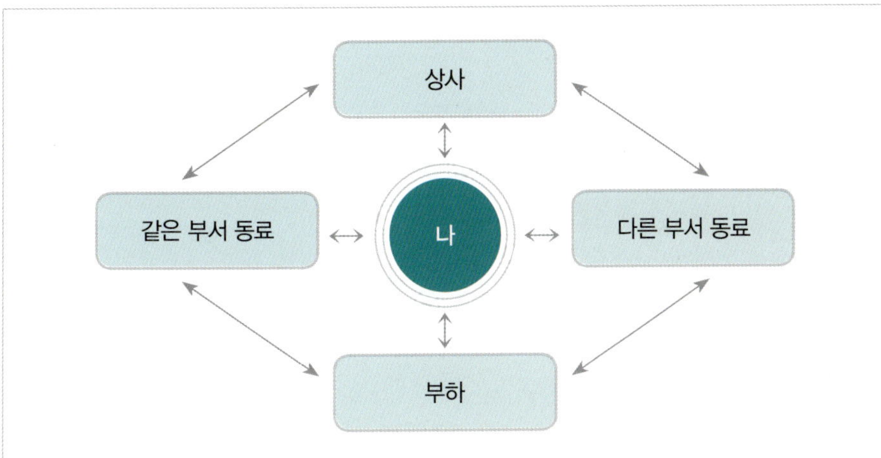

■ 직장 내 인간관계

상사와의 인간관계

- 상사가 취약한 분야를 담당하며 정보 제공으로 적극적으로 상사를 돕는다.
- 상사의 의도를 이해하면서 성과를 낸다.
- 상사에게는 존경심을 갖고 대한다.
- 상사에게는 자진해서 협력하도록 한다.
- 상사에게 지시받기 전에 행동한다.
- 상사의 유형에 맞추어 자신의 행동을 바꾼다.
- 상사의 충고는 감사하는 마음으로 받아들인다.
- 상사와 대화하는 기회를 많이 갖고 친밀감을 갖도록 한다.
- 언제나 명랑하고 밝게 행동하도록 해야 한다.

선배와의 인간관계

- 선배에게는 풍부한 경험이 있다. 선배의 경험과 지혜를 배운다.
- 문제해결의 지혜를 빌린다.
- 선배에겐 평등하게 대하도록 여러 선배와 접촉한다.
- 선배의 친절을 쾌히 받아들이도록 한다.

다른 부서의 동료와의 인간관계

- 타 부서의 고유한 문화와 규칙을 인정해 준다.
- 알아도 모르고 배우는 마음으로 문의한다.
- 상대를 존중하고 있음을 표현한다.
- 당연한 일도 항상 협조를 구하는 마음으로 부탁한다.
- 타 부서로 인하여 우리 부서가 도움을 받고 있음을 표현한다.

같은 부서 동료와의 인간관계

- 상호 간에 협조하여 예의를 갖춘다.
- 실수를 한 경우, 서로 감싸 주며, 위로해 준다.
- 편안하고 반가운 마음으로 지내며 신의를 으뜸으로 한다.
- 인격을 존중하고 프라이버시를 침해하지 않도록 한다.
- 자신의 의견만을 내세우지 않도록 한다.
- 무슨 일이든지 의논해서 처리한다.
- 약속 시간을 지키도록 한다.

후배와의 인간관계

- 자신의 경험을 말해 주며 구체적으로 친절히 가르쳐 준다.
- 후배의 세대 문화를 이해하여 새로운 감각을 갖고 대하도록 한다.
- 후배가 실수했을 경우 격려하여 뒷처리를 하여 주도록 한다.

소개

소개는 인간관계 형성의 첫 순서이다. 서로가 처음 만나는 사이이기 때문에 예의 바른 행동이어야 한다. 좋은 인상을 상대에게 전달하는 것이 무엇보다 중요하며, 이로써 비즈니스에 자신감을 갖게 된다.

소개 방법

상하직원을 소개할 때 | 부하직원을 먼저 소개한 다음 상사를 소개한다.

연령이 다른 경우 | 연하의 사람을 먼저 소개하고 다음에 외부 사람을 소개한다.

병원 내부인과 외부 사람을 소개할 때 | 병원 내부인을 먼저 소개하고 다음에 외부 사람을 소개한다.

손님 간 | 친한 사람, 가까운 관계에 있는 사람부터 소개한다.

지위 · 연령이 같은 경우 | 자신과 친한 사람부터 소개한다.

남성과 여성 | 남성부터 소개한다.

병원 밖의 사람에게 병원 내부 사람을 동시에 소개할 때 | 한 사람을 미리 소개하고 다음에 많은 사람을 한 사람씩 소개한다.

한 사람을 많은 사람에게 소개할 때 | 병원 내의 지위가 높은 사람부터 낮은 사람의 순으로 소개한다.

자기를 소개하는 요령

입사 · 인사이동 시, 거래처를 처음 방문할 때, 모임 등에서는 자기소개를 할 기회가 많다. 자기소개는 단순히 자신의 이름이나 소속을 상대에게 전달하는 정도로 그쳐서는 안된다. 그 순간이 자신을 상대에게 강하게 어필하고 앞으로의 교제나 교섭을 성공시키기 위한 최초의 관문이다. 상황에 알맞게 여러 가지의 패턴을 미리 만들어 두었다가 그때그때 적용하면 좋다.

자기를 효과적으로 소개하는 요령을 살펴보면 다음과 같다.

- 병원의 이름, 직위, 성명 등을 분명하게 밝힌다.
- 자신을 강하게 어필할 수 있는 에피소드를 소개한다.
- 유머를 섞어서 소개한다.
- 자신의 장점을 은근히 표현한다.
- 공통된 화제를 이끌어낸다.
- 상대에게 흥미가 있는 정보를 교환한다.
- 처음부터 끝까지 당당한 태도로 임한다.

명함의 교환

명함은 자기를 표현하는 자기소개의 도구라고 할 수 있다. 명함은 그 사람 자신의 분신이자 얼굴이 되는 것이다. 이런 점에서 비즈니스 사회에서 명함은 병원의 얼굴과 같다는 인식 아래 자기 병원의 캐치프레이즈, 업무내용, 주요진료종목 등을 인쇄하는 경향이 늘고 있다.

병원명과 이름을 기억하게 한다는 것은 의료비즈니스 사회에서는 매우 중요한 일이다. 최근에 들어와서는 명함에 초상화, 사진, 컬러명함 등을 넣는 디자인, 재질, 문장, 인쇄법에 관한 연구가 기업은 물론 개인들 사이에서도 폭넓게 이루어지고 있다.

Check-list 명함을 주고받을 때의 주의사항

- □ 명함 교환 후 받은 명함 위에 글씨를 쓰는 일은 삼가야 한다.
- □ 상대방이 보는 앞에서 명함을 구기거나 손장난을 치다가 떨어뜨리는 것은 큰 실례이다.
- □ 방문했다가 받은 명함을 놓고 나가는 것은 큰 실수이다.
- □ 상대의 이름을 잊어버려 다시 명함을 꺼내 보는 것은 실례이다.
- □ 명함을 받기만 하고 주지 못하는 경우도 피해야 한다.

출처 : 차석빈, 펼치면 매너가 보인다, 현학사, 2003, p.97

명함을 주고받을 때의 매너

명함을 주고받을 때도 지켜야 할 예의가 있다. 처음 만났을 때 첫인상이 중요하듯이 명함은 후에 상대방을 기억하게 하는 중요한 역할을 하기 때문에 교환에도 신경을 써야 한다.

명함 주고받기

- 명함은 전용지갑이나 상의 안주머니에 보관한다.
- 일반적으로 방문자가 먼저 명함을 건넨다. 또한 하급자가 상급자에게, 남성이 여성에게 먼저 건넨다.
- 상대가 바로 읽을 수 있는 방향으로 하여 두 손으로 공손히 전달한다.
- 명함을 줄 때는 오른손으로 상대방이 보기 쉽도록 내민다.
- 왼손으로 오른손을 받쳐 들고 오른손으로 주고받는 것이 공손한 명함의 주고받기다.
- 명함은 두 손으로 받고, 받은 후 이름을 소리내어 읽어 확인한다. 이때 모르는 한자를 묻는 것은 결례가 아니다.
- 명함은 원칙적으로 아랫사람이 먼저 내고 윗사람의 명함을 받는다.
- 구겨지거나 때가 묻은 명함을 사용하지 않는다.
- 상담 시에는 테이블 위에 올려놓고 보면서 이야기를 나눈다.
- 명함을 받고 상대방의 이름을 그 자리에서 외우는 것이 좋다.
- 명함을 교환한 후 상담 중에 되도록 상대방의 이름을 불러본다.
- 명함은 항상 10매 정도 새 것으로 갖고 다닌다.
- 받은 명함은 그 날 중으로 3W When, What, Where 정보를 명함의 여백에 쓰고 정리한다.
- 명함을 의자에 앉은 채 내미는 것은 실례이므로 일어서서 교환한다.
- 온돌방의 경우는 일어날 필요가 없지만 방석에서 내려앉아 인사한다.

명함의 정리와 분류

- 가나다순이나 ABC순으로 분류하는 방법은 가장 기본적인 정리 방법이다.
- 업종별 분류는 명함을 상대 회사의 업무 내용에 따라 분류하는 방법이다.
- 행정구역이라든지 영업구역 등으로 정리한다.
- 프로젝트별 분류는 업무 전체의 흐름에서가 아닌, 하나의 프로젝트마다 그 기획

에서부터 과정과 결과에 이르기까지의 관련회사나 관계자별로 정리하는 방법이다.

- 기타 일자별 분류는 메모 카드 병용 분류(명함과 메모카드를 병행정리) 등을 나름대로 연구하여 자신의 업무에 활용하기 위한 정리 방법이다.

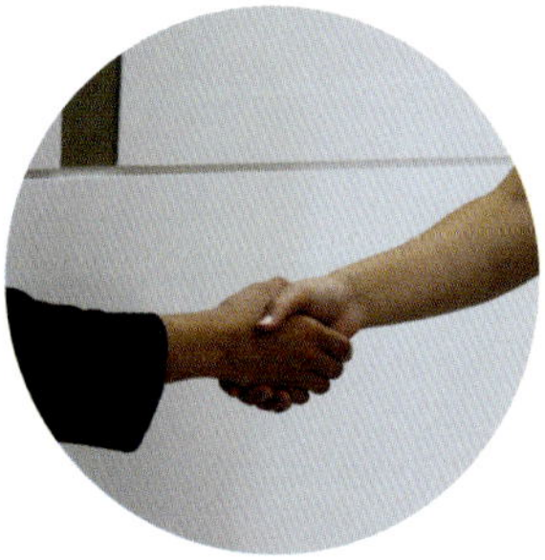

악수하기

- 악수는 손윗사람이 아랫사람에게, 상급자가 하급자에게, 여성이 남성에게 먼저 청한다.
- 악수는 오른손으로 하며, 이때 왼손은 바지 옆선에 두고 허리는 곧게 편다.
- 오른손에 물건을 들었을 경우 왼손으로 옮겨 악수할 때 불편함이 없도록 한다.
- 악수하는 상대의 손은 적당히 힘주어 잡는다.
- 장갑을 낀 손이나 청결하지 않은 손으로 악수하지 않는다.
- 서로 잡은 손을 위, 아래로 약 2~3회 흔든다.
- 여성과 악수를 할 경우에는 가볍게 잡는다.
- 악수는 손을 잡음으로써 마음의 문을 열고 일체감을 나타내는 의미가 있다.
- 윗사람에게 먼저 목례를 한 후 웃어른의 뜻에 따라 악수를 한다.
- 외국인과는 허리를 꼿꼿이 세워서 대등하게 악수를 나눈다.
- 악수를 하면서 상대방의 눈을 바라보며 밝은 표정으로 대한다.
- 손을 잡을 때는 너무 꽉 잡지도, 힘없이 잡지도 않아야 하며 손끝만 대지 않도록 한다.
- 인사가 끝나면 곧 손을 놓는다.

병원 근무의 기본 매너

'병원에 근무한다' 고 하면 제일 먼저 떠오르는 것은 하얀 가운에 약간 굳은 표정, 그리고 항상 무슨 일이 일어날 듯이 긴장하고 있는 눈빛들, 그리고 말없이 분주하게 움직이고 있는 사람들, 아마 누구나 이런 모습들을 상상할 것이다.

그러나 실제 병원에 근무하는 당사자 입장에서는 병원도 일반 기업과 다를 바 없는 하나의 직장이다. 병원을 찾은 환자가 아닌 직장인의 시각으로 본다면 다른 사람들과 마찬가지로 때로는 고달프고 힘들지만 그 안에서 자신의 삶의 미래를 볼 수 있고 희망을 갖고 보람을 느끼기도 하는 그런 곳이다. 보통 우리는 직장생활을 하면서 직장생활을 인생의 지독한 훈련과정이라고 말하며 강한 자만이 살아남는다 또는 이를 역으로 살아남은 자만이 강하다라고 말한다. 물론 만나는 고객이 삶의 위기라고 할 수 있는 질병에서 고통받고 있는 사람들이고 봉사와 희생이라는 정신적인 철학을 요구하는 곳이지만 기업의 본질, 복잡한 조직의 역학관계 그리고 사람과 사람이 부대끼면서 발생하는 갈등과 수많은 인간관계 등으로 인하여 삶에 있어서 보다 많은 통찰력과 세련된 모습을 요구하기도 한다.

따라서 여기에서는 직장생활을 해 나가는 데 있어서 누구나 다 알고 있지만 자칫 잊기 쉬운 것들을 이야기하고자 한다.

병원 근무의 기본 원칙

출근과 퇴근

- 적어도 출근시간 15분 전까지는 출근한다.
- 출근할 때는 밝고 적극적인 인사말과 함께 먼저 본 사람이 인사한다.
- 퇴근 준비는 근무시간이 끝난 후에 한다.
- 먼저 퇴근할 경우에는 '먼저 퇴근합니다' 하고 적절한 인사말을 하고 퇴근한다.

지각과 조퇴, 결근

- 신병이나 부득이한 사유로 피치 못하게 지각이나 조퇴, 결근을 하게 되면 반드시 적절한 절차를 밟거나 허락을 받도록 한다.
- 지각이나 결근을 할 때는 사전에 반드시 연락을 한다.
- 지각이나 결근 시 약속한 전화나 방문고객에게 피해가 가지 않도록 동료에게 협조를 구한다.

지시를 받을 때

- 상사가 호명하면 대답을 한 후 메모를 준비해 간다.
- 지시 사항에 반응을 보이며 지시 사항을 끝까지 듣고 메모를 한다.
- 지시, 명령을 정확히 받기 위하여 복장을 확인한다.

보고할 때

- 지시받은 업무가 끝났을 때는 즉시 보고하도록 한다.
- 보고를 할 때는 결론을 말하고 과정은 나중에 말한다(결론 내용과 경과를 사실에 입각하여 말한 후 보고하는 사람의 견해를 덧붙인다).
- 진료기록지를 전달하거나 각종 병원 내 통계자료를 보고하고자 할 때는 반드시 결재판에 넣어서 보기 좋게 하여 올린다.
- 결재를 얻고자 하는 내용이 복잡할 때 요점을 적은 메모를 붙이는 것도 상사에 대한 일종의 서비스라고 할 수 있다.

이석과 외출

- 근무 중에 자리를 뜰 때는 반드시 상사나 옆 자리의 동료에게 말해야 한다.
- 미리 예정된 외출인 경우는 외출하기 전날 미리 구두로 허락을 받고 외출하도록 한다.
- 외출한 곳에서 예정시간보다 지연될 경우에는 전화로 연락한다.

참/고/문/헌

1. 경영실무연구소, 비서학 18장, 법률문화원, 1992, p.57-59
2. 권정호 외, 인간관계와 리더십, 양서원, 2008, p.257-260
3. 이종태, 직장예절 핸드북, 비·북스, 1995, p.102-103
4. 오성환, 직장예절, 형설출판사, 2003, p.107
5. 더난출판사, 업무테크닉, 1997, p.22-23
6. 이명환, 이럴 땐 이렇게, 21세기북스, 1995, p.97

Chapter 3

이미지 메이킹

1. 이미지와 이미지 메이킹
2. 이미지의 5요소
3. 컬러 이미지
4. 의료인의 이미지

01 이미지와 이미지 메이킹

이미지의 개념

이미지의 정의

이미지 image 라는 말은 라틴어의 '표상 · 모방'을 뜻하는 '이마고 imago', '모방하다 · 재생하다'를 의미하는 '이미토르 Imitor'에서 유래되었다고 하며 이미타리 imitari (모방하다)에서 나왔다는 주장이 가장 근거가 있다. 사전적 의미로는 형태나 모양, 느낌, 영상, 관념 등을 의미하며 우리말 사전에는 상, 영상, 심상으로 풀이되는데 일반적으로 개인이 어떠한 대상에 대하여 갖는 심상으로 정의된다. 미국의 유명한 언론인 Walter Lippman이 이미지는 "우리들 인간이 어떤 대상에 대해 갖는 머릿속의 상상의 그림"이라고 말한 의미를 시작으로 학술용어 개념으로 1950년대부터 주로 심리학에서 다루어져 왔다.

심리학적 견해에서 이미지는 인간이 어떤 대상에 관하여 가지고 있는 기초 개념의 영상이고 이는 지각적인 요소와 감정적인 요소가 결합되어 나타나는 것이다. 이때의 이미지는 객관적인 것이라기보다는 주관적인 것이라고 할 수 있다. 사람마다 동일한 대상에 대하여 각기 다른 이미지를 갖게 되는데 이는 사람마다 경험, 성장 배경, 가치, 그리고 요구 등이 다르기 때문이다. 이러한 요인들은 개인의 지각, 사고, 감정 등에 영향을 주며 이에 따라 같은 대상에 대하여 각기 다른 이미지를 갖게 된다.

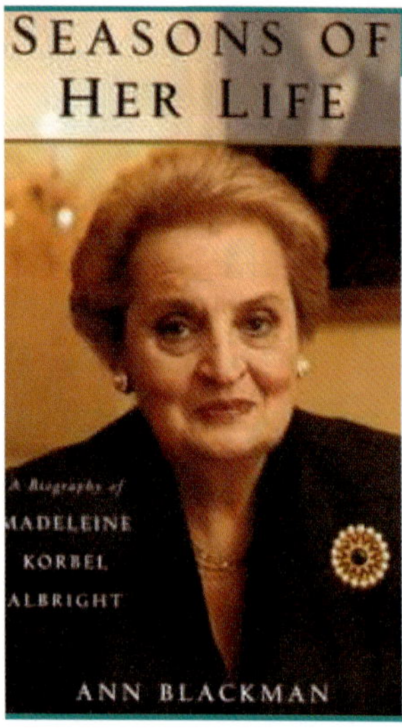

[매들린 올브라이트]

시대를 이끈 리더쉽,
미국 최초 국무 여성장관

중동지역 분쟁이 한창이였던 시절, 올브라이트 전 미국 국무장관은 거미 모양의 브로치를 달고 회담장으로 향해 외신의 눈길을 끌었다. 마치 거미줄처럼 얽혀 있는 정치적 상황을 비유하는 듯한 옷차림이었다.

이렇게 올브라이트는 브로치를 통해 무언의 메시지들을 전달했는데, 많은 이들로 하여금 「브로치」하면 '올브라이트'란 인물을 연상하게 만든, 참으로 매력적인 의상전략을 썼다.

출처 : 하민희, '이미지 리더쉽' 중에서

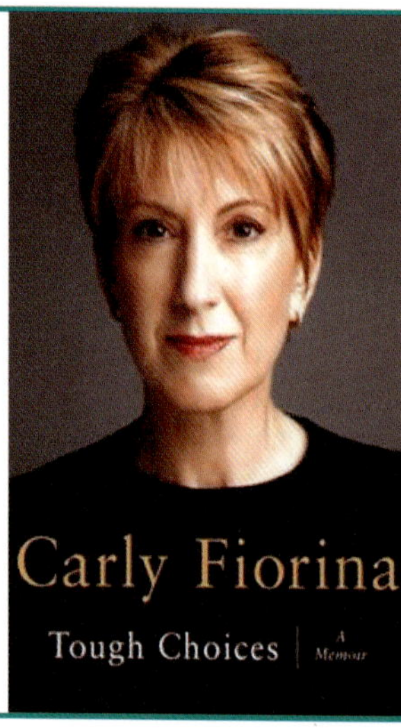

[칼리 피오나]

〈포춘〉 선정 6년 연속 세계 최고 여성 CEO 1위

'도전하는 자에게 생은 그 아름다운 비밀을 열어 보인다.'이 말에 가장 잘 어울리는 사람이 있다면 그는 휴렛패커드(HP)의 칼리 피오나 회장일 것이다. 미국의 시사 주간지 〈포춘〉에서 가장 영향력 있는 여성 기업인으로 몇 년간 1위를 고수하고 있는 칼리 피오나는 그 자체로 하나의 브랜드이며 이미지이다. 칼리의 이미지는 도전과 열정, 그리고 공격적이면서도 감성적인 리더쉽이다. 실제 피오나 회장은 단호한 태도와 공격적인 경영 스타일로 월가에서 '철의 여인'으로 불리기도 한다.

출처 : 심재희 '이미지 정복' 중에서

■ 이미지의 대표적인 예로 기억되는 사람들

코틀러(1988)는 이미지란 한 대상에 대해서 사람이 갖고 있는 신념, 사고 및 인상의 집합이고 태도를 형성하는 한 요소이므로 일단 좋은 이미지가 생기면 쉽게 없어지지 않으며 고객에게 신뢰감을 줄 수 있게 되어 시장 내에 경쟁 우위를 차지할 수 있다고 하였다.

또한 이미지란 상 · 표상 등의 다양한 뜻을 지니는 말로 가시적 형태나 율동 등의 대상으로부터 느끼는 분위기, 감각, 연상 등의 총체적인 개념으로 표현될 수 있는 인간의 지각을 통한 주관적이고 선택적인 외부 상황의 제 표현이라고 하였다.

이와 같이 이미지라는 용어가 널리 사용되고 있는 데 비해 이미지의 개념은 점점 모호해져 가고 있는 경향이 있으며 학자들마다 다양하게 정의하고 있다.

이미지의 속성과 관련하여 이미지는 우리의 두뇌에 박힌 듯이 잠재하고 있기 때문에 변화에 저항하는 힘이 강하며 동시에 정확한 자료와 과학적인 방법에 의해 얻어지는 것이 아니기 때문에 편견적이며 비과학적이라고 말하기도 한다.

이렇듯 이미지란 일반적으로 상, 영상, 심상으로 구분할 수 있으며 보다 심층적으로 보면 이미지는 과거의 경험으로부터 구체적 감각적으로 인간의 마음속에 재생되는 삶이며 대상에 대해 주관적이고 대상에 대한 경험과 관련 정보의 인식에 의해 형성된 결과라고 할 수 있다.

병원과 이미지

어떤 사람이나 어떤 병원의 모습을 떠올리면 그 사람이나 그 병원의 이름과 함께 마음 속에 떠오르는 얼굴, 생김새, 표정, 음성, 말투, 옷차림, 걸음걸이, 함께 있을 때의 느낌, 성격, 실력, 신뢰감 등 수많은 생각들이 얽히고 풀리면서 점차 하나의 형체가 만들어진다.

이렇게 우리 나름의 사고와 취향에 따라 편집되어 만들어지는 그 사람이나 그 병원에 대한 생각의 덩어리, 하나로 통합되는 독특한 감정, 고유한 느낌들이 있는데 이것이 바로 한 사람이나 한 병원이 가지고 있는 행위 결과로서의 '이미지 Image'라고 할 수 있다.

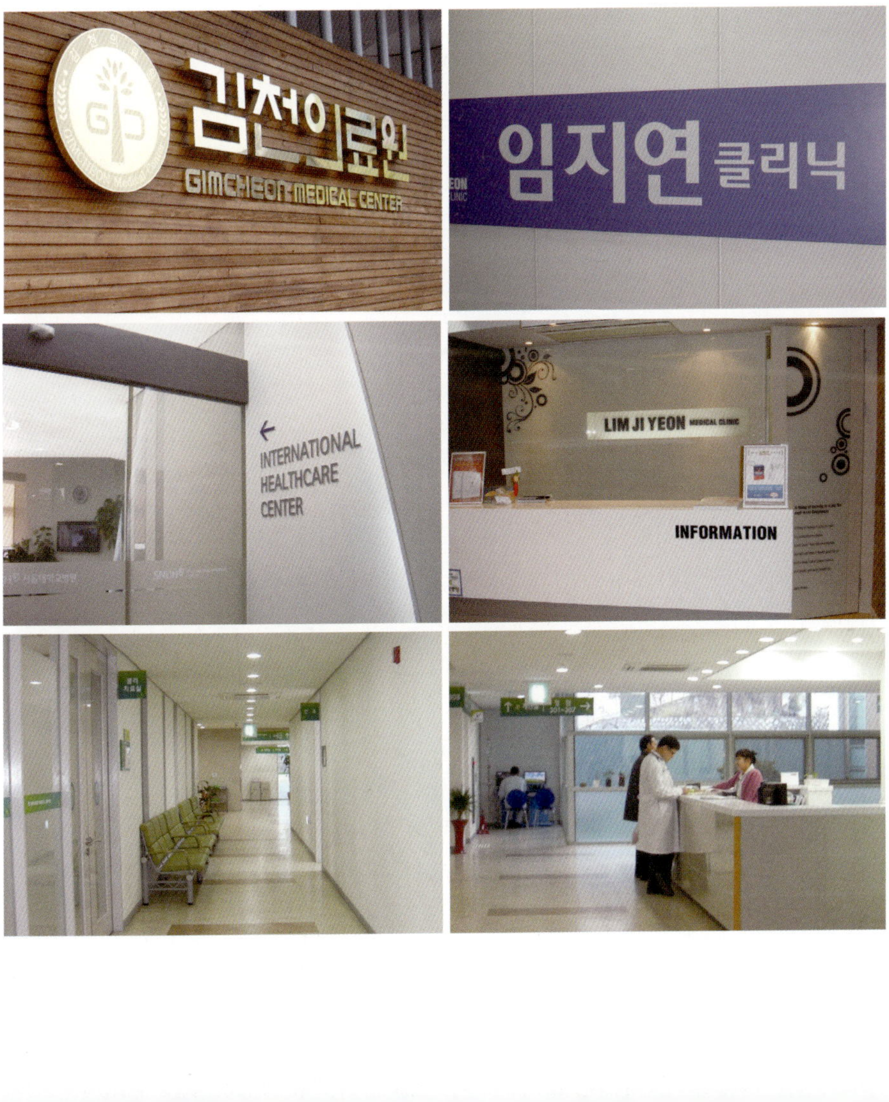

■ 병원의 이미지로 부각되는 대표적인 예

처칠(1979)은 병원의 이미지는 한 개인이 어떤 특정한 대상에 대해 가지고 있는 신념, 즉 병원에 있어서 소비자가 특정한 병원의 여러 속성에 대해 가지고 있는 신념들을 바로 그 병원의 이미지라고 하였으며, '의료기관의 경영 실태와 정책 과제'의 연구에서는 병원산업의 활성화를 위하여 의료기관에 대한 전략적, 재무적 차원의 분석을 통한 경영 효율성 강화 마련으로 경영전략 개념과 의료기관의 경영에 마케팅 전략을 도입하고 병원 이미지 제고 등을 위해 홍보활동의 중요성을 피력하였다.

'일 대학 부속병원의 마케팅 전략을 위한 이미지 조사 연구'에서는 병원에 대한 이미지 분석 결과, 의술 및 간호술의 신뢰성과 병원규모, 친절성, 의료장비, 지역사회의 기여도, 명성, 이용의 편리성, 청결성, 진료비 순으로 나타났는데 이중 일반적 특성에 따라 청결성이 이미지 점수에 큰 작용을 하였다.

결국, 좋은 병원 이미지가 일단 축적되면 그것은 그 병원만의 독특한 고유 자산이 되어 다른 경쟁 병원들이 쉽게 모방할 수 없게 되기 때문에, 이로 인해 고객에게 신뢰감을 줄 수 있게 되므로 시장 내에 강력한 경쟁 우위를 차지할 수 있게 된다.

직업과 이미지

이미지란 대부분의 사람들이 갖는 역할 기대의 이미지에 행위 결과로서의 이미지 즉 인물, 표정, 체격, 음성, 옷차림, 사고방식 등이 결합되어 만들어진 결과의 산물이다. 그리고 이러한 한 개인의 이미지는 타인이 보고 느낀 모습이므로 누가 어떤 시각으로 나의 어떤 모습을 보았느냐에 따라 실제와 다르게 왜곡될 수 있으며 사람에 따라 긍정적일 수도 있고 부정적일 수도 있다.

실제로 여러 직업 가운데 병원에서 일하고 있는 의료종사자의 이미지를 상상한다면 아마도 대부분의 사람들은 흰 가운에 청진기를 목에 두른 의사나 백의의 천사, 나이팅게일과 같은 간호사를 연상하게 될 것이다. '환자가 지각하는 간호사의 이미지'에 관한 연구에서는 간호사의 이미지를 "성실하고 책임감이 강하고 깨끗하고 단정하며 가치 있고 보람 있는 일을 하는 사람"으로 인식하고 있었다.

이것은 바로 업무 특성이나 업무 내용이 전달하는 대표적인 직업인의 이미지다. 또한 치과에 근무하는 치위생사의 깔끔하고 친절한 이미지, 임상병리사 또는 방사선기사의 이미지가 있으며, 같은 직업군이라도 20대는 20대의 이미지가 있고, 30대는 30대의 이미지가 있다. 그리고 일반인들이 기대하는 정치인은 정치인다운, 교육자는 교육자다운 이미지를 가지고 있는데 이것은 성별, 연령이나 직업 등에 따른 각기 다른 역할 기대로서의 이미지라고 할 수 있으며 'ㅇㅇ다운 이미지' 라는 말이 이를 잘 나타낸다. 다시 말하면 우리가 흔히 '학생답지 못하다' 라든가 '의료인답지 못하다'라고 표현하는 것은 바로 역할 기대가 갖고 있는 이미지에 어울리지 않는 모습이나 행동을 하는 경우라고 할 수 있다.

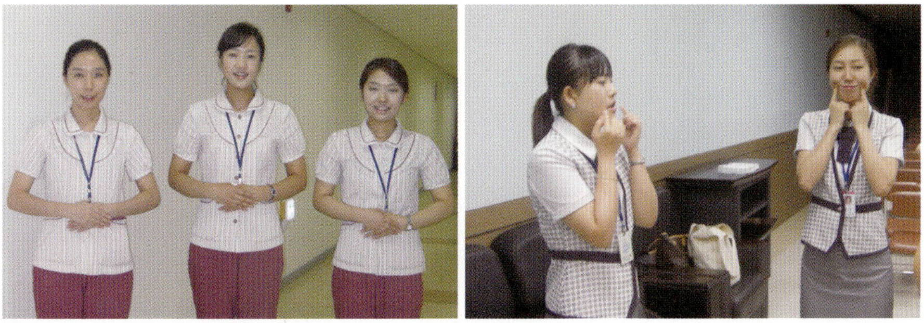

■ 병원 유니폼

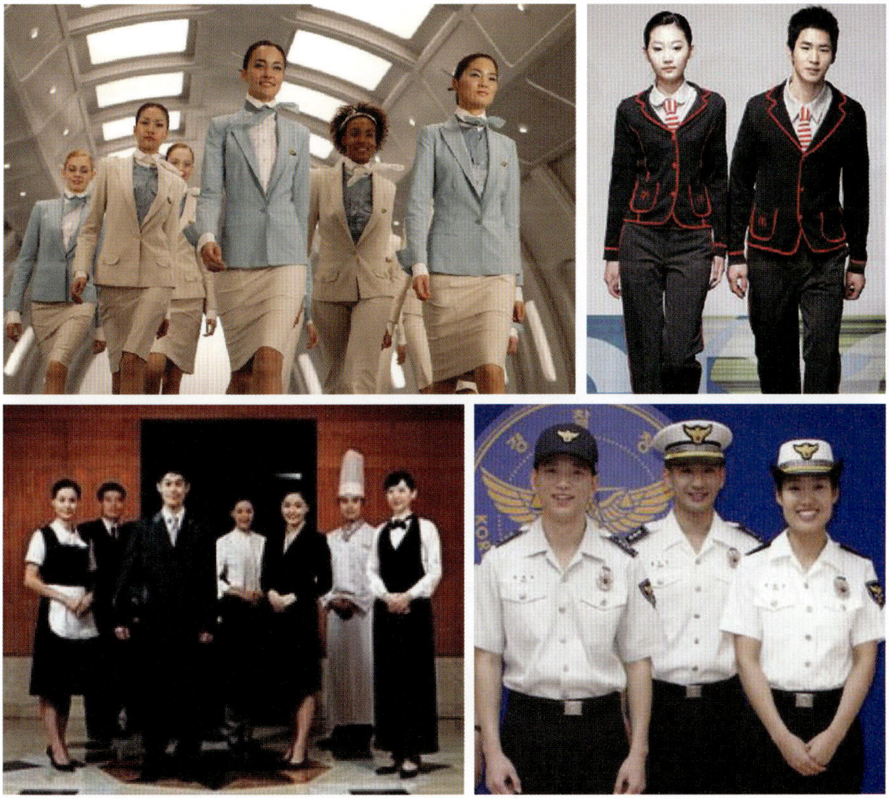

■ 각 기관의 제복들

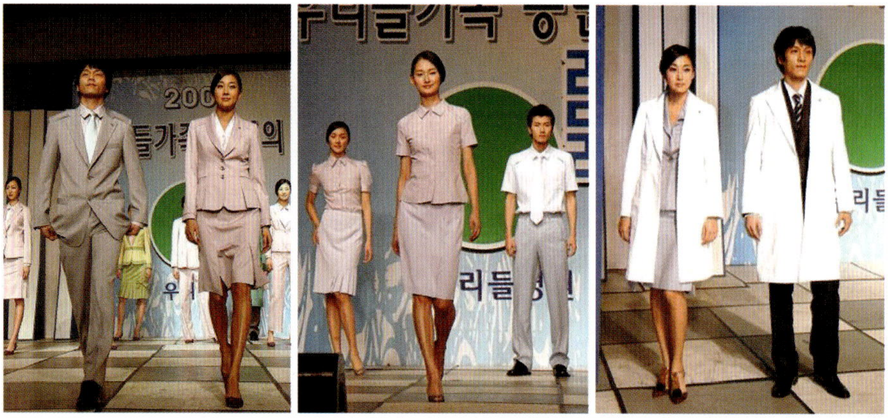

■ 변화하는 병원 유니폼

출처 : 2006년 12월 28일 머니투데이 기사 http://mdtoday.co.kr

이미지 메이킹 과정

이미지 메이킹의 원칙

1 : Know yourself - 자신을 점검하라.

2 : Develop yourself - 자신을 개발하라.

3 : Package yourself - 자신을 포장하라.

4 : Market yourself - 자신을 팔아라.

5 : Be yourself - 자신에게 진실하라.

이미지 메이킹의 단계

1단계 | 자신의 이미지를 점검하는 단계

	자신이 아는 부분	자신이 모르는 부분
타인이 아는 부분	개방된 영역	눈먼 영역
타인이 모르는 부분	감춘 영역	미지의 영역

이미지 관리의 첫 단계는 자신의 이미지를 점검하고 이미지에 대한 컨셉트를 정하는 단계다.

개방된 영역 open 은 나도 알고 다른 사람도 아는 부분이다.

눈먼 영역 blinded 은 나는 알지 못하는데 다른 사람은 잘 아는 부분이다.

감춘 영역 hidden 은 나는 알지만 다른 사람은 모르는 부분이다.

미지의 영역 unknown 은 나도 다른 사람도 모르는 부분이다.

- 자신의 이미지를 객관적으로 파악한다.
- 나 외에 다른 사람의 시각에서 나의 이미지를 분석한다.
- 나와 다른 사람의 시각에서 자신의 이미지를 파악한다.
- 개인적 이미지와 직업적 이미지를 고려하여 자신에게 어울리는 이미지를 정한다.

2단계 | 이미지 컨셉트 정하기

- 직업인으로서 의료종사자에게 요구되는 것이 무엇인지 파악한다.
- 자신이 속한 병원에서 추구하는 이미지가 어떤 방향인지 파악한다.
- 의료종사자 역할을 통해 자신이 실현하고자 하는 가치와 궁극적인 목표가 무엇인지 파악한다.

3단계 | 좋은 이미지 만들기

좋은 이미지를 만들기 위해서 필요한 바람직한 이미지 형성 요소가 있다.

① 개인의 매력

② 용모 및 의상

③ 신뢰감

④ 의료종사자의 인지도

⑤ 유연한 커뮤니케이션

4단계 | 이미지 내면화하기

- 이미지 메이킹은 항상 현재 진행형으로 평생을 통해 꾸준히 내면화되어야 한다.

※ 좋은 이미지 만들기 위한 공식은

① + ② + ③ + ④ + ⑤ = 100이 아니라

① × ② × ③ × ④ × ⑤ = 100 으로 한 가지만 0점이라도 좋은 이미지는 만들어낼 수 없다.

즉, 좋은 이미지를 만들기 위해서는 모든 요소를 골고루 갖추어야 한다.

5단계 | 자신에게 진실하기

- 이미지 메이킹은 단순한 외모의 변화만이 아니라 자신의 내면을 직업에 어울리도록 변화시키는 것이 우선되어야 한다.
- 의료환경에서는 친절하게 다가서는 친근감과 환자와 가족의 고통을 함께하는 진실한 마음이 무엇보다 강조된다.

이미지 관리 효과

① 자신감이 형성된다.

② 대인관계가 원만해진다.

③ 나에 대한 관심과 사랑이 증폭된다.

④ 긍정적인 시각을 갖게 된다.

⑤ 사회적 인정을 받는다.

02
이미지의 5요소

이미지 메이킹의 구성 요소

이미지 형성 요소

이미지를 형성하는 데 중요한 요인은 획득된 정보이며 이미지가 기존 이미지와 비교될 때 개인의 독특한 이미지가 형성된다. 즉, 이미지의 형성에 따라 고객의 호의를 얻을 수도 외면당할 수도 있다는 것이다. 의료 현장에서 보이는 의사소통 행위에서는 언어적 이미지 요인과 비언어적 이미지 요인으로 구분할 수 있다. 고객과의 관계에서 모든 메시지는 일정한 언어적 요소로 표현되지만 면대면 face to face 이미지 형성 과정에서는 언어뿐 아니라 비언어적 요소가 더 빠른 속도로 전달되고 많은 영역을 차지하기도 한다.

따라서 이러한 비언어적 이미지 요인을 기준으로 이미지의 구성 요소는 ① 표정(눈길, 미소, 시선) ② 태도, 자세(몸짓) ③ 말씨(음성) ④ 외모(의상) ⑤ 화장 등으로 보는 것이 통례다.

내적 이미지와 외적 이미지

이미지는 크게 내적 이미지 인성 personality 와 외적 이미지 외모 appearance 로 구분하기도 한다.

이미지는 인성과 외적으로 사람들에게 보이는 것과 다른 사람들의 인식이 더해져서 만들어진다.

내적 이미지

- 가치관, 신념, 지적 수준, 이상 등
- 상대방의 인격이나 입장을 생각해 주는 배려심
- 신뢰감, 겸손함
- 인간 존중 사상
- 일에 대한 성실함

외적 이미지

- 표정, 용모, 메이크업, 태도, 말씨, 자세
- 상대방의 감정과 자존심을 손상시키지 않는 말씨
- 밝은 표정
- 깨끗하고 산뜻한 옷차림

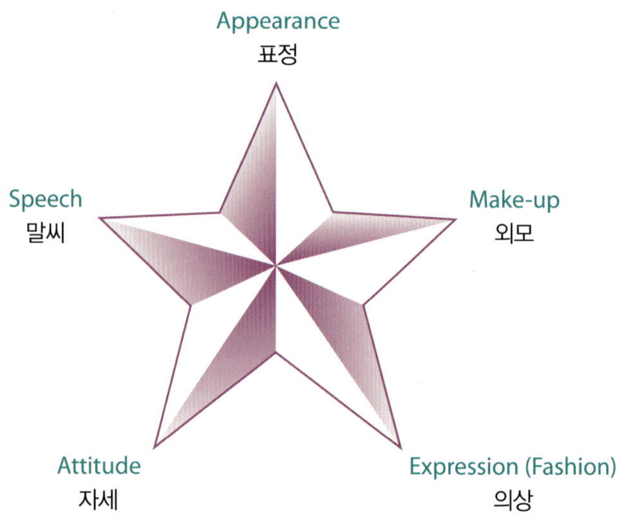

출처 : 국제 매너센터, 강사양성과정 연수교재, 저자 재구성

■ 이미지 형성 요소

- 건강하고 반듯한 자세
- 품위있는 쾌활한 동작
- 상대방을 유쾌하게 하는 좋은 습관
- 상대에 대한 좋은 반응성
- 규칙의 준수

의료종사자는 외적 이미지뿐 아니라 내적 이미지를 잘 가꾸어야 한다. 특히 병원환경에서 좋은 이미지를 형성하는 내적 요인에는 인간 존중 사상, 정성을 다하는 마음, 자신이 맡은 일에 대한 깊은 관심, 성실함, 신뢰감, 겸손함, 배려심 등이 우선되어야 한다.

외적인 요인은 따뜻함이 느껴지는 눈길, 자연스러운 미소, 안정된 시선, 건강하고 반듯한 자세, 청결한 외모, TPO time, place, occasion 에 알맞은 옷차림, 온화한 말씨 등이 있다.

※ 차림새의 기본 TPO를 고려하라.

1. Time (시간) : 시간대나 시기를 고려하라.
2. Place (장소) : 장소와 만나는 상대를 고려하라.
3. Occasion (상황) : 상황과 자신의 역할을 고려하라.

출처 : 이민규, 끌리는 사람은 1%가 다르다, 더난출판사, 2006

선천적 이미지와 후천적 이미지

선천적 이미지의 단점은 후천적 노력으로 극복할 수 있으며 장점은 후천적 요소로 더욱 부각시킬 수 있다. 즉, 이미지를 관리한다는 것은 선천적 이미지 중에서 장점을 더욱 부각시키고 단점이라고 생각되는 것 가운데서도 장점으로 만들 수 있는 것은 장점으로 만들고, 그렇지 않은 것은 가급적 노출되지 않도록 하여 전체적인 이미지를 상승시키는 것이다.

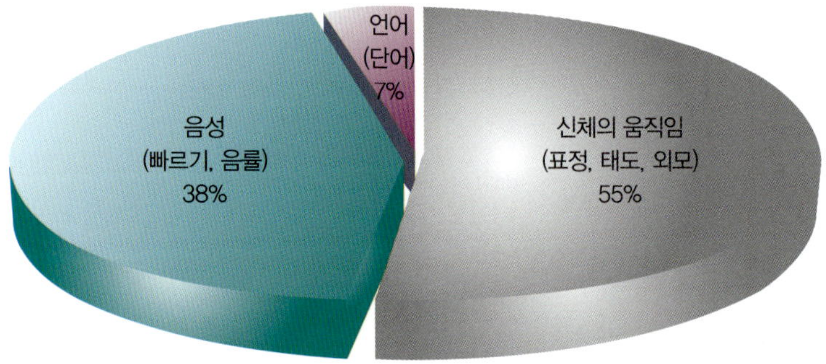

출처 : Messages, 마사 데이비스/ 이재봉 역, 보보스, 2003/ 본문 중의 내용을 저자가 그림으로 표현함

■ 메라비안 차트

첫인상

첫인상이란 시각적 이미지를 말한다. 사람들은 첫인상을 결정짓는 데 3~7초의 시간이면 충분하다고 한다. 그렇다면 첫인상을 결정짓는 3~7초를 활용하여 우리가 갖고 있는 따뜻함과 믿음, 신뢰감을 보여줄 수는 없을까?

캘리포니아 대학의 심리학 교수 알버트 메라비안 Albert Merabian 은 사람이 다른 사람을 어떻게 인지하는지에 대하여 실험을 하였다. 그 결과 첫인상은 다음과 같은 기준으로 형성된다는 사실을 밝혀냈다 (시각적 효과 55%, 목소리 38%, 말하는 내용 7%) 이러한 결과에서도 알 수 있듯이 첫인상을 형성하는 데 가장 중요한 것은 시각적 이미지다. 즉, 사람들은 그저 한번 힐끗 훑어보는 것만으로 상대에 대해 평가해 버린다는 사실이다. 아주 불합리하다고 생각되겠지만 이것이 바로 이미지의 위력이다. 특히 바쁜 병원의 일상 속에서 고객들은 당신의 진실한 마음을 알아볼 시간이 없으며 당신이 전날 얼마나 힘들게 일했는지 그래서 눈이 충혈되고 유니폼이 더럽혀져 있는지 고객은 이해해주지 않는다. 멋진 의료종사자의 첫인상은 병원의 중요한 이미지이며 그 이미지로 인하여 고객은 두 번째 병원 방문 여부를 결정하게 될 것이다.

나의 이미지 만들기 5 point

표정 Expression

표정은 마음의 창이며 심성의 분화구다. 마음이 어두우면 표정이 흐리고, 심성이 악하면 표정이 표독해진다. 왜냐하면 표정은 바로 마음의 거울이기 때문이다. 따라서 표정을 보면 그 사람의 마음속을 들여다볼 수 있고 그 사람의 상태를 한 눈에 알 수 있다. 그러므로 표정은 그 사람됨을 나타내는 전체라고 말한다.

또한 외모의 핵심은 얼굴에 있다고 볼 수 있다. 얼굴은 사람의 신체 가운데 가장 표현력이 있고 눈에 띄는 부분이다. 특히 표정은 상대방에게 호감을 주느냐, 못 주느냐의 중요한 요소가 된다. 인간은 표정으로 속마음을 나타내기도 하고 상대방의 기분을 판단하기도 한다. 바람직한 표정을 위한 요소별 표정 전략은 다음과 같다.

미소

사람의 기분은 얼굴 표정에 그대로 나타나므로 얼굴을 보면 사람의 기분을 파악할 수 있다. 누군가가 나를 미소 짓는 얼굴로 바라보면 나도 역시 웃는 얼굴로 대해 주게 된다. 그러나 아무리 잘생긴 얼굴이라도 얼굴의 표정이 어두우면 왠지 웃을 수 없고 답답하고 긴장되기까지 한다. 이와 같이 미소란 강력한 전염력이 있으며 어느 사람과도 쉽게 잘 어울릴 수 있는 징검다리가 될 수 있다.

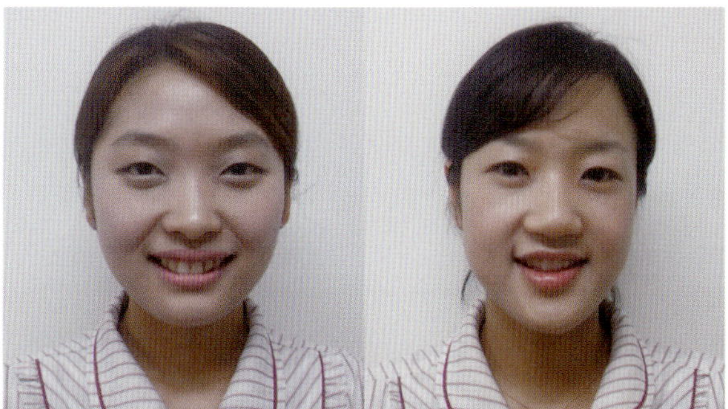
미소

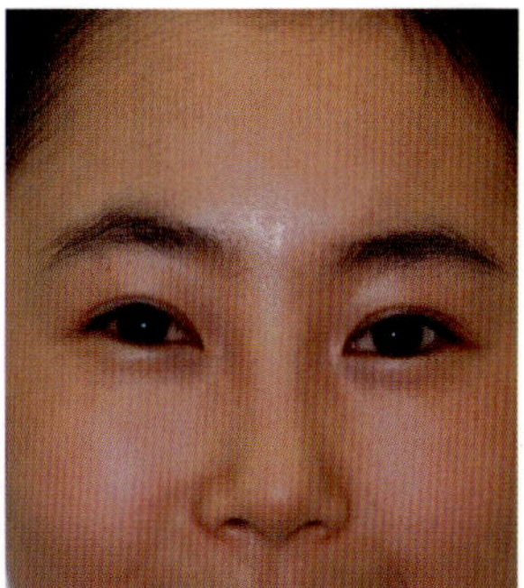
눈의 표정

미소의 기본 원칙

첫째, 진심으로 미소를 지어 표현해야 한다.
둘째, 자연스럽고 가볍게 미소를 연출해야 한다.
셋째, 상황에 어울리는 것이어야 한다.

미소의 위력

- 자신감 있는 사람으로 보이게 한다.
- 상대방을 즐겁고 유쾌하게 만드는 힘이 있다.
- 대화의 내용이 부드럽게 들린다.
- 상대의 화난 감정을 누그러뜨릴 수 있다.
- 부족한 표정을 극복할 수 있으며 거부감을 덜 갖게 만든다.
- 부정적이고 반응이 없는 사람의 마음을 움직인다.

눈의 표정

'눈은 마음의 창'이라 하여 사람의 마음을 잘 읽을 수 있는 또 하나의 표정이다. 항상 호감을 받는 표정이란 눈 한가운데에 눈동자가 있는 맑은 눈의 표정이다. 이성을 바라볼 경우에는 눈을 치켜뜨고 곁눈질만 해도 매력적인 표정으로 비칠 수도 있다. 그러나 일반적인 대인관계에 있어서의 눈매는 눈 한가운데에 눈동자가 있는 표정이 가장 무난하다고 한다. 상대에게 잘못된 표정을 나타낼 수 있는 눈의 표정은 다음과 같다.

잘못된 눈의 표정

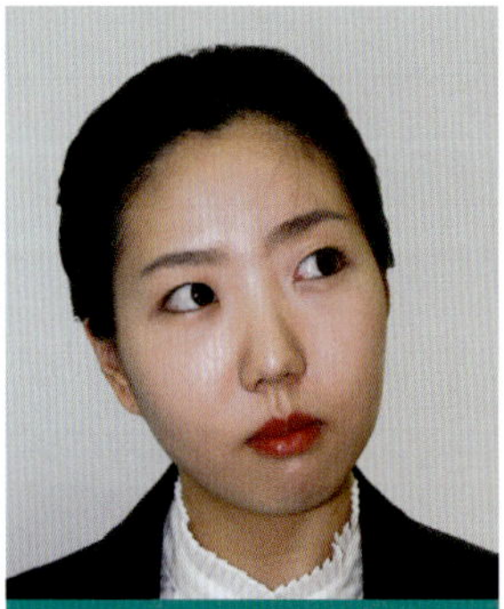
위로 치켜세운 눈매

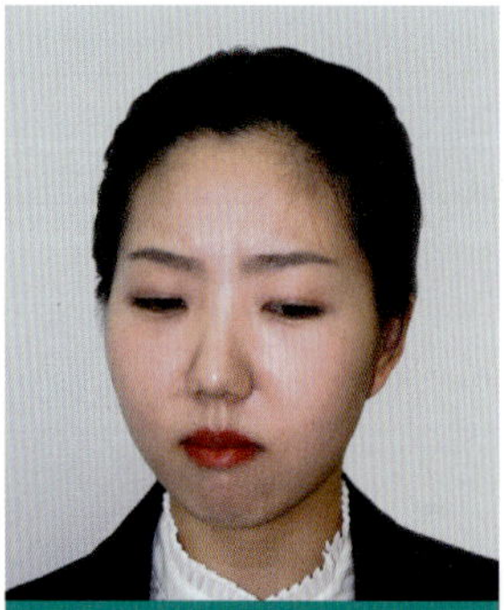
아래로 내리뜨는 눈매

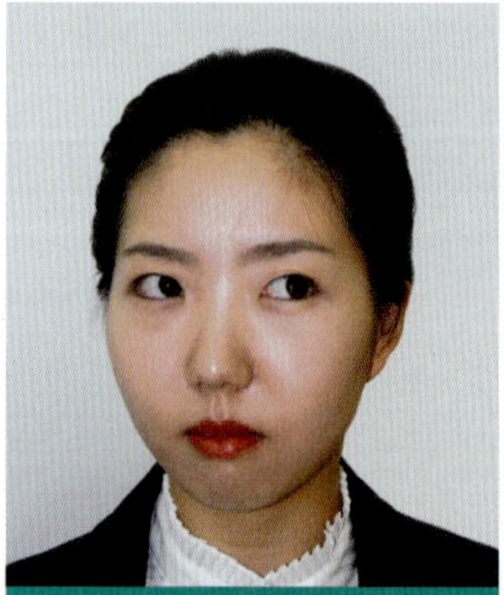
좌우 곁눈질하는 눈매

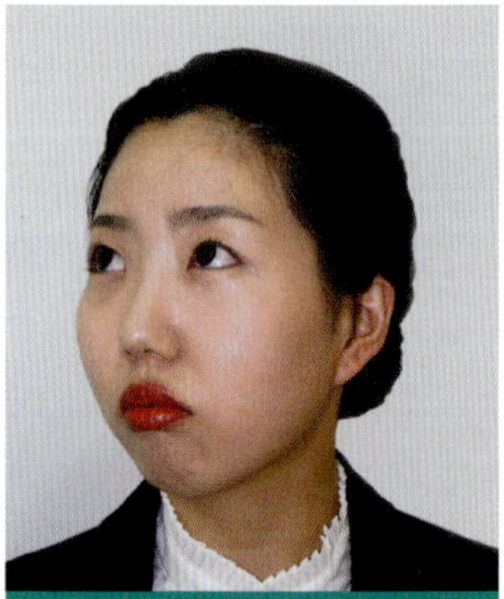
아래위로 흘겨보는 듯한 눈매

| 감정이 잘 표현되는 얼굴부분 |

감정/부분	입	눈	눈썹	코	이마	뺨
놀 람	○	○	○	○	○	○
기 쁨	○		○		○	○
슬 픔		○	○			
공 포		○	○			
혐 오	○			○		○
분 노	○				○	

출처 : 정하나, TV진행자들의 이미지메이킹 연구, 원광대학교대학원 석사학위논문, 2003, p.15

위로 치켜세운 눈매 | 눈동자가 위쪽으로 올라간 상태로 상대방의 얼굴을 쳐다보는 눈매이다. 안경 너머로 상대방을 보는 사람이 있는데 상대방에게 좋지 않은 인상을 주게 된다.

아래로 내리뜨는 눈매 | 눈동자가 밑으로 내려온 상태에서 상대방을 쳐다보는 눈매이다. 턱을 올리고 있기 때문에 상대방을 얕보는 눈매로 오해를 받게 된다.

좌우 곁눈질하는 눈매 | 얼굴을 움직이지 않은 상태에서 자신의 좌우에 있는 상대방을 쳐다보는 눈매이다. 무겁고 엄숙하여 상대방이 두려움을 느끼고 극한 경계를 하게 되는 표정이다.

아래위로 흘겨보는 듯한 눈매 | 상대방을 위로부터 아래로, 아래에서 위로 흘겨보는 듯한 눈매이다. 상대방의 기분을 몹시 상하게 하여 잘못하면 상대방과 언쟁이 벌어질 수도 있는 표정이므로 삼가야 한다.

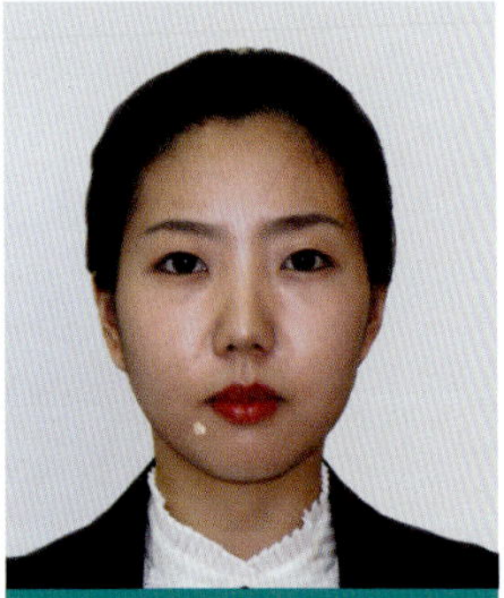
무표정

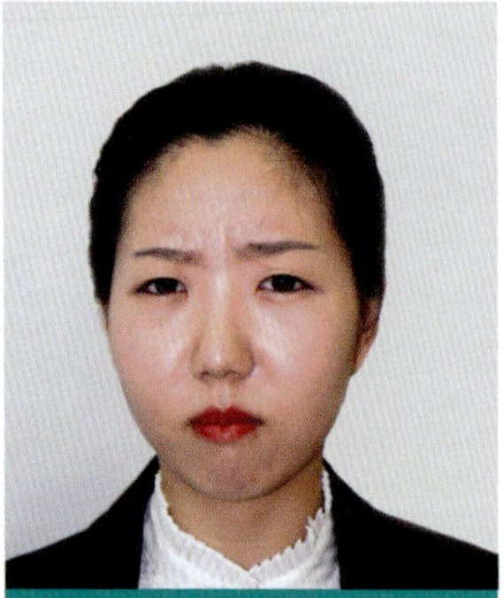
미간(눈썹)에 주름을 세우는 표정

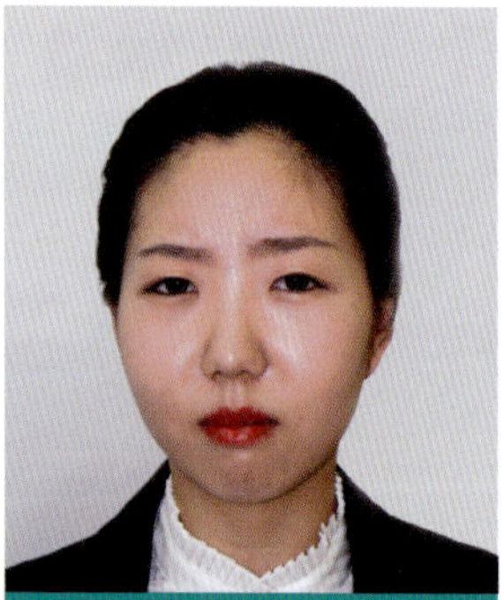
입술을 옆으로 꽉 다문 표정

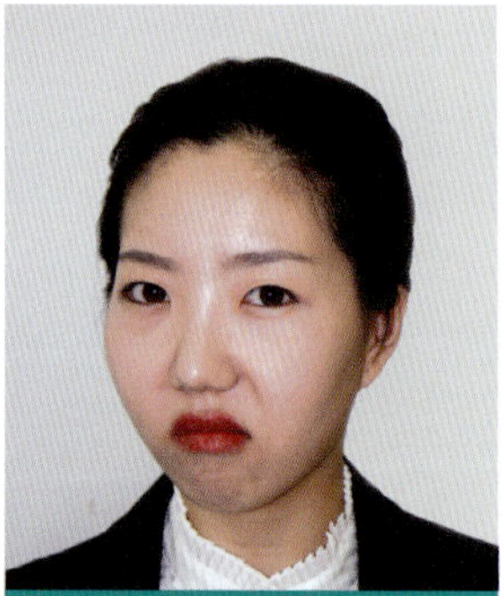
코웃음 치는 표정

바람직하지 못한 표정

'나는 표정을 연출하는 데 능숙하지 못하다', '나는 원래 표정이 없다'라고 하여 무표정도 자신의 표정인 양 말하는 경우를 자주 본다.

그러나 이러한 표정 역시 버려야 할 표정이다.

무표정 | 무표정한 얼굴은 상대방이 인간미를 느끼지 못하게 된다.

미간(눈썹)에 주름을 세우는 표정 | 상대방에게 어둡게 비치며 상대방까지도 어둡게 된다.

입술을 옆으로 꽉 다문 표정 | '나에게 아무 것도 묻지 말아 주세요' 하는 식으로 입을 끌어당기고 있는 표정이다. 상대방이 두려움을 느끼고 접촉을 회피하게 된다.

코웃음 치는 표정 | 눈매는 쌀쌀해 보이고 입언저리는 웃고 있는 것 같은 표정이다. 상대방을 경시하는 표정으로 보이게 된다.

태도 Attitude

인간의 인품과 교양의 수준을 나타내는 두 개의 기둥은 태도와 말씨이다. 그 중 태도의 좋고 나쁨에 따라 상대방에게 직접 호감을 줄 수도 있고 불쾌감을 줄 수도 있다. 인간의 아름다움이란 정적인 요소에 동적인 태도와 표정이 가미되었을 때 비로소 완성되어 빛이 나게 된다. 마음속에 간직하고 있는 심정과 지성이 아름답고 호감이 가는 태도로 나타났을 때 그 사람의 가치는 더욱 상승하고 완성된다고 할 수 있다.

이상적인 태도를 만드는 내적 요소

성실성

성실하고 진지한 태도나 몸가짐은 인품이 훌륭하다는 상징이 되며, 그것은 마음을 움직일 수 있는 원칙이 된다.

침착성

'침착하게 서둘러라'하는 말처럼 기분은 느긋하고 침착하나 행동은 재빨리 취해야 한다. 침착해 보이는 태도는 주위 사람들에게 여유로운 느낌을 줄 수 있으며, 어려운 일에 부딪혀도 시기적절한 조치를 취할 수 있어서 신뢰감을 주면서 자신의 품위를 높이게 된다.

명랑성

밝고 생동감이 있는 태도는 주위를 밝고 즐겁게 해준다. 진솔하고 긍정적인 성품이 수반된 명랑함은 마음이 들떠 있는 것과는 다른 의미다. 명랑한 태도는 긍정적 사고의 표현으로 인식되어 주위 사람들까지도 편안하게 해준다.

민첩성

순발력있고 민첩성있는 동작은 자신의 젊음과 현명함의 표상으로 업무의 효율을 증대시킨다. 주위 사람들에게 사무적인 능력이 있고 민첩한 사람으로 인식될 수 있다.

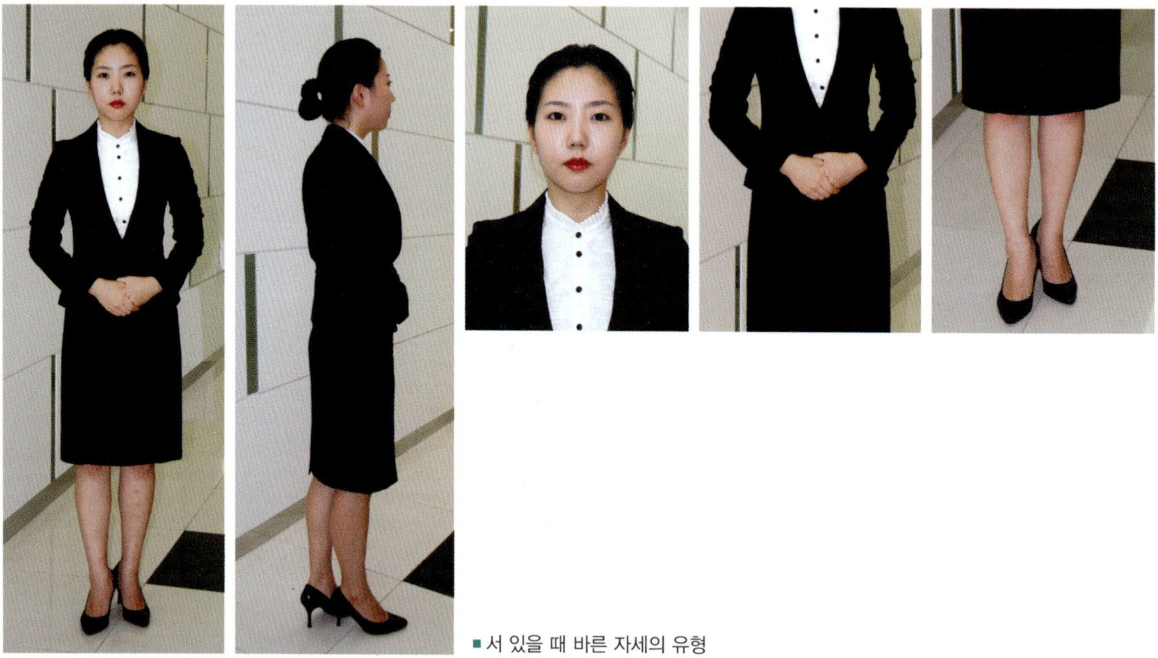

■ 서 있을 때 바른 자세의 유형

태도의 이미지 메이킹

선 자세

■ 바른 자세

- 허리와 가슴을 펴서 일직선이 되게 한다.
- 표정을 밝게 하고 시선은 상대방의 인중을 바라본다.
- 여성은 오른손을 위로, 남성은 왼손을 위로 가게 한다.
- 발꿈치는 붙이고 앞발은 30도 정도 벌린다.
- 등의 중심선이 좌우 어느 쪽으로도 기울어지지 않도록 몸의 균형을 유지한다.
- 손에 물건을 들었을 때에는 자연스럽게 몸의 중심을 잡고 서도록 한다.

■ 바르지 못한 자세

- 무릎을 벌리고 어깨를 올린 채 선다.
- 상반신을 앞으로 굽힌다.

- 뒷짐을 지고 엉덩이를 뒤로 뺀다.
- 서 있을 때 손가락을 벌린다.
- 습관적으로 주머니에 손을 넣는다.
- 상체가 한쪽으로 치우친다.
- 몸의 중심이 잡히지 않는 자세를 취한다.

걷는 자세

■ 바른 자세

- 등을 곧게 펴고 어깨의 힘을 뺀다.
- 턱을 당기고 시선은 5~6m 앞을 주시한다.
- 무릎을 곧게 펴고 배에 힘을 준다.
- 손을 가볍게 주먹을 쥐고 팔은 적당히 흔들어준다.
- 일직선으로 걷는다.
- 발앞꿈치, 발바닥, 발뒤꿈치의 순서로 지면에 닿게 걷는다.
- 밝은 표정으로 활기차게 걷는다.
- 머리와 윗몸을 곧게 하여 흔들지 않고 걷는다.

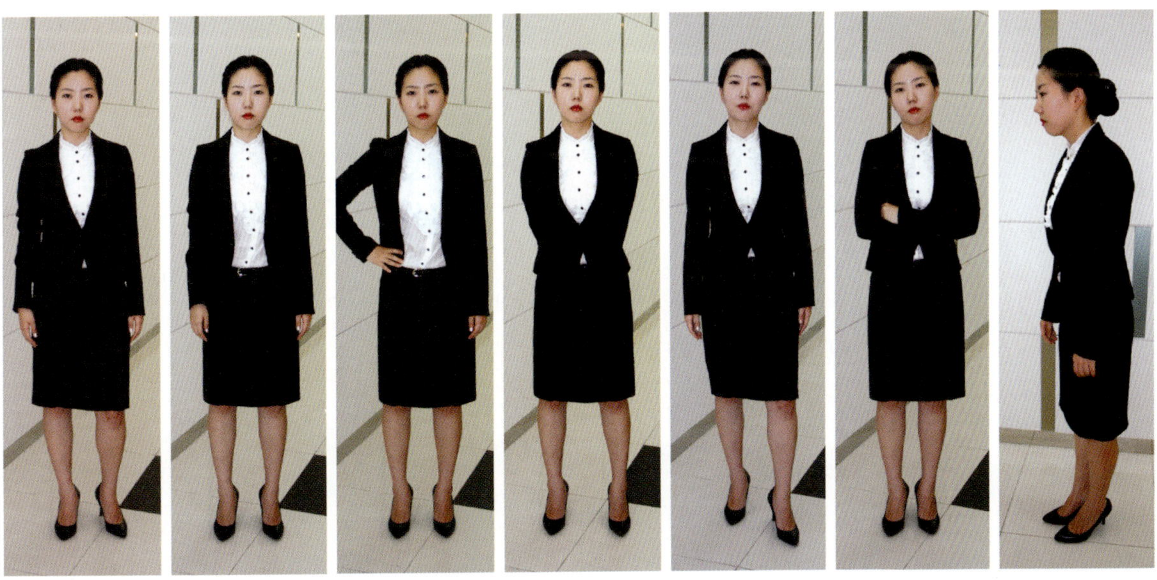

■ 서 있을 때 바르지 못한 자세의 유형

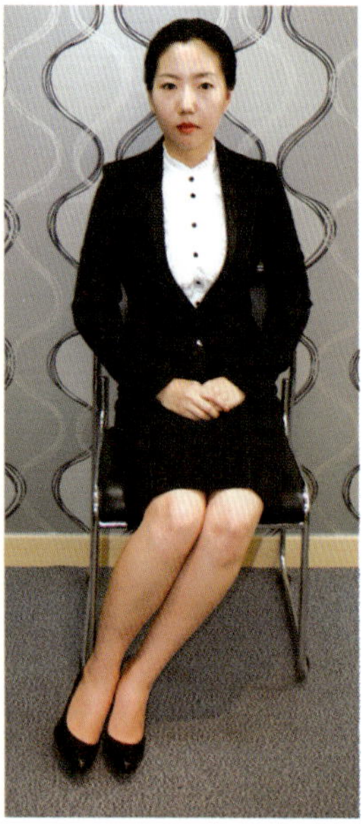
■ 앉아 있을 때 바른 자세

- 어깨는 수평으로 유지하되 몸을 흔들어서는 안된다.
- 손에 물건을 들고 걸을 때에는 몸의 균형을 유지하고 걷는다.

■ **바르지 못한 자세**

- 팔자걸음 또는 안짱걸음을 걷는다.
- 턱을 빼거나 고개를 숙이고 걷는다.
- 주머니에 손을 넣고 걷는다.
- 배를 내밀고 걷는다.
- 어깨를 굽히고 상체를 흔들며 걷는다.

앉는 자세

■ **바른 자세**

- 의자의 왼편에 서 있다가 의자 등을 오른손으로 잡아당겨서 확인하고 앉는다.
- 왼발을 앞으로 내딛고 의자를 놓으면서 체중을 의자 쪽으로 옮긴 후, 오른발을 의자 앞으로 내어 딛고 왼발을 오른발 쪽으로 옮겨 붙여 앉는다.
- 앉을 때에는 되도록 깊숙히 앉으며 허리와 가슴을 펴야 한다.
- 여성은 두 손을 무릎 위에 놓고 다리는 무릎을 붙여서 한쪽 방향으로 모은다.
- 남성은 양손을 무릎 위에 나란히 놓고 다리는 약간 벌리면서 앉는다.
- 등과 등받이 사이는 주먹 하나가 들어갈 정도로 간격을 두고 앉는다.
- 어깨와 턱에 힘을 주지 말고 고개를 바로 하며, 입을 다물고 앞을 보는 편안한 자세를 취한다.

■ **바르지 못한 자세**

- 의자 등받이에 등을 기대고 끝에 걸터앉는다.
- 등을 구부리고 앉는다.
- 무릎을 벌리고 앉는다.
- 팔짱을 끼고 비스듬히 앉는다.
- 턱을 괴고 앉는다.

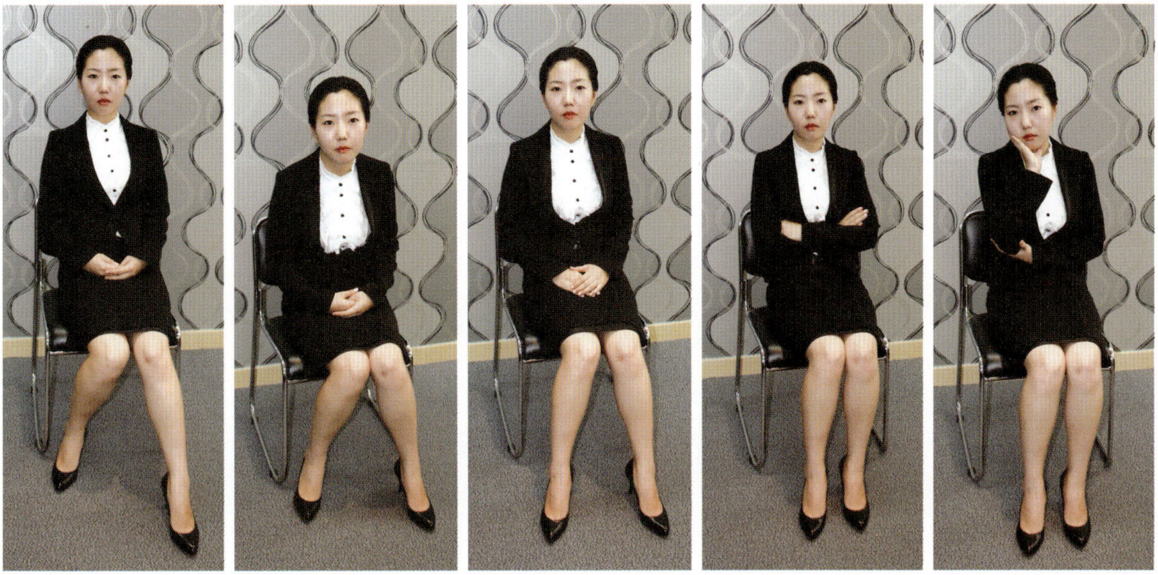

■ 앉아 있을 때 바르지 못한 자세의 유형

말씨 Speech

인간관계의 실체는 의사소통이고, 의사소통 매너의 큰 축은 보이는 태도도 있지만, 인간관계에서 피할 수 없는 것은 언어다. 마음을 상대방에게 인식시키는 첫 번째 방법이 말을 이용한 대화다. 대화를 할 때에는 우리가 전달하려는 의사를 상대에게 정확히 이해시킴은 물론 그 과정을 통해 자신의 실제 이미지가 전달되어야 한다.

기본 원칙

- 말하는 목적을 의식하며 상대방의 입장을 생각한다.
- 정확한 발음, 밝은 목소리, 적당한 속도로 말한다.
- 상대방의 눈을 보고 좋은 태도로 말한다.
- 상대방이 알아듣기 쉽게 말한다.
- TPO(시간, 장소, 상황)에 맞게 말한다.
- 적당한 호칭과 존칭어를 사용한다.

| 언어 사용의 3원칙 |

■ **cushion 표현 사용(부드럽게 만드는 말)**

공교롭게도 ~	⇨	실례합니다만 ~ , 죄송합니다만 ~

■ **'긍정형'으로**

할 수 없습니다.	⇨	죄송합니다만, 하기가 어렵습니다.

■ **'의뢰형'으로**

~ 하여 주십시오.	⇨	~ 하여 주시겠습니까?

호감을 주는 언어

다른 사람으로부터 호감을 받을 수 있게 말하는 방법은 언제나 상대방의 입장에 서서 그를 존중한다는 마음을 표현하는 데서 비롯된다.

교양있게 이야기한다.

같은 말이라도 기분 좋게 받아들일 수 있는 언어를 쓸 줄 아는 사람이 있는가 하면, 본래의 뜻은 아니지만 좋지 않은 여운을 남기는 사람이 있다. 그 사람이 쓰는 언어에 따라 인품이나 교양이 반영된다는 사실을 항상 유의해야 한다.

요령있게 이야기한다.

말은 사실대로 하는 것이 원칙이 될 수도 있지만, 상황에 따라서는 조금은 미화하여 이야기하는 것이, 듣기도 좋고 예의에 어긋나지 않는 경우도 있다. 자기의 지식을 과장시킨 외국어나 전문용어를 지나치게 구사하는 것도 상대방의 처지를 생각하지 않는 요령없는 자기만족에 지나지 않는다.

재치있게 이야기한다.

상황에 따른 적절하고 재치있는 말은, 생활의 활력소이며 감정을 순화시킬 수 있는 청량제 역할을 해준다.

상황에 맞게 이야기한다.

말하는 사람은 상황에 맞는 화제로 적극적인 태도를 보이며, 듣는 사람에게 이롭지 못한 내용은 피한다. 또한 상대방의 반응을 보고 흥미가 없어 보이는 이야기는 항상 상황에 맞는 적절한 화제를 선택할 수 있도록 신중을 기해야 한다.

경어

경어는 상대를 존중하는 마음을 표현하는 언어로, 상대에 맞는 적절한 경어의 사용은 인간관계를 좋게 하고, 업무 진행을 순조롭게 할 수가 있으며 경어를 사용하는 사람의 인격까지도 좋은 평가를 받을 수 있다. 그러나 지나친 경어의 사용이나 장소와 상대에 맞지 않는 경어의 사용은 분위기를 어색하게 만들고, 지나친 아부를 하는 인상을 주게 되므로 올바른 경어의 사용이 매우 중요하다.

존경어

존경어는 말하는 상대, 즉 듣는 사람이나 또는 화제 중에 등장하는 인물에 대한 경의를 나타내는 말이며 그 사람의 소지품이나 행동에 대해서도 사용한다.

- ○○씨
- ○○여사
- 귀하
- 어느 분
- 원장님께서 가십니다.
- 훌륭하신 말씀입니다.

겸양어

겸양어는 말하는 사람의 입장을 낮추고 상대방이나 화제에 등장하는 사람에게 경의를 나타내는 말이다.

- 저희들
- 여쭙다
- 저희
- 뵙다
- 소생
- 드리다

공손어

공손어는 상대방에게 공손한 마음을 표현할 때 또는 말하는 사람의 자기 품위를 위하여 쓰는 경우를 의미한다.

- 보고드립니다.
- 말씀해 주십시오.
- 안녕하십니까?

호칭

호칭은 특정의 사람을 가리켜 말하는 명칭이며, 사회에서 인정받는 제2의 이름이다. 호칭은 타인으로부터 자신을 인정받고 존중받는 인격체라는 것을 나타내 주는 것이기 때문에 반드시 상대에 맞게 불러야 하며 상대에 맞지 않는 호칭의 사용은 상대의 감정을 상하게 하고 대화를 우호적인 분위기로 이끌어갈 수가 없으며 좋지 않은 결과로 끝날 수도 있다.

억양(말투)과 감정

같은 말을 해도 듣는 사람의 입장에서 기분좋게 말하는 사람과 불쾌하게 말하는

| 바람직한 언어 사용의 예 |

좋지 않은 예	바람직한 예
나	저
너, 너희들	당신, 당신들
누구	어느 분
(너)가	(학생)이
할머니	할머님
할아버지	할아버님, 어르신
아저씨	선생님, 님, 고객님
아줌마	아주머니, 부인, 사모님, 여사님, 고객님
저 사람, 몇 사람	저 분, 몇 분

사람이 있다. 결과가 같아도 그 결과를 수용하는 사람의 감정은 말을 듣는 상황에서 결정되므로, 말하는 사람은 감정과 어조의 조절에 각별히 주의해야 한다.

| 말의 억양에 따른 감정 |

상황	나의 감정
(동료의 새 옷을 보고) "못 보던 옷인데요."	▶ 대수롭지 않게 겉치레로 ▷ 진심으로 탄복하며
(상대의 요구를 들어줄 때) "알겠습니다."	▶ 마지못해 직업적으로 ▷ 성심성의껏
(동료가 업무를 잘못했을 때) "일이 잘못됐나요?"	▶ 빈정거리며 ▷ 안스러워하며
(상대의 질문에) "잘 모르겠습니다."	▶ 귀찮게 ▷ 죄송하다는 듯 성심껏
(날씨에 대해 이야기하는 상대에게) "네, 날씨가 참 좋군요."	▶ 의례적으로 ▷ 성심성의껏

| 목소리의 tone과 느낌 |

Tone	느 낌	적절한 상황
도	- 차분하고, 다정한 느낌(+) - 침체된 분위기(–)	- 동료 간의 대화나 사적인 전화
미	- 자신감 있고 정중한 느낌(+) - 권위적이고 잘난체하는 느낌(–)	- Man to man 상담, 상사와 업무상 이야기를 할 때, 보고할 때
솔	- 밝고 명랑하며 자신감(+) - 흥분되고 상대를 압도하려는 느낌(–)	- 전화를 받을 때, - 관객 앞에서 발표할 때

| 음성 이미지 전달의 3원칙 |

<table>
<tr><th>구분</th><th colspan="2">표현요령</th><th>화제선택</th></tr>
<tr><td>밝게</td><td colspan="2">- 명랑한 목소리
- 즐거운 기분
- 유머 센스 활용</td><td>- 건전한 이야기
- 건강한 이야기
- 즐거운 이야기</td></tr>
<tr><td rowspan="2">맑게</td><td>듣기 쉽게</td><td>- 알기 쉬운 용어
- 전문어, 약어에 유의
- 적당한 속도
- 정확한 발음</td><td>모두가 아는 이야기</td></tr>
<tr><td>상냥하게</td><td>- 상대의 입장이 되어서
- 공손하게</td><td>마음을 따뜻하게 하는 부드러운 이야기</td></tr>
<tr><td>아름답게</td><td colspan="2">은어, 유행어 지양</td><td>아름다운 이야기</td></tr>
</table>

음성 이미지

말은 듣는 사람이 편안하고 좋아야 한다. 목소리의 고저와 억양은 시간과 장소와 상황에 맞게 스스로 조절할 수 있어야 한다. 이상적인 목소리는 맑고 부드럽고 거침이 없고 톤과 음량도 좋고 속도도 다양하다. 좋은 음성은 낮고 차분하면서도 음악적인 선율이 있다고 한다. 음성이 좋은 사람의 70~80%는 타고나는 경우이며, 20~30%는 발성 연습을 통한 노력의 결과라고 볼 수 있다.

호감을 줄 수 없는 음성

- 우물거리는 소리
- 쇠 소리
- 고성
- 약한 소리
- 느린 소리
- 단조로운 소리

말의 속도

또한 말을 할 때의 자신의 속도를 체크해 보는 것이 필요하다. 특히 고객을 개별적으로 상대하여 상담을 하는 경우라면 자신의 말의 속도가 어느 정도인지 녹음기를 이용해 실험을 해본 뒤, 속도를 조정하여 상대방에게 말하도록 노력하면 효과적이다.

- 말의 속도가 빠른 경우 : 자기 중심적인 의사전달자
- 말의 속도가 느린 경우 : 상대방 중심의 의사전달자

그러나 너무 속도가 느리면 자신감이 없어 신뢰를 줄 수 없으므로 자신의 속도를 체크해 보는 것은 더욱 중요하다.

외모

헤어 스타일

- 머리는 자신의 스타일을 결정짓는 중요한 부분이므로 자신에게 가장 잘 어울리는 헤어 스타일을 갖춘다.
- 항상 깨끗한 느낌을 주도록 한다.
- 단정한 머리 스타일이 되도록 약간의 젤과 스프레이를 사용한다.
- 뒷머리가 어깨를 덮지 않도록 긴 머리는 올리거나 묶는다.
- 인사를 할 때 흐트러져서 앞을 가리지 않도록 한다.
- 화려한 리본이나 장식은 하지 않는 것이 좋다.
- 유행에 따라 머리 스타일을 요란하게 하는 것은 피한다.

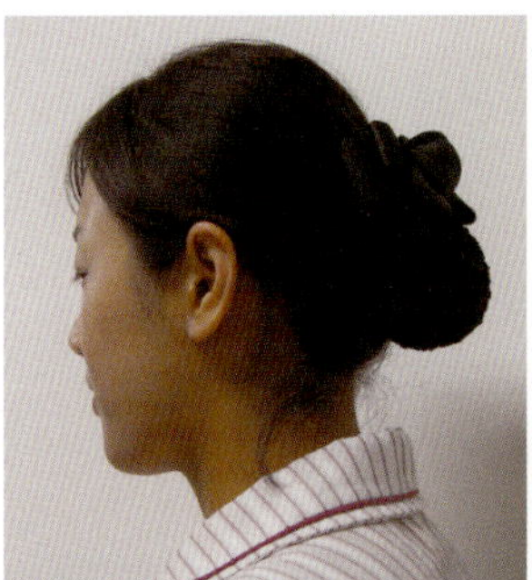
긴머리

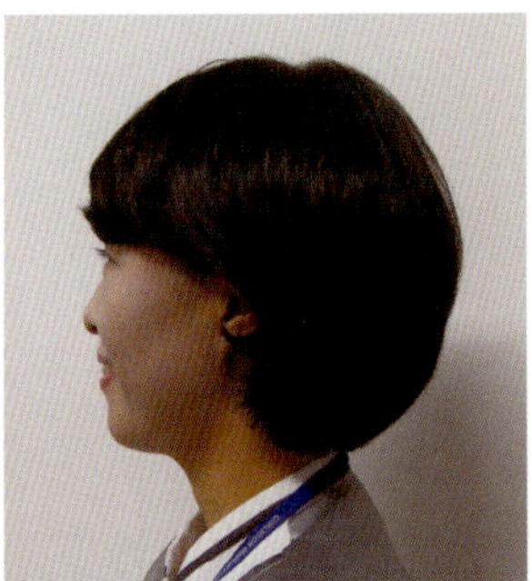
단발머리

■ 근무 중 어울리는 헤어 스타일의 예

근무 중 어울리지 않는 헤어 스타일

- 지나친 컬러의 염색머리
- 손질이 안된 퍼머 머리
- 독특한 헤어 스타일
- 지나치게 크고 화려한 핀을 사용한 머리

화장

- 진하고 요란한 화장은 피하고 따뜻한 느낌을 주는 색으로 자연스럽게 한다.
- 눈썹은 자연스럽게 그려 준다(너무 얇거나 진하게 그리지 않는다).
- 신부 화장 같은 너무 화사한 화장은 피한다.
- 입술 화장은 너무 붉지 않은 색으로 무난한 색을 고른다(너무 어두운 색은 피한다).
- 화장한 얼굴이 얼룩지거나 립스틱이 지워졌는지 가끔씩 확인한다(책상 위에 거울을 둔다).

계절별 메이크업과 이미지

봄 메이크업

- **이미지** | 가볍고 화사한 이미지
- **색 상** | 중간 톤의 저채도, 고명도 색상
- **테크닉** |
  - 베이스 : 자연스럽고 투명하게
  - 눈 : 부드러운 대비와 화사한 색조 포인트
    눈썹은 다소 부드럽게 펜슬 아이라이너로 자연스럽게
  - 입술 : 인커브로 밝고 화사하게 표현하고, 스틱과 글로스의 중간 느낌이 들도록
  - 볼 : 다소 위쪽으로 터치를 넣고 부드럽고 자연스럽게 표현

여름 메이크업

- **이미지** | 시원하고 상쾌한 이미지
- **색 상** | Cool톤의 고채도, 고명도 색상

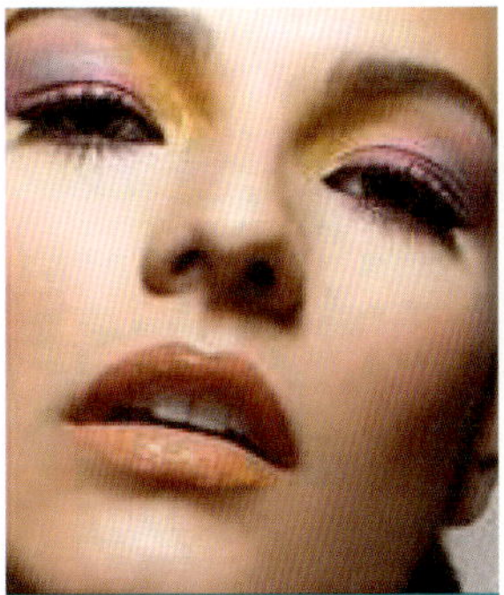
봄

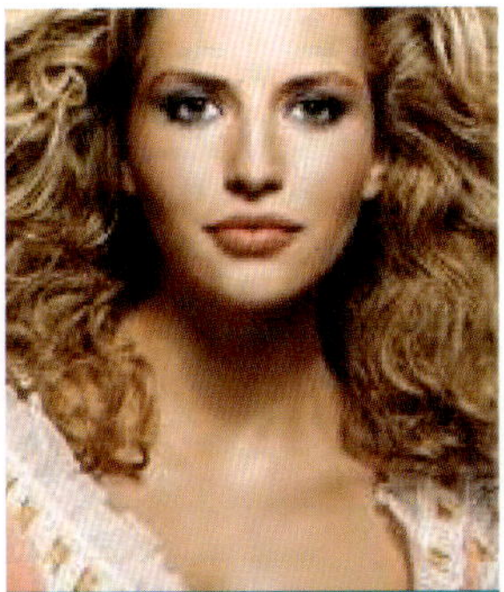
여름

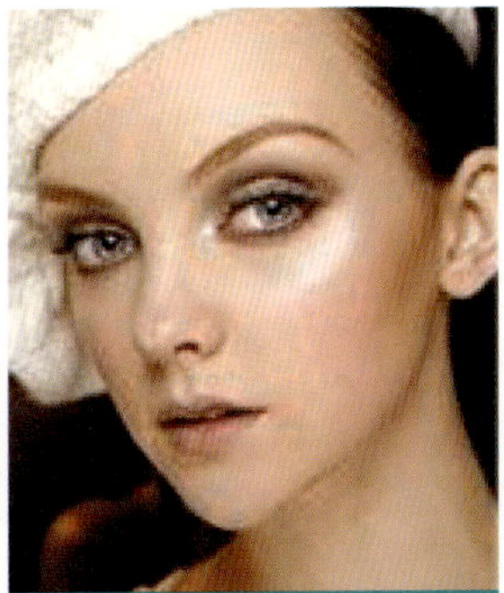
가을

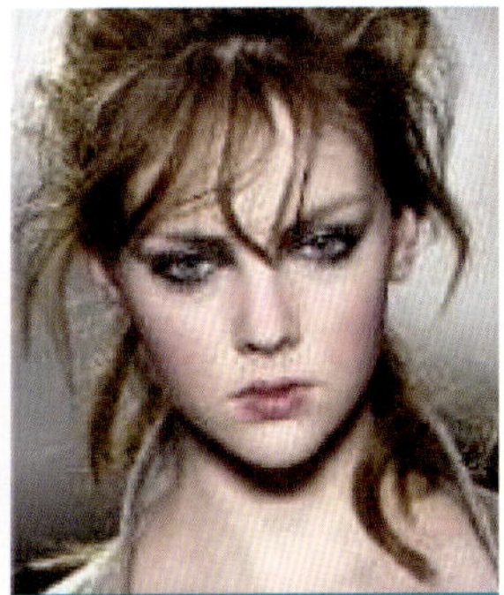
겨울

- **테크닉** |
  - 베이스 : 기본 베이스보다 약간 밝게
  - 눈 : 블루 계열로 샤프하게 표현하고 펄로 포인트, 눈썹은 자연스럽게
  - 입술 : 바이올렛 계열로 라인 강조하고 핑크 계열로 입체감 표현
  - 볼 : 거의 안 한 듯 자연스럽게

가을 메이크업

- **이미지** | 안정되고 지적인 이미지
- **색　상** | 저채도, 저명도 색상의 유사한 대비
- **테크닉** |
  - 베이스 : 기본 베이스보다 약간 어둡게
  - 눈 : 침착한 색조로 포인트를 주고 전반적으로 부드러운 대비
  - 입술 : 인커브나 아웃커브로 부드럽게 그리고 무광택으로 촉촉하게
  - 볼 : 다소 아래쪽으로 터치하고 아주 자연스럽게 표현

겨울 메이크업

- **이미지** | 따스하고 여성적인 이미지
- **색　상** | 고채도, 중명도 색상
- **테크닉** |
  - 베이스 : 다소 밝고 두텁게
  - 눈 : 눈썹은 정교하고 세심하게 그리고 입체감 표현

| 메이크업 베이스 선택 |

색상	피부
연핑크	혈색이 나쁜 창백한 피부
그린베이지	붉거나 잡티가 많은 피부
보라색	노란색을 띠는 피부
블루	기미, 주근깨, 잡티가 많은 피부
흰색	피부색이 어둡고 칙칙한 느낌이 드는 피부

| 의상색과 립컬러 |

의상색	Lip Color
Green 계열	오렌지톤, 브라운톤
Red 계열	레드톤, 브라운톤
Blue 계열	선명한 레드, 핑크톤
Purple 계열	산호색, 짙은 핑크, 흑장미톤
White 계열	파스텔톤, 장미색톤

- 입술 : 곡선 표현을 깔끔하게 표현하고 립글로스로 입술 보호
- 볼 : 자연스럽게 다소 붉게

의상

우리는 사람을 처음 만나면 그의 옷차림을 보고 그의 직업이나 생활 환경을 추측한다. 지나치게 외모에 치중하는 것이 바람직하지는 않지만 타인에게 보인 가장 큰 메시지가 의상이기 때문에 의상 연출도 전략적으로 할 필요가 있다. 의상 연출 시 가장 중요한

것은 T.P.O Time / Place / Occasion 에 의한 연출이다. 먼저 내가 무슨 목적으로 어느 곳에 가서 누구를 만나는가를 먼저 고려해서 그 상황에 적합한 옷을 입는 것이 가장 중요하다.

정치인이 선거 유세를 위해 지역을 방문하거나 연설할 때도 대상이나 방문하는 곳이 어느 지역이냐에 따라 의상 연출은 수시로 바꾸게 된다. 예를 들면, 생활형편이 어려운 지역을 방문할 때는 후보자도 점퍼 차림에 운동화(유명 상표가 아닌)를 신고 간다. 이렇게 의상 연출은 내가 기분 내키는 대로 입는 것이 아니라 항상 자신의 직업과 위치, 주변 환경을 고려해 옷을 통해 내 이미지가 더 부각될 수 있도록 해야 한다.

정장이나 단정한 원피스 차림으로 환자들의 시선을 즐겁게 하는 배려도 필요하며, ㅇㅇ병원 직원에 대한 관심과 호기심을 유발할 수 있도록 하여야 한다. 근무복의 색상은 너무 어둡거나 현란한 무늬가 있는 것을 피하고 단순한 디자인으로 정갈한 이미지를 나타낼 수 있는 것이 좋으며, 액세서리나 장식이 너무 큰 것은 피하도록 한다. 간혹 바지를 입는 것은 무방하나 바지차림을 자주 하지 않도록 할 것이며, 면바지나 청바지 등은 절대 금하도록 한다.

의료직은 몸의 움직임이 많은 직종이다. 의상 상태가 활동에 제약을 주어서는 절대 안된다. 허리선이나 어깨선 등이 움직임에 불편하지 않아야 하며 유행에 민감한 차림보다는 자신만의 스타일을 가지고 의상을 선정하도록 하여야 한다.

의상 이미지 연출

진정한 여성미는 값비싼 의상이나 화려한 의상으로 나타나는 것이 아니다. 자신의 개성에 맞는 의상의 선택과 간소한 의상을 입는 일상적인 자세가 오히려 여성미를 돋보이게 한다.

엘레강스란 다른 말로 '우아' 또는 '품위' 라는 의미이나 그것은 과거의 엘레강스 이미지이며, 현대의 엘레강스 이미지는 심플로 해석할 수 있다.

심플 엘레강스의 특징

- 입기 쉽고 활동적이다.
- 품위가 있으므로 상대방에게 신뢰감을 준다.
- 여성다움과 도시적인 세련된 분위기를 연출한다.
- 입는 방법에 따라서 섹시하게, 세련되게 또한 환상적으로 연출할 수 있다.
- 유행이나 나이에 구속되지 않는다.

옷차림과 몸치장은 여성들에게 있어서 언제나 중요한 것이었다. 조직 내에서 커리어 우먼으로서의 개성적인 이미지 연출과 자신의 부드러운 여성다움을 통한 차별화를 만들기 위해서는 적지 않은 어려움이 있기 마련이다.

커리어 우먼의 이미지

- 옷을 입을 때마다 스스로 어떻게 느끼는지, 내가 누구인지를 표현한다는 것에 대하여 질문해 본다.
- 옷을 선택하는 데 있어서 보수적인 이미지(병원의 특성, 동료들의 패션)에 관심을 갖는다.
- 조직 구성원들과 차별화될 수 있는 자신만의 스타일을 고려한다.
- 일시적 유행의 패션은 가능한 피한다.
- 쾌적하면서 주의를 산만하게 하지 않는 연출과 적당히 여성스러운 것이 바람직하다.
- 언제나 청결하고 다려진 옷을 착용한다.

이미지에 맞는 옷차림 전략

비즈니스를 위한 옷차림 전략

- **평일의 근무복** | 전문가에게 옷차림이 중요한 것은 왜일까? 옷차림으로 첫인상을 심고 평상시의 옷차림으로 자신의 이미지를 심어가는 일은 타인과 만남의 연속인 사회생활에서 대단히 중요한 일이다. 조직의 구성원으로서 그 제도와 문화에 어울리는 적합한 옷차림을 하는 것은 매우 중요하다. 그러므로 직업에 따라서 옷차림이 달라지는 것이 당연하며, 평일이더라도 각 개인의 그 날 스케줄에 따라 달라져야 함은 물론이다. 그럼에도 불구하고 갑자기 출타나 출장 등의 상황이 있을 수 있으므로, 갑작스런 스케줄에도 당혹스럽지 않을 만큼 평상시에도 옷차림 예절을 갖출 필요가 있다.

- **수트를 입을 경우 보는 사람의 입장에서 입어라** | 많은 사람들과 대면해야 하는 의료직의 옷차림은 그 자체가 업무의 일부라고 할 만하다. 우선 좋은 첫인상을 줄 수 있도록 깨끗하고 신뢰감이 느껴지도록 하는 것이 중요하다.

개성과 감각을 살리기보다는 단정한 차림새를 유지한다. 유니폼을 입지 않고 정장을 입어야 할 경우는 재킷보다는 수트 중심으로 입는 것이 좋으며, 화려한 액세서리는 피하고 강렬한 이미지의 작은 액세서리로 포인트를 주는 것이 효과적이다.

- **세련미가 돋보여야** | 유능한 고객 응대 실력과 탁월한 업무 능력에 세련된 옷맵시를 더한다면 그야말로 주목받는 직원이다. 병원의 이미지는 더욱 돋보일 것이다. 병원 내에서는 개성과 성실성이 돋보이는 깨끗한 옷차림, 외부 손님 접대 시에는 기품 있으면서도 세련된 맵시를 살려 호감을 줄 수 있어야 한다.

회의에서의 옷차림 전략

의료종사자는 아침마다 열리는 업무회의에서 무엇보다 건실하고 능력 있는 사람으로 보일 필요가 있으며, 강한 지도력으로 시선을 끌 수 있어야 한다.

그것은 일차적으로 옷차림에서 시작된다고 해도 과언이 아니다. 업무부서 간, 병동 간 회의 등 수평적이고 다소 가벼운 회의라면 자신감 있고 말쑥한 인상을 드러낼 수 있는 옷차림이 좋다. 한편, 병원경영전략 회의 등 비중있는 외부인이 동석하는 자리라면 옷차림에 특히 주의해야 한다. 이때에는 지나치게 화려한 옷차림은 피하며 자신과 신뢰를 얻을 수 있는 차분한 분위기의 옷차림이 적당하다. 어떤 경우든지 경우에 맞는 옷차림이야말로 자신의 이미지를 나타낼 수 있는 최소한의 전략임을 기억해 두는 것이 좋다.

퇴근 후의 업무 모임에서의 옷차림 전략

퇴근 후의 모임은 업무의 연속으로 보며 이때의 옷차림이야말로 쉽지 않은 선택이다. 이 경우에는 파티나 리셉션 등 격식을 갖추어야 할 자리도 있고, 간단한 모임 정도로 이루어질 수 있다. 이때에도 각각 모임의 성격에 맞게 옷차림이 이루어져야 한다.

일반 직장여성의 옷차림 전략

현대는 자신의 개성을 마음껏 표출하면서 살아가는 개성의 시대이며 그와 같은 개성이 하나의 유행을 창조하는 유행의 시대이다. 유행에 민감한 여성은 과감한 패션을 통해 자신의 아름다움을 발산하면서 자신만의 개성을 찾고자 노력한다.

그러나 무조건적인 유행의 추구야말로 우리 사회를 개성없이 만드는 요인이며, 패션 문화의 주관성을 흔드는 지름길이다.

인간은 때와 장소에 어울리는 옷맵시를 하고 있을 때 가장 아름답고 지적으로 보인다. 특히, 직장에서의 여성은 외부사람과 접하는 일이 많기 때문에 첫인상을 흐리게 하면 자신뿐만 아니라, 자신이 속한 직장의 이미지마저 흐려진다는 점을 생각해야 한다. "패션에도 인격이 있다" 옷을 잘 입는 것은 자신의 매력을 돋보이게 하고 인상을 좋게 심어주기도 하지만 업무능력까지 돋보이게 한다.

얼마 전까지만 해도 웬만한 규모의 기업에서는 직장 내에서 근무복을 착용해 직장 패션에 큰 신경을 쓰지 않아도 되었다. 그러나 최근 근무복의 자율화 바람이 불면서 자유복 근무제를 채택하는 기업들이 늘어나 직장 여성들의 직장패션에 대한 관심이 고조되었다. 물론 병원에서는 전 직원이 고유의 가운을 입고 일을 하기 때문에 직장 내에서 옷차림의 문제가 되는 경우는 극히 드물다. 그러나 일반적인 옷차림을 숙지한다면 유니폼을 입고 관리하는 데에도 소홀함이 없을 것이라 생각한다.

옷을 잘 입는 비결

유행에 따르기보다는 자신의 스타일을 찾아라

옷차림은 자기표현의 방법이다. 유행하는 옷을 그대로 받아들여 입는 것은 곧 자기 줏대가 없는 사람으로 보이는 지름길이다. 자기에게 맞는 좋은 스타일이란 자신의 생각과 생활을 표현해 주는 것이라야 한다.

때와 장소를 가려라

비싼 옷을 입고도 옷을 못 입는다는 소리를 듣는 경우가 있다. 때와 장소를 가릴 줄 아는 방법을 제대로 생활화하지 못했기 때문이다. 좋은 옷이란 좋은 옷감이 아니라 여러 상황에 잘 맞게 입은 옷을 말하는 것이다.

고유의 분위기를 만들어라

매일 다른 옷차림으로 다른 분위기를 연출하는 경우가 있다. 이는 개성 표현 자체를 염두에 둔 것이지만 깊이가 없다. 반면에 매일 옷을 바꾸어 입는데도 비슷한 분위기로 기억되는 사람이 있다. 옷을 통해서 자신의 개성을 잘 드러낸 경우다.

교과서처럼 빈틈없는 옷차림은 피하라

신사들은 대부분 칼라에 심지가 들어간 빳빳한 드레스셔츠를 입는다. 단정해 보이지만 제복 같은 느낌을 준다. 교과서처럼 빈틈없는 옷차림은 부자연스러운 느낌을 준다. 편안한 느낌을 줄 수 있도록 연출해 본다.

기초색상과 악센트 컬러를 조화시켜라

양복을 기초색상으로 하면 셔츠나 타이 중의 하나를 악센트가 있는 색상으로 한다. 양복이 밝은 색이면 타이를 좀 어두운 색상으로, 양복이 어두운 색이면 셔츠나 타이를 좀 밝은 색으로 연출한다.

03 컬러 이미지

컬러의 개념

컬러의 정의

맥그로우 힐 출판사에서 간행한 '과학기술용어사전 The MaGraw-Hill Dictionary of Scientific and Technical Terms '을 보면 색이란 "눈에 보이는 모습과 관련된 빛의 파장의 조형을 말하는 일반적인 용어"로 정의되고 있으며, 더블데이 출판사의 '일상용어 사전 The Doubleday Dictionary for Home, School and Office '에 의하면 "어떤 형체나 물질의 특성으로서 그 공간적 특성과는 구별되며 그 형체나 물질이 방출하거나 반사하는 분광적 합성에 의해 결정되는 것"이라 정의되어 있다.

컬러는 광원(태양, 전등, 발광체, 광선에너지)으로부터 나오는 광선이 물체에 비쳐 반사, 분해, 투과, 굴절, 흡수되면서 시각을 통해 감지되는 것으로 분광이 인간의 시각을 자극하여 일어나는 감각의 일종으로 색에서 발견되지 않은 감성적인 느낌과 색이 인간에게 주는 느낌을 서술할 때 사용된다.

컬러의 효과

컬러의 시각적 효과

컬러의 시각적인 효과란 인간 생활에 미치는 컬러의 영향 가운데 눈으로 보고 즉각적인 반응을 나타내는 효과를 말한다. 색에는 눈에 잘 띄는 색과 그렇지 않은 색이 있다. 실생활에서 교통 표지판이나 각종 광고물 등과 같이 다른 사람들의 눈에 띄어 특정한 메시지를 전달해야 할 표지물들은 그 목적에 따라 색의 명시성이나 주목성을 이용하고 있으며, 그 밖에도 진출과 후퇴, 팽창과 수축과 같은 색의 시각적 효과가 실생활에 응용되고 있다.

컬러의 심리적 효과

색에 대한 심리적인 효과는 시각적 효과처럼 실제와 다르게 보이는 어떤 색이 다른 색의 영향을 받아서 본래의 색과는 다른 색으로 보이는 현상을 말하며, 구체적으로는

| 색의 심리적 기능 |

온도감	난 색 : 빨강, 주황, 노랑 중성색 : 녹색, 연두, 보라, 자주 한 색 : 파랑, 청록, 청자색
자 극	흥분색 : 난색 안정색 : 한색
거리감	진출색 : 난색 후퇴색 : 한색
대소감	팽창색 : 난색 수축색 : 한색
식욕감	식욕 증대 : 난색 식욕 감소 : 한색
시간감	자극이 강한 색은 지속성이 크다(개인차가 있다).
명시성	주위의 색과 다를 정도로 잘 보인다(밝기의 차가 크다).
주목성	눈길을 끄는 색(이상한 색, 화려한 색)
인상성	명시성, 주목성, 기호성과 관계가 있다.

컬러의 대비 효과, 동화 효과, 지각과 감정 효과 등으로 나타나고 있다. 현실에서 나타나는 컬러의 심리적 효과는 동화 효과보다는 대비 효과가 많이 나타나며, 컬러의 심리 효과는 색의 삼속성인 색상, 명도, 채도에 따라, 또는 그 컬러가 놓인 조건에 따라 달라질 수 있다. 실제로 색의 온도나 무게 등은 그 색을 지닌 물체의 온도나 무게에 영향을 받지만 그 색이 주는 효과는 크게 차이가 있다. 색은 사람의 심리를 자극하거나 억누르는 힘을 가지고 있으며, 사람의 호르몬과 혈압, 체온에까지 영향을 주는 등 사람의 심리에 큰 영향을 미친다.

컬러와 커뮤니케이션

컬러는 가장 신속하고, 직접적이며, 정확하게 인간의 의사를 대변할 수 있는 커뮤니케이션 매체로서 그 중요성이 더욱 커지고 있다. 컬러의 보편적인 이미지 특성으로 인하여 색은 언어보다 먼저 선행되어 빠른 의사소통의 의미를 가지기도 하며, 다른 표현 수단보다 자신의 가정과 의사를 전달하는 농축된 조형 언어가 될 수 있다.

컬러[Color] 이미지 진단

색채와 이미지

색채는 이미지 커뮤니케이션에서 가장 중요한 요소 중의 하나로 처음 만나는 사람의 이미지를 의상이 풍기는 '컬러 이미지'로 판단하는 경우가 많기 때문에 그만큼 중요하다. 왜냐하면 모든 visual image는 우선적으로 컬러로 연출되고 보이기 때문이다.

색채는 자기표현과 느낌에 많은 영향을 미치는 의복을 따뜻하거나 차갑게, 쾌활하게, 음침하게, 세련되게 하거나 발랄하게 보일 수 있도록 한다. 또한 착시 현상을 일으켜 키를 더 크게 보이게 하거나 혹은 작게 보이게 할 수 있으며, 체형도 뚱뚱하게 혹은 날씬하게 보일 수 있게 하고, 외모의 특징을 강조 또는 보완할 수 있다.

특히 중요한 점은 사람과 잘 어울려야 하므로, 대상자의 피부색, 체형, 업무와 역할 등이 다 고려되어야 한다. 또한 개인의 기호에 따라 색채의 평가가 다를 수 있기 때문에 대상자의 기호색과 기호색에 영향을 미치는 요인들, 즉 문화적 배경, 생활환경, 교육수준, 심미안, 개성 등에 대한 이해도 고려되어야 한다.

우리가 보통 색깔을 보고 있을 경우 몇 가지 색깔을 동시에 보고 있을 때가 대부분이다. 이때 색깔이 서로 영향을 주어 한 색깔만 보고 있을 경우와는 다르게 보인다. 그 대표적인 현상이 대비 현상이다.

즉, 두 가지 이상의 색깔을 동시에 보거나 연속해 볼 때 생기는 현상으로 이때 제시된 색깔이 서로 영향을 주어 이웃한 색의 특성을 더 강조하는 경향이 생긴다. 색은 색상, 명도, 채도의 세 가지 속성이 있으며 색상대비, 명도대비, 채도대비 등 세 가지 대비가 있다.

색채에 대한 주관적 연상

색채는 어떤 색이든 그것을 보는 사람의 개별적인 견해에 따라 그 느낌이 상반될 수 있다.

예를 들어, 객관적으로 본다면 초록색은 서늘하고 신선하고 맑은 색이어서 매우 유쾌한 색이다. 그러나 초록빛의 조명이 사람의 피부를 비추게 되면 주관적인 견지에서는 당장 혐오감을 불러일으킨다. 그러므로 객관적인 관점과 더불어 주관적인 관점까지 고려하지 않는다면, 색채를 보고 느끼는 연상이 꼭 적절하다고 할 수 없다. 왜냐하면 각 개인마다 색채를 외계 또는 자기 자신과 연관시키는 방법이 다르므로 색채에 대한 반응 또한 달라지기 때문이다.

따뜻한 색의 경우에는 주관적인 연상과 객관적인 연상이 크게 다르지는 않지만 차가운 색에서 느껴지는 연상은 정반대의 것이 될 수도 있다. 그러나 빨간색의 경우는 자기에게 직접 적용했을 때보다 외계의 물체에 적용했을 때 훨씬 강렬하게 보인다.

파란색이나 초록색은 어떻게 보면 평화로운 연상을 일으키지만 달리 보면 무시무시한 연상을 일으킬 수도 있다. 그러므로 색채가 나타내는 분위기는 다양한 것이 될 수도 있다.

색채의 역할

색채의 역할은 외적으로 판단할 때 미치는 색채의 영향과 색채의 미적 효과에 관한 것으로 크게 나뉜다. 외적 판단 요소로는 온도감 · 무게 · 크기 · 거리 등의 판단에 미치는 색채의 영향, 미적 효과에 의한 판단 요소로는 색채에 대한 개인적 기호, 조화, 감정 효과 등을 들 수 있다.

외적 판단 요소

- **온도감** | 색채를 보았을 때 따뜻하거나 차갑게 느끼는 것은, 주로 색상과 관련된다. 따뜻하게 느껴지는 색상은 빨강 · 주황 · 노랑 · 자주색 등이고, 차갑게 느껴지는 색상은 녹색 · 파랑 · 남색이다.

- **무게감** | 무게의 판단에 가장 영향을 주는 색의 속성은 명도다. 밝은 색(명도가 높은 색)은 가볍게, 어두운 색(명도가 낮은 색)은 무겁게 느껴진다. 동시에 명도가 높은 색은 경쾌감을, 낮은 색은 중후감을 느끼게 된다.

- **크기감** | 크기의 판단에서 색채의 효과는 무게의 판단만큼 명확하지는 않으나 역시 명도의 영향이 강하다고 할 수 있다. 대체로 같은 크기라도 밝은 색 쪽이 커 보이고 어두운 색 쪽이 작아 보인다.

- **거리감** | 두 가지 색채가 있을 때 같은 거리에 있으면서도 서로 다른 거리에 있는 듯 보이는 경우가 있다. 밝기가 높은 색 또는 명도가 높은 색, 난색계에 속하는 색깔이 가깝게 보인다.

내적 판단 요소

- **색채의 선호도** | 색채의 선호도에는 개인차가 크다. 조사 결과에 의하면 좋아하는 색상을 순위별로 보면 ① 파랑 blue ② 빨강 red ③ 녹색 green ④ 보라 violet ⑤ 귤색 orange ⑥ 노랑 yellow 이다. 따라서 파랑 계통 · 빨강 계통의 색은 비교적 좋아하는 색인 경우가 많다. 또 나이에 따라서도 좋아하는 색에 차이가 있다. 의상, 메이크업, 가구 구입 등 구체적 상황에서는 형태 · 재질 등 다른 요소도 고려하는 가운데 좋은 색을 선택하는 경향이 있다.

- **색채의 조화** | 색채의 조화란 두 가지 이상의 색채가 인접해 있을 경우 그 배열 · 구성에 따라 보는 사람으로 하여금 유쾌한 감정을 느끼게 하는 것을 말한다. 색채의 조화는 배색하는 경우 늘 고려해야 되므로 의상 · 디자인 · 실내 장식 등 색채를 실제로 사용할 때 문제가 된다. 따라서 일상생활에서 개인의 관심 · 경험 · 훈련이 더함에 따라 배색 감각도 좋아지게 된다.

퍼스널 컬러의 개념

Personal color 라는 말은 컬러리스트라는 직업과 같이 미국에서 개발되었다. 8종류의 타입으로 나누어진 천을 얼굴에 대고 그 사람의 피부의 색, 눈동자의 색, 머리카락의 색을 체크하여 따뜻한 느낌은 여름, 차가운 느낌은 겨울로 나누어 구분하는 것으로 머리카락이 거의 비슷한 검은색인 동양인보다 서양인에게 더 적합한 컬러 진단 방법이다. 하지만 대부분 비슷한 모발색을 가지고 있다고 해도 각각 차이가 있으며 사람들에게는 각각 어울리는 색이 분명히 존재한다.

Personal color는 자신의 얼굴색과 얼굴형을 보완해 주며 젊고 건강하게 보이게 한다. 또한 무절제한 충동구매를 자제할 수 있으며, 차별화된 자신만의 이미지를 통해 설득력 있는 중요한 메시지로 시각적 이미지를 활용하므로 성공적인 이미지를 연출할 수 있는 키워드가 된다.

컬러 이미지 진단

컬러 이미지 진단이란 전문가들이 흔히 컬러 진단으로 불리는 효과적인 색상 선별법을 통해 개인에게 어울리는 색상 팔레트를 제안하는 법이다. 색상 계열과 톤이 구분된 진단 직물을 일일이 얼굴에 맞추어 가며 가장 어울리는 색상 및 피해야 할 색을 찾아내는 방법이다.

컬러 클리닉 시스템의 두 가지 핵심 개념 중 하나인 컬러 이미지 연출에서는 개개인의 신체 색상(피부색, 머리카락 색, 눈동자 색)에 따른 어울리는 색을 진단하여 그에 따른 색채 유형과 이미지, 스타일에 따라 패션과 뷰티에 적용하는 토털 코디네이션 개념의 컨설팅이 이루어진다. 즉, 개개인의 퍼스널 컬러 Personal Color 를 진단하는 Season color 분석 시스템을 활용한 컬러 진단 프로그램이다.

퍼스널 컬러를 통해 긍정적인 외모의 변화로 심리적, 정서적 변화를 얻을 수 있으며 보다 나은 자신의 이미지를 통해 사회적으로 긍정적인 평가를 얻게 되면 그에 따른 자신감을 얻고 적극적이고 긍정적인 성향으로 자신의 능력을 극대화할 수 있다. 컬러 이미지를 통해 단순한 외적 이미지를 아름답게 하는 것이 아니라 자신의 장단점을 파악하고 자신이 추구하는 이미지를 통해 자아 정체성을 확립하는 데 효과적으로 활용하는 것이 더 큰 의미를 지니게 된다.

4계절 유형으로 보는 이미지

계절별 컬러분석 Seasonal Color Analysis 은 개개인의 신체 고유의 색상(피부색, 머리카락색, 눈동자 색)과의 조화를 이루는 색채 유형을 사계절(봄, 여름, 가을, 겨울) 유형으로 구분하고 그에 따라 자신에게 어울리는 색과 어울리지 않는 색을 구분하여 이미지연출을 색채 중심으로 구분한 프로그램이다.

- **봄** Spring | 봄타입 유형은 기본적으로 노란색이 가미된 선명한 원색과 중간색의 베이지, 핑크, 산호, 주황, 노랑, 연두, 옥색 등으로 밝고 선명하며 화사한 색상이 잘 어울린다. 반대로 흰빛과 푸른빛을 지닌 찬 톤과 무겁고 칙칙한 색상은 피해야 하며, 찬 색 계열인 검정색과 흰색, 회색, 청회색, 청색, 은색, 와인색 등을 피해야 한다.

- **여름** Summer | 여름타입의 유형은 기본적으로 흰빛을 많이 띤 색상이 잘 어울린다. 부드럽고 차가운 느낌의 핑크색이나 색상이 튀지 않는 파스텔 계열이나 화이트 베이지, 연블루 계열, 연회색 계열이나 연보라 계열 등으로 중간색이 주를 이루며, 포인트로 자주색이나 블루 색상이 있으며 전체적으로 흰빛을 지니고 있어 불투명한 것이 특징이다. 반대로 피해야 할 색상은 검정색, 흰색, 너무 어두운 색, 비비드 톤과 번쩍임이 있는 색과 따뜻한 색으로, 예를 들어 금색, 오렌지, 노란색 등을 바탕으로 한 밤색을 피해야 한다.

- **가을** Autumn | 가을타입은 따뜻한 톤에 황색 빛을 지닌 색으로 자연스럽고 차분한 계열로 금색, 구리빛, 베이지색, 낙타색, 카키색, 복숭아빛, 갈색 계열, 올리브 그린 등이 주색으로 전체적으로 자연의 색을 주로 한다. 찬 톤 계열과 검은색, 흰색, 너무 반사되듯이 선명한 색, 차가운 바탕색 등은 피해야 한다. 특히 은색이나 청보라색, 검정색, 원색은 피하는 것이 좋다.

- **겨울** Winter | 겨울타입은 기본적으로 찬 색인 검정과 흰색, 흰빛을 지닌 연한 파스텔 톤과 푸른빛을 지난 원색으로 레드, 와인, 자주 계열, 네이비블루 계열이나 청블루, 청회색, 청보라 등이 주요색으로 강렬하면서 대조되는 색이 잘 어울린다. 피해야

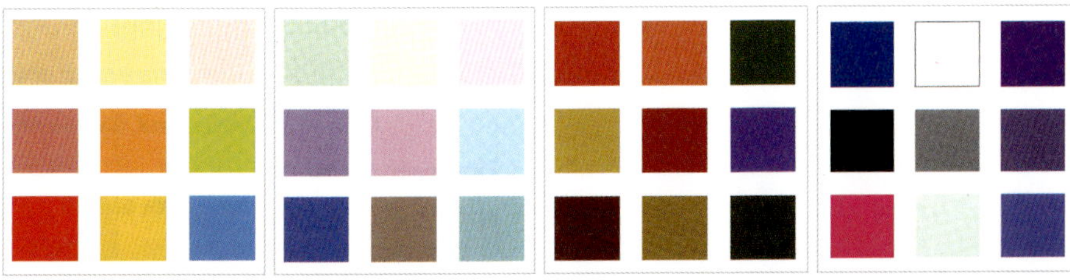

■ 사계절 유형에 따른 컬러

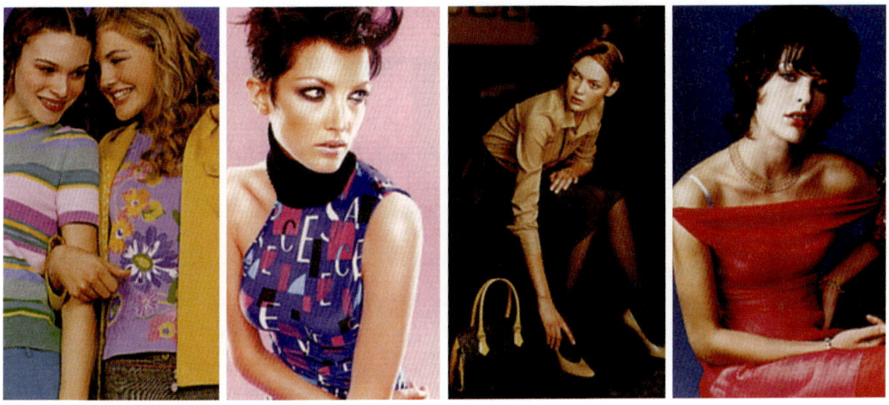

■ 사계절 유형에 따른 컬러 이미지 연출

출처 : 신향선, 컬러 이미지 메이킹, 국제, 2003, p.51

하는 색은 원색이나 불투명한 파스텔, 주황색, 밤색, 카키 계열로 황색은 피하며 특히 탁하고 희미한 색은 어울리지 않으므로 피한다.

컬러 이미지 메이킹

컬러 이미지 연출의 개념

현대사회에서 개인의 이미지는 메시지 역할을 하게 된다. 각 개인이 자신의 이미지를 어떻게 보여주는가에 따라 상대방에게 전달되는 메시지가 결정된다. 우리는 서로가 7~15초 내에 그 사람의 이미지를 파악하게 되는데 '스냅스 snaps 현상'의 일종으로 스치고 지나면서 느끼는 이미지로 인해 그 사람을 인식하게 된다. 그 이미지를 좌우하는 가장 큰 요소는 시각적인 컬러 이미지다. 컬러 이미지는 개인의 독특한 문화에 따라 특별한 의미를 가지기도 하고 공통적인 보편성을 지녀 미적 효과와 정보를 전달하는 기능을 지니고 있다.

컬러 이미지 연출의 특징

컬러 이미지 연출은 색이 지닌 특성과 개개인이 지닌 고유의 색과 성격을 조화롭게 활용하여 미적 효과를 극대화시키고 색이 지닌 비언어적 이미지의 메시지로 활용하는 것이 특징이다. 먼저 퍼스널 컬러를 통한 컬러 이미지 연출의 특징을 보면 다음과 같다.

어울리는 색과 좋아하는 색은 다르다

우리는 흔히 좋아하는 색과 어울리는 색을 같이 활용하는 경우가 흔하다. 그러나 좋아하는 색과 어울리는 색은 반드시 일치하지는 않는다. 좋아하는 색은 심리적 영향이나 성장 환경에 의해 영향을 받게 된다. 아이가 태어나면서 가장 먼저 접하게 되는 것이 후각, 촉각 그리고 시각으로 아이가 눈을 떴을 때 시각적으로 가장 먼저 부모의 색을 인식하게 된다. 그 부모의 색, 즉 성장 환경에서 영향을 받아 좋아하는 컬러를 '본태성 컬러'라고 하는데 이 컬러를 자신의 '베스트컬러'로 착각하는 경우가 있다. 그러나 엄밀히 말해서 좋아하는 색과 어울리는 색은 다르다. 사람에게는 저마다 가장 어울리는 '베스트컬러'가 있으므로 이 색을 알기 위해서는 우선 자신의 피부색을 알아야 한다. 피부색을 보면 황인종이라고 해서 피부가 똑같이 노란색이 아닌 것처럼 우리의 피부색은 여러 가지 유형으로 나뉘어져 있다. 따라서 자기 피부 유형을 알고 그에 맞는 색깔을 연출하는 것이 바로 자신에게 어울리는 색을 선별하는 기준이 되는 것이다.

일반적으로 알고 있는 색이 몇 가지 정도 되는지를 물었을 때 보통 15색 이하로 대답하는 이가 많다. 그러나 실제 우리 주변에 통용되는 색이 무려 3,000여 가지 넘게 있음을 알 수 있다. 이는 색이 다양하게 있음에도 불구하고 색에 대한 무관심과 고정관념으로 인해 일정한 색 이외는 무심코 흘려 지내기 때문에 미처 생각하지 못하는 부분일지 모른다. 그로 인해 누군가 색에 대해 묻거나 어울리는 색끼리 코디를 해야 할 때 왠지 망설이게 되고 어렵게 느껴지는 것이다. 그러나 색에 대해 조금씩 관심을 가지면서 고정관념을 없애고 자신에게 어울리는 색을 알면 오히려 색을 자유롭게 활용하게 된다. 색의 활용 범위는 우리가 상상하는 것보다 광범위하여 우리 생활에 중요한 요소를 차지하고 있는 것이 현실이다. 특히 현대 사회처럼 시각적으로 비치는 것에 비중을 많이

| 컬러가 주는 이미지와 상징 |

컬러	이미지와 상징
Beige 	• 남녀 모두 가장 다양하게 입을 수 있는 색으로 수트, 셔츠, 블라우스 등 어디에도 무난하다. • 수트, 셔츠, 블라우스, 드레스, 재킷에 좋다. • 강한 느낌이 들지 않는 비즈니스 웨어로 적합하다. • 빨강, 진분홍, 연두 등 밝은 색으로 악센트를 준다. • 액세서리 구두용으로 좋은 색이다.
Pink 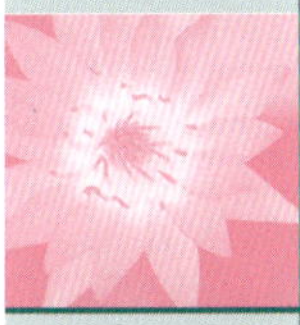	• 깊이 있고 생동감 있는 색 • 여성의 옷에 주로 쓰이나 구두, 가방, 특히 서류 가방에는 잘 쓰이지 않는다. • 남성들은 셔츠, 캐주얼로만 이용 가능하다. • 소녀적인 느낌이 난다. • 강한 레드와는 잘 어울리지 않는다.
Yellow 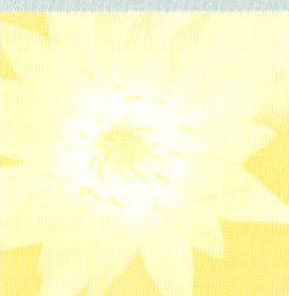	• 젊고 생기 넘치는 색이나 연출하기에 어려운 색 • 비즈니스 웨어로 입으려면 감색, 회색과 좋은 매치. 구두, 핸드백용으로는 바람직하지 않다. 요즘은 개성파들에게 가끔씩 사용되기도 한다. • 남성의 비즈니스 웨어에는 넥타이를 제외하고는 금기의 색이다. • 순색 노랑은 의복에서는 아동복을 제외하고는 잘 사용하지 않는다.
Orange 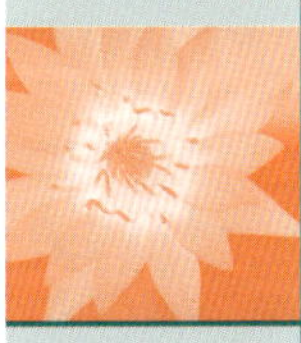	• 친숙함과 사교적인 분위기 • 감색, 회색과 잘 어울리며 스포츠 웨어, 캐주얼에 주로 사용된다. 숙녀복에 가끔씩 사용한다. • 복숭아, 살구빛은 얼굴색을 환하게 하여 나이든 사람에게 잘 어울린다. • 명도가 높아 쾌활한 이미지를 연출한다. • 어두운 피부의 사람들에게 잘 어울린다.
Blue 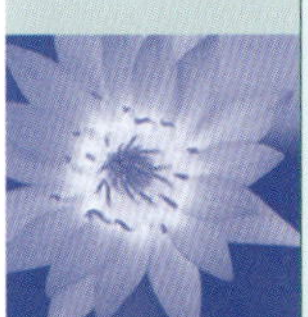	• 강한 힘과 권위를 상징 • 여자보다는 남자에게 더 선명한 선을 주며, 젊고 화려한 인상을 준다. • 피부가 검은 사람은 피하는 것이 좋다. • 수트, 스커트, 재킷으로 적합하며, 강한 인상을 주고 싶을 때는 감색에 흰색, 회색의 가는 줄무늬가 좋다. • 흰색, 빨강의 악센트가 효과적이다. • 액세서리에는 검정과 함께 쓰지 않는다면 구두, 핸드백으로 무난하다. • 명도가 낮아 다른 색과의 배색이 쉽다.
White 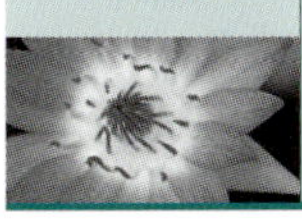	• 전통적으로 여름용 여성재킷, 수트와 웨딩드레스에 많이 사용하며 사계절용 의복으로 입는다. • 남성의 경우에는 오후 6시 이후의 복장이며 남성용 구두는 예식이나 파티용이 아니면 잘 사용하지 않는다. • 입는 사람의 이미지에 따라 고귀함과 천박한 느낌

Gray 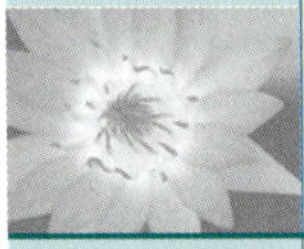	• 성공한 비즈니스맨을 상징하며, 안정감과 신뢰감을 주는 색 • 흰색, 검정, 빨강, 분홍, 파랑으로 악센트를 준다. • 명도차를 적당히 주면 모든 색과 자연스러운 배색이 된다. • 수트, 셔츠, 블라우스, 재킷 등에 적합하다.
Brown 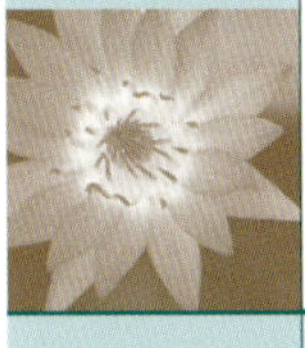	• 차분함, 부드러움, 우아함을 상징 • 수트, 재킷, 스커트에 실용적으로 적합하다. • 검은 머리에는 진한 갈색이 어울린다. • 밝은 색의 악센트가 필요하다. • 액세서리 – 구두나 서류가방에 좋다.
Green 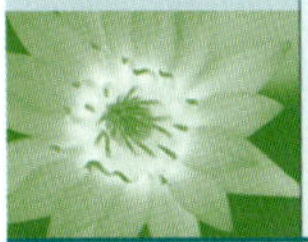	• 여유와 안정감을 주는 색 • 파스텔 그린은 질 좋은 천일 때 재킷, 블라우스도 적합하다. • 올리브나 카키는 다른 밝은 색, 특히 빨강색과 잘 어울린다. • 상쾌한 느낌을 주며, 피부가 검은 사람에게는 잘 어울리지 않는다.
Black 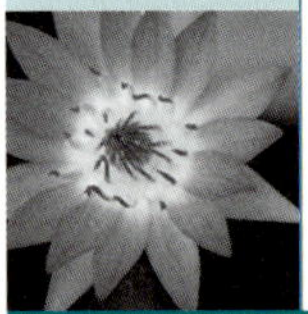	• 죽음, 운명, 엄숙, 겨울을 상징 : 검정은 개성적이고 기품 있고 섹시한 색 • 날씬하게 보이게 하며, 강한 인상을 준다. • 정장, 스커트, 재킷에 적합하다. 재질에 따라 화려함을 주기도 한다. • 얼굴 가까이 다른 밝은 색이 오도록 하면 누구에게나 어울린다. • 사계절 입을 수 있다. • 감색과는 같이 입지 않는 것이 좋다 • 액세서리 : 구두, 벨트, 핸드백에 좋다.
Wine 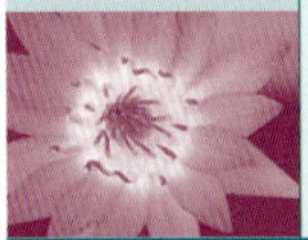	• 품위, 교양을 상징하여 여성에게 품위있는 비즈니스 웨어로 적합하며, 회색과 매치하면 좋다. • 수트, 스커트, 재킷, 바지에 적합하며 분홍 · 회색 계열의 악센트가 효과적이다. • 액세서리 – 구두, 서류가방으로 좋다. • 남성복으로는 부적합, 포도주색 타이와 회색, 감색 양복을 매치한다.
Red 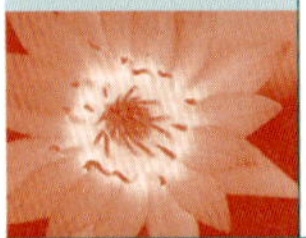	• 젊은 느낌을 주며 강하다. • 수트, 드레스, 재킷에 좋으나 너무 강렬한 인상을 주므로 주의해야 한다. • 순색 레드는 체격이 큰 사람한테는 어울리지 않는다. • 보랏빛 레드는 부드러운 느낌을 주어 일상적인 의복에서 잘 어울린다.
Purple 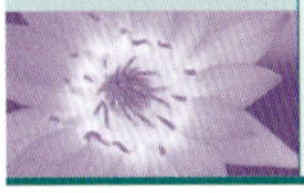	• 신비함을 주는 색 • 여성의 비즈니스 수트, 드레스, 블라우스에는 잘 쓰이지 않으나, 요즘 와서는 가끔씩 사용되고 있다. • 라일락, 라벤더 같은 파스텔 색조는 바탕 무늬로 다른 옷과 조화를 이루기 쉽다.

두는 이 시점에 색은 하나의 이미지 연출의 도구가 되는 것은 물론이고 사회적, 경제적, 문화적인 차원까지 영향을 미치는 것이 현실이다. 따라서 자신이 좋아하는 색과 어울리는 색을 구분하여 활용하고 더 나아가 필요한 색을 활용하는 것이 색을 효율적으로 활용하는 방법이다.

컬러 이미지 연출은 배색과 이미지의 조화이다

색을 선별하는 기준을 간략하게 설명하면, 모든 색은 기본적으로 따뜻한 색과 찬 색으로 나뉘어져 있다. 따뜻한 색은 기본적으로 노란색을 지니고 있으며 찬 색은 푸른색과 흰색, 검은색을 지니고 있는 것이 특징이다. 모든 색이 찬 색과 따뜻한 색으로나누어지므로 피부색 역시 따뜻한 색과 찬 색으로 구분되는 것이다. 조화로운 배색은 동일배색, 유사배색, 대조배색 등을 통해 해야 하고, 퍼스널 컬러의 조화로운 배색은 이를 종합한 배색으로 기본적으로 같은 유형의 색으로 배색하는 것을 우선으로 한다. 신체 색상과의

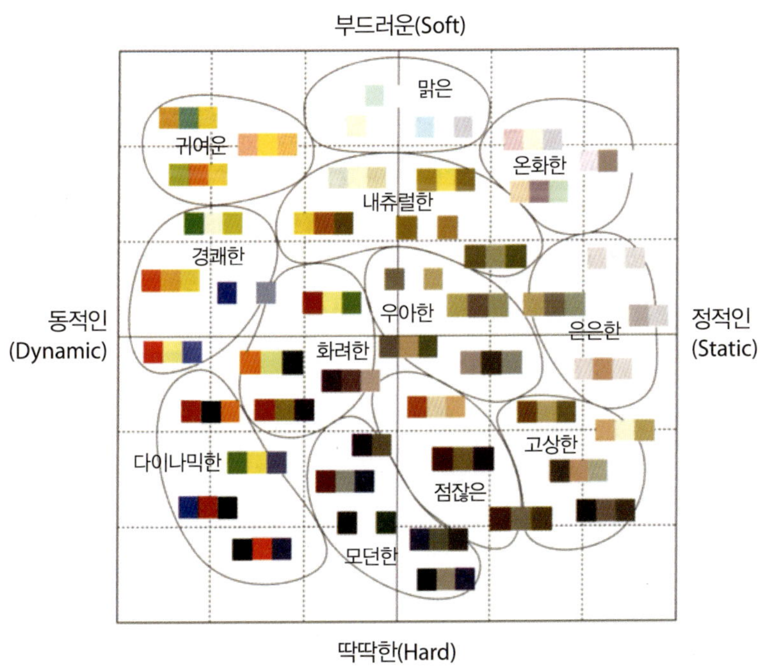

출처 : 신향선, 컬러 이미지 메이킹, 국제, 2003, p.33

▪ 배색의 컬러스케일

동일배색이 이루어지므로 이로 인해 단점을 감소시키고, 유사배색을 통해 조화로운 배색으로 연출하는 것이 기본이 된다.

같은 빨강색이라도 사람마다 어울리는 것이 다른 이유는 신체 색상이 다르기 때문이다. 자신의 신체 색상의 유형을 알면 개개인에게 어울리는 색을 선별하게 되며 빨강계열 중에서도 자신에게 어울리는 빨강을 선별할 수 있게 된다.

이렇게 자신의 피부색과 같은 톤의 색으로 컬러 이미지 연출을 했을 때 자신의 단점은 감소되고 장점은 부각시키는 효과를 얻을 수 있다. 우리가 색으로만 보더라도 어울리는 색보다 어울리지 않은 색이 있을 때 그것이 더 두드러져 보이는 것을 알 수 있다. 따라서 어울리지 않는 색을 접했을 때는 단점이 더 늘어나는 결과를 낳게 되는 것이다. 예를 들어, 같은 검정 색의 의상을 입었을 때 어떤 이는 얼굴이 작아지면서 또렷하게 보이는가 하면, 어떤 이는 오히려 얼굴의 각이 드러나 크게 보이고 얼굴의 그늘이 도드라져 보이는 경우가 있다. 이것이 바로 자신의 피부색과 주변색이 어울리지 않기 때문이다. 이렇듯 퍼스널 컬러를 통한 컬러 이미지 연출은 개개인의 신체 색상에 따른 이미지를 찾아 그에 적합한 배색을 통해 아름다움을 연출하는 이미지 메이킹이다.

04 의료인의 이미지

병원 근무자의 이미지 메이킹

외모의 이미지는 단지 보이는 느낌만을 전하는 것이 아니라 개인의 내면적 성향 및 소양을 표현하는 중요한 수단이다. 비슷한 능력이나 실력을 가진 두 사람 중에 한 사람을 택한다면 대부분의 사람은 용모가 단정한 사람을 원한다. 고객을 응대하는 매너 가운데

Check-list 업무 전 점검사항

- □ 헤어 스타일이 깔끔하고 단정한가?
- □ 화장이 단정하게 유지되어 있는가?
- □ 구취가 나지는 않는가?
- □ 음식물 찌꺼기가 이 사이에 끼지는 않았는가?
- □ 손톱은 깨끗하게 다듬어져 있는가?
- □ 옷에 다림질이 되어 있고 단추나 실밥이 늘어져 있지는 않은가?
- □ 속옷이 밖으로 나와 있지는 않는가?
- □ 스타킹에 올이 나간 곳은 없는가?
- □ 구두가 잘 닦여 있는가?

자신의 용모를 가꾸는 것은 가장 기본이다. 병원의 상황에 맞고 개성을 살린 용모는 고객에게 좋은 인상을 준다. 특히 의료종사자는 용모를 가꿀 때 청결, 기능, 조화를 고려해야 한다. 그리고 수시로 옷차림에 대해 점검하는 것을 습관화해야 한다.

유니폼

- 유니폼은 서비스의 유형적 증거가 되므로 병원의 이미지를 반영시킨다.
- 청결 유지를 위한 잦은 세탁과 다림질은 필수다.
  (특히 시선이 많이 가는 소매 끝과 목 부분을 청결히 한다).
- 본인의 사이즈에 맞는 유니폼을 입고 단추와 실오라기 등을 확인한다.

메이크업

- 고객에게 신뢰감과 안정감을 줄 수 있는 깔끔한 이미지 표현이 중요하다.
- 지나친 유행 메이크업은 피한다.
- 피부색을 너무 밝거나 어둡게 하여 목과 손의 색상 차이가 나지 않도록 한다.
- 눈썹은 자연스러운 모양으로 하고 립스틱은 채도가 너무 낮은 색은 피한다.

헤어 스타일

- 머리를 무스나 젤로 고정시켜 스타일의 변화가 없도록 깔끔하게 정리한다.
- 앞머리가 얼굴, 특히 눈을 가리지 않도록 한다.
- 긴 머리는 하나로 묶는다.
- 지나치게 화려한 염색이나 머리핀은 삼간다.

구두

- 병원 내에서 질질 끌고 다니는 것을 막기 위해 반드시 뒤가 막힌 것을 신는다.
- 뒤축을 구겨 신지 않는다.
- 자주 먼지를 털고 닦아 청결함을 유지한다.

스타킹

- 스타킹에 흠이나 구멍, 줄이 나 있는지 자주 점검한다(여분의 스타킹 준비).
- 요란한 무늬, 반짝이, 자수 등이 있는 것은 피한다.

- 여름에도 반드시 스타킹을 신는다.
- 색은 자연스러운 살색이나 커피색을 착용한다.

액세서리

- 지정된 명찰은 정 위치에 부착한다.
- 한번에 몸에 부착하는 액세서리는 한두 가지로 제한한다.
- 귀고리는 귀에 부착하는 형태로 하고 지나치게 크거나 늘어지는 것을 피한다.
- 화려하고 요란한 액세서리로 시선을 집중시키는 것은 좋지 않다.

기타 용모 관리

- 근무 전 반드시 입냄새 제거 등을 하고 구강 상태를 점검한다.
- 손톱은 2mm 이내로 둥글게 잘라 관리한다.
- 매니큐어는 투명색으로 바르거나 아무것도 바르지 않는다.
- 손은 자주 닦아 청결히 한다.
- 향수는 은은한 향을 쓰고 직원들이 같거나 비슷한 향을 사용하면 더 좋다.

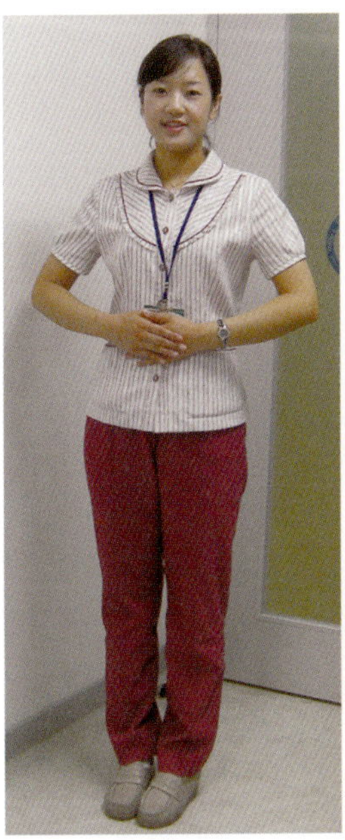

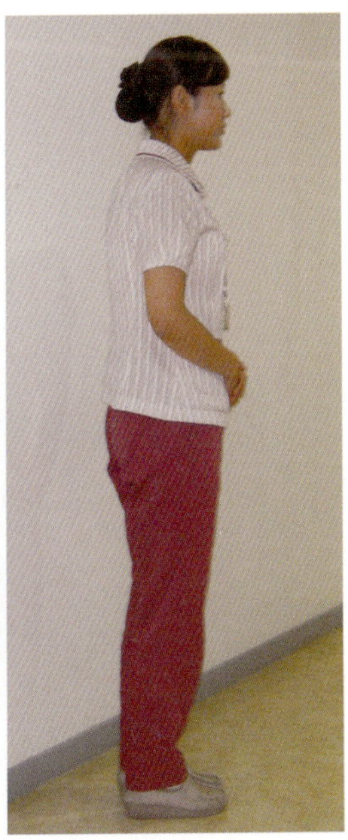

■ 유니폼에 맞는 이미지

| 병원 직원의 용모 체크리스트 |

Check-list 직원 의상 및 태도

- ☐ 머리 스타일은 짧게 하거나 긴 머리는 올려서 단정합니까?
- ☐ 머리는 잔머리가 많아서 지저분하지 않습니까?
- ☐ 지나치게 화려한 머리핀을 꽂고 있지는 않습니까?
- ☐ 모자, 선글라스 등을 착용하고 있지는 않습니까?
- ☐ 화장은 거부감을 줄 정도로 진하지 않습니까?
- ☐ 화장한 얼굴에 얼룩이 지지는 않았습니까?
- ☐ 의상(유니폼)은 손질이 잘되어 있습니까?
- ☐ 명찰은 똑바로 잘 착용되어 있습니까?
- ☐ 손은 청결하고 손톱은 가지런합니까?
- ☐ 매니큐어 색이 너무 화려하거나 진하지는 않습니까?
- ☐ 양말이나 스타킹의 색이 너무 화려하지 않습니까?
- ☐ 양말이나 스타킹에 흠이나 구멍, 줄이 나 있지는 않습니까?
- ☐ 구두와 실내화의 청결 상태가 양호합니까?

참/고/문/헌

1. M. Eliade, 이은봉 역, 성과 속, 한길사, 1998, p.24
2. 김인식 역, 이미지와 글쓰기, 서울: 세계사, 1993, p.86
3. 이희승, 국어대사전, 민중서림, 2001
4. Walter Lippman, Public Opinion, New York: The Macmillan Company, 1962, p.95
5. 정순태, 마케팅 관리론, 경문사, 1983
6. Kotler, P., Marketing Management, New Jersey: Prentice-Hall Inc., 1988
7. 이경도, 색채이미지와 코디네이션에 관한 연구, 효성카톨릭대학교 석사학위논문, 1996, p.3
8. 한국마케팅연구원, 마케팅 신용어사전, 사단법인 한국마케팅연구원, 1996, p.402
9. 이상철, 국제정보론, 서울: 일지사, 1984, p.299
10. 정하나, TV 진행자들의 이미지 메이킹 연구, 원광대학교 대학원 석사학위논문, 2003, p.7
11. 안정언, 기업의 이미지 전략, 한국능률협회, 1989, p.24
12. 조재국, 이견직, 박영택, 의료기관의 경영실태와 정책과제, 한국보건사회연구원 정책보고서 결과, 1997
13. 김지수, 일 부속병원의 마케팅 전략을 위한 이미지 조사 연구, 이화여자대학교 교육대학원 석사학위논문, 1996
14. 전춘영, 간호 이미지 향상 전략 방안 · 간호부서의 활동계획과 실시 및 평가, 대한간호, 1993, 제32권 제2호, p.44
15. 김선영, 대전대학교 행정대학원 석사학위논문, 2004, p.29
16. 오성환, 직장예절, 형설출판사, 2003, p.114
17. 오성환, 직장예절, 형설출판사, 2003, p.115
18. 오성환, 직장예절, 형설출판사, 2003, p.116
19. 염규운, 직장예절, 미래문화사, 1992, p.58-60
20. 오성환, 직장예절, 형설출판사, 2003, p.91
21. 김은영, 이미지메이킹, 김영사, 1992, p.119-120
22. 조충현, 색채분석을 통한 도시가로 경관 개선 방안에 관한 연구, 인하대학교 대학원 석사학위논문, 2002, p.36
23. 허인주, 색채 인식의 변화에 관한 연구, 이화여자대학교 석사학위논문, 1993
24. 김모래, TV광고에 나타난 컬러마케팅 효과연구, 성균관대학교 언론정보대학원 석사학위논문, 2004, p.12

25. 신향선, 컬러 이미지 메이킹, 국제, 2003, 제2장 제2절 색상분류 요인에서 요약
26. 신향선, 컬러 이미지 메이킹, 국제, 2003, p.34-35
27. 하민희, 이미지 리더십, 전자신문사, 2004, p.141
28. 신향선, 컬러 이미지 메이킹, 국제, 2003, p.163-164

Chapter 4

CS 클리닉

1. 이미지 진단
2. 이미지 요소별 CS 클리닉
3. 접점별 CS 클리닉

01 이미지 진단

요소별 이미지 진단

| 이미지 진단(말씨) |

이미지 check	개선을 위한 대책
□ 예의바른 말씨를 사용한다는 말을 많이 듣는 편이다.	예의를 갖춘 말투를 계속 사용할 수 있도록 한다.
□ 나보다 연장자에게 호감가는 말씨를 쓴다고 들었다.	연장자에 대한 예의범절을 더 익혀서 나를 발전시킨다.
□ 너무 정형적이어서 또래나 후배들이 말하기 어렵거나 가까이 접근하기 힘들 때가 있다고 한다.	너무 딱딱한 말투로 동기나 후배들을 대하지 않도록 하는 융통성을 발휘해야 할 것이며 더 친숙해지도록 한다.
□ 토론 중에는 논리적인 주장을 편다고 들었으나 가끔 의견이 엇갈리는 경우가 생기면 어조가 높아지는 경향이 있다.	토론의 분위기에 따라 물러서서 파악하는 습관을 들이며 논쟁을 피하는 방향으로 토론의 분위기를 이끌어가는 습관을 지닌다.
□ 가끔 나이에 비해 너무 신세대적이지 못한 딱딱함이 있다고 생각한다.	유머가 부족하지 않게 새로운 조류에 맞춰서 생각의 유연성을 기른다.

| 이미지 진단(동작) |

이미지 check	개선을 위한 대책
□ 전반적으로 일 처리하는 동작이 느린 편이다.	일 처리하는 동작을 더 빠르게 그리고 정확하게 할 수 있도록 한다.
□ 일 처리를 남보다 빠르게 하는 경향이 있다.	신속한 것은 좋지만 너무 서두르지 않도록 주의한다.
□ 일의 앞뒤를 지나치게 생각하면서 처리하는 경우가 많기 때문에, 때때로 같이 일하는 사람들이 답답해하기도 한다.	일의 앞뒤를 잘 판단한 뒤에 일을 진행시키는 것은 좋으나, 나 혼자만의 일이 아니라면 그들의 행동 방식도 이해하면서 조금 빠르게 대처한다.
□ 적극적이고 능동적인 동작보다는 수동적인 동작인 경우가 많다.	시켜서 하는 일보다 일을 스스로 찾아서 만들어서 해보는 경험을 해본다.
□ 공식적인 일에 잘 나서는 편이다.	공식적인 행사에서의 활동도 중요하나 사적인 친교의 모임에서도 자기 관리에 능해야 할 것이다.

| 이미지 진단(표정) |

이미지 check	개선을 위한 대책
□ 표정이 굳어 있다는 소리를 많이 듣는 편이다.	타인을 보면 되도록 친근한 표정을 갖도록 연습하며 마인드 컨트롤을 한다.
□ 시력이 좋지 않아서 자주 눈을 찡그리고 사람을 쳐다보는 경향이 있어서 상대방이 오해하는 경우도 있다.	시력이 좋지 않아서 발생하는 경우이므로 불편해도 안경을 쓴다거나 타인에게 양해를 구한다.
□ 감정이 얼굴을 통해 드러나는 경우가 많이 있다.	감정을 숨기기는 어려우나 감정이 직접적으로 얼굴로 나타나지 않도록 너그러운 마음을 갖도록 훈련한다.
□ 웃는 표정에 자신이 없고 예쁘게 웃는 미소를 가진 사람을 부러워한다.	미소는 자신의 호감을 상대에게 직접 전달하는 가장 효과적인 방법이다. 가능하다면 이에 관련된 책을 읽어서라도 미소를 연습하고 생활화한다.

| 이미지 진단(외모) |

이미지 check	개선을 위한 대책
□ 사람을 처음 만날 때도 외모에 별로 신경을 쓰지 않는 편이다.	외모는 사람의 첫인상을 좌우하는 척도가 될 수 있으므로 신경을 써야 한다.
□ 현재 입고 있는 옷들은 물려받았거나 오래 전부터 입었으므로 나이에 걸맞지 않다는 것을 알면서도 그대로 입고 있다.	물려받은 옷들이라도 좀 더 센스있게 입는 법을 알아야 하며, 깔끔하고 정갈한 이미지를 상대방에게 심어줄 수 있는 옷차림이 되도록 관심을 가져야 한다.
□ 머리와 옷 등이 세련되지 못하다고 주위 사람들로부터 이야기를 들은 경험이 있다.	머리도 옷과 마찬가지로 상대방에게 깔끔한 이미지를 연출할 수 있도록 잘 가꾸는 습관을 들여야 한다.
□ 옷과 외모를 가꾸고자 하는 관심이 별로 없다.	외모를 가꾸지 않고도 상대의 호감을 얻을 수 있다는 것은 시대착오적인 생각이다. 옷차림도 전략이며 자기 이미지를 센스있게 가꾸고 자기 연출에 능한 사람이 되어야 한다.

| 이미지 진단(반응) |

이미지 check	개선을 위한 대책
□ 매사에 철저하고 반응이 빠르다는 이야기를 자주 듣는다.	완벽하고 꼼꼼한 것도 좋으나 인간적이라는 이야기도 들을 수 있도록 노력한다.
□ 가끔 자신의 일을 위해서 단체의 모임을 탐탁치 않게 생각하는 경향이 있다.	철저한 시간 관리를 함으로써 단체 생활의 시간을 시간 낭비가 아닌 사교의 시간으로 전환시켜 본다.
□ 행동 방식이 소위 바른생활맨으로서 이미지화되어 있다.	너무 착실한 이미지로 굳어서 다른 면을 보여주기는 힘드나, 새로운 일을 시도하여 이미지를 개선시켜 본다.
□ 잘못된 것을 그대로 넘어가면 좀처럼 양심이 그것을 용서치 않아 걱정이 된다.	너무 완벽주의자가 되려는 노력을 피하고 타인의 잘못을 이해하고 어울릴 수도 있어야 한다.

| 이미지 진단(버릇, 습관) |

이미지 check	개선을 위한 대책
□ 첫인상이 나쁜 사람에 대해서는 다시 생각해보려 하지 않는다.	첫인상이 좋지 않다고 해서 그 사람을 성급하게 판단하고 탐탁하지 않게 여기는 것은 성급하고 위험한 실수이므로 섣불리 판단하는 것을 금한다.
□ 주로 중요한 일은 밤에 일의 능률이 더 오르기 때문에 여유를 두고 하는 스타일이므로 아침에 늦게 일어난다.	일찍 자고 일찍 일어나 하루를 길게 보내는 타입으로 생체 리듬을 변화시키려는 노력이 필요하다.
□ 아침과 잠자리 들기 전에 담배를 피우는 습관이 있다.	하루의 시작인 아침과 취침 전 담배는 반드시 끊어야 하겠고 타인과의 교제를 위해서 금연을 하자.

요소별 이미지 진단과 개선책

지금까지 나름대로 현재의 자신의 이미지를 진단해 보고 개선해 봄으로써, 자신의 새로운 이미지를 창조할 수 있는 몇 가지 대책을 생각해 보았다. 모든 요소는 자신 안에 숨어 있는데, 그것을 어떻게 밖으로 표출시킬 수 있느냐 하는 것은 방법론의 문제이며 결과적으로 이미지 메이킹은 자신을 관리하는 과정에서 남에게 전달되고 자기연출을 통해서 상상 속의 매력인이 되어가는 것이라고 생각한다.

02 이미지 요소별 CS 클리닉

표정

우리의 얼굴은 하루 중 거의 대부분의 시간을 타인과 대하고 있으므로 좋은 인간관계 형성을 위하여 본래의 자신의 표정과는 별도로 좋은 느낌을 전달할 수 있는 표정 연출은 필수적이다.

웃는 표정의 효과

친절한 고객 응대의 시작에 있어 가장 중요한 것은 첫느낌이며, 첫인상을 좌우하는 핵심적인 요소는 웃는 표정이다.

- 건강증진 효과
- 마인드 컨트롤 효과
- 실적 향상 효과
- 감정이입 효과
- 신바람 효과
- 호감 효과

좋은 표정을 익히기 위한 노력

좋은 표정이란 얼굴 전체가 자연스럽게 만들어내는, 상황에 적절한 표정, 그리고 평소에는 잔잔한 미소가 배어 있는 그런 표정이다.

- 평소 거울을 자주 보는 습관을 기른다.
- 얼굴 근육 연습과 표정 연습을 지속적으로 한다.
- 밝고 좋은 생각, 마음의 여유를 가지려고 노력한다.

표정 연습

발음 연습을 통한 표정 연습

근육을 풀어서 표정을 부드럽게 만들기 위해서 평상시에 눈썹을 위 아래로 가져가 보고, 입을 크게 벌리거나 조그맣게 오므려보는 연습을 반복하는 것이 효과적이다. 입을 적당히 움직이는 것이 아니라 정확하게 움직이면서 발음을 하도록 한다.

| 바람직한 표정을 위한 발음 연습 |

발 음	연 습	표 정
아	'아'를 발음하기 위하여 입을 벌릴 때 눈썹을 위로 올리는 듯한다.	놀랄 때의 표정과 비슷한 표정
에	'에'를 발음할 때 눈썹을 약간 올린다.	무엇을 물어볼 때 또는 놀라는 표정
이	'이'를 발음하면서 광대뼈를 올린다.	웃음짓는 표정
오	'오'를 발음할 때 눈썹을 올린다.	익살맞은 또는 놀랄 때의 표정
우	'우'를 발음하면서 눈썹을 약간 올리거나 목을 갸우뚱해 보인다.	어린이의 표정, 거절을 나타내는 표정

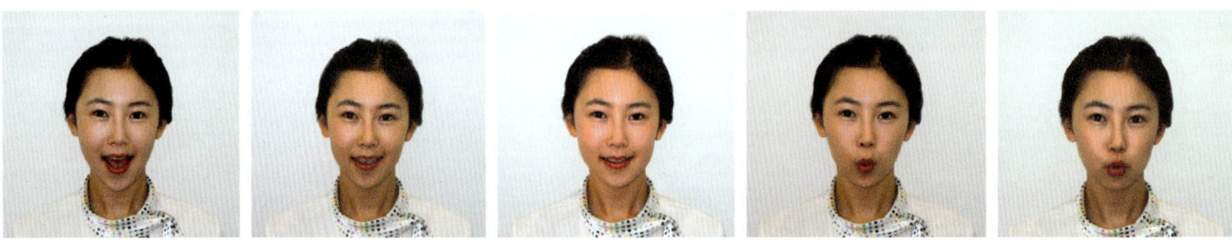

■ 바람직한 표정을 위한 발음 연습법. 아, 에, 이 ,오, 우.

이상의 발음을 통한 입모양을 이용한 연습은 운전 중이나, 피곤하여 잠시 쉬는 경우, 양치질 후, 수시로 연습하는 것이 효과적이다.

얼굴 근육 연습을 통한 표정 연습

인간의 얼굴에는 무려 80여 개의 근육이 있어서 7,000가지 이상의 표정을 만들 수 있다고 한다. 얼굴의 근육을 잘 움직이게 하는 데 따라 표정은 생기가 돋아나게 된다.

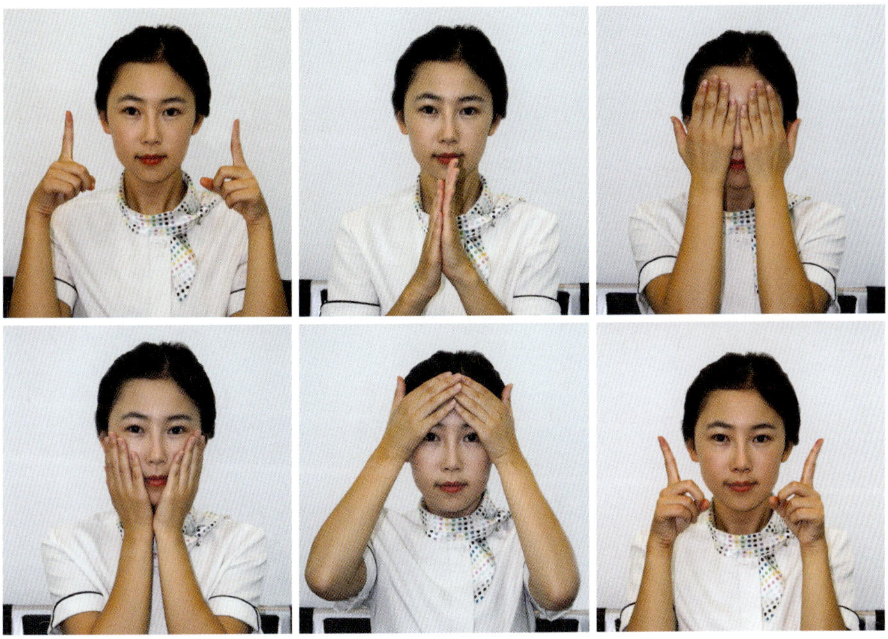

■ 얼굴 근육 연습을 통한 표정 연습의 준비운동

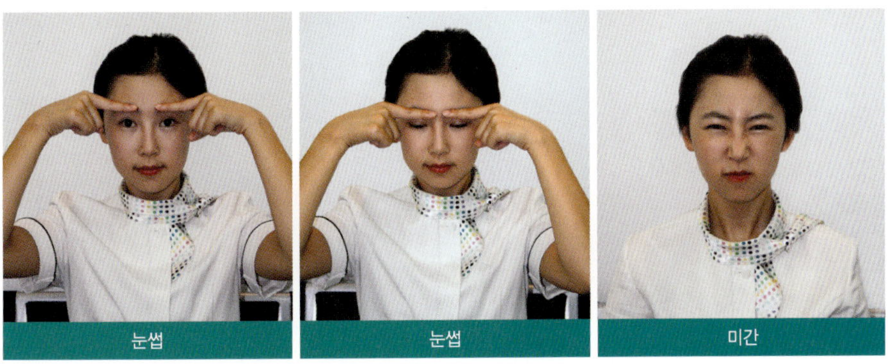

■ 얼굴 근육 연습을 통한 표정 연습 – 눈썹과 미간

■ **눈썹**

- 검지 손가락을 눈썹 위에 살며시 둔다.
- "위, 아래~위, 아래~" 구령에 맞춰 3회 실시한다
  (표정: 반가움을 두 배로 나타내 준다).

■ **미간**

- 인상을 쓰듯 찡긋한다(미안한 표정이 더 진실하게 표현된다).

■ **눈동자**

- 좌, 우, 위, 아래 방향으로 1회 실시 후 눈동자를 한 바퀴 돌려 준다.
- 손바닥을 비빈 후 눈동자에 살며시 올려 준다(동양인의 날카로운 눈매를 부드럽게 해준다).

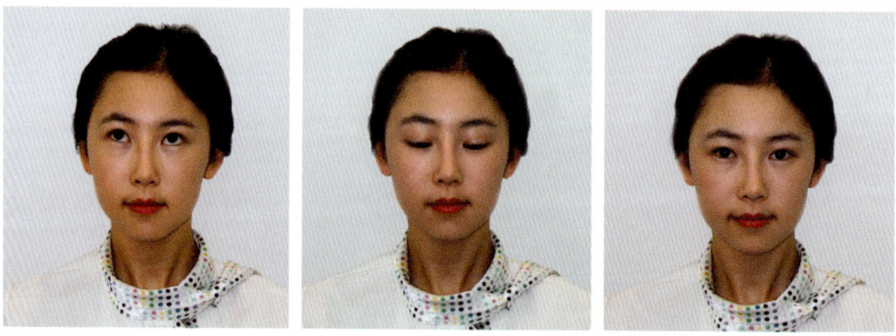

■ 얼굴 근육 연습을 통한 표정 연습 – 눈동자

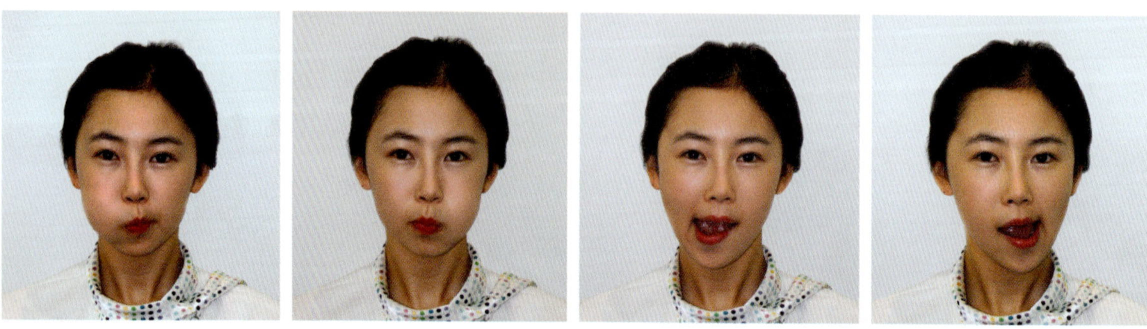

■ 얼굴 근육 연습을 통한 표정 연습 – 양볼

■ **양볼**

- 입 안에 공기를 가득 넣는다.
- 그런 후 "좌, 우, 위, 아래" 구령에 맞춰 공기를 돌린다(자연스런 미소를 만들어 주기 위한 동작).

■ **턱, 코**

- 턱을 앞으로 한 후 좌우로 조심스럽게 움직인다.
- 콧등을 위로 끌어올린다.

■ **발성을 이용한 안면 근육 이완운동**

- 입 모양은 최대한 크게 하고, 목소리 또한 크게 낸다.
- 큰소리로 도/레/미/파/솔/라/시/도를 3번씩 반복해서 연습한다.
- 배에 힘을 주어 스스로가 아름다운 음성임을 느낄 때까지 천천히 한다.

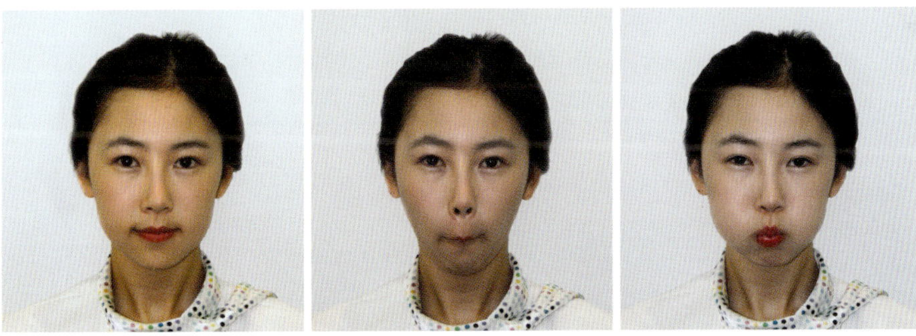

■ 얼굴 근육 연습을 통한 표정 연습 – 턱, 코

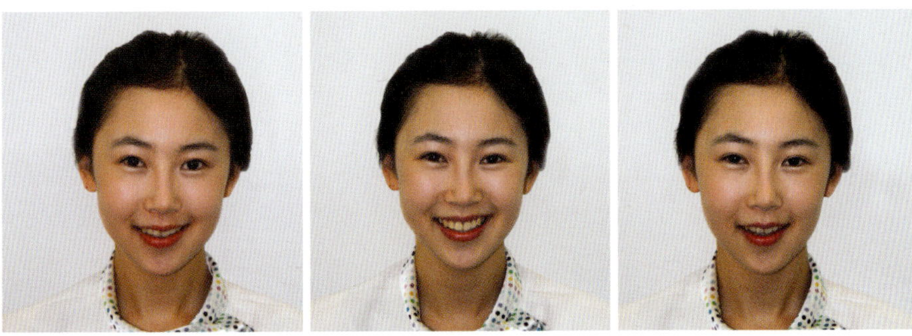

■ 얼굴 근육 연습을 통한 표정 연습 – 미소 만들기

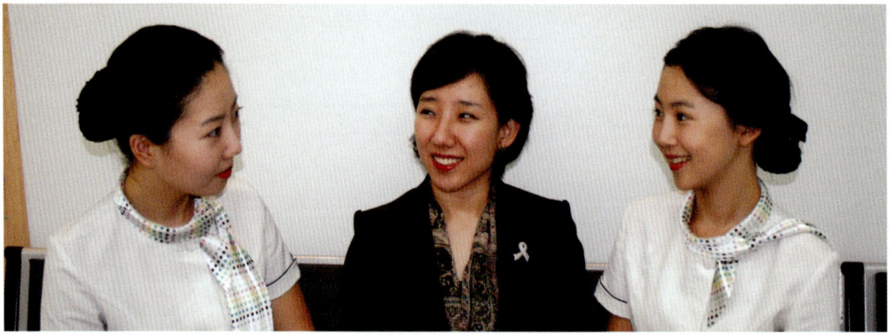

Check-list **표정**

- ☐ 상황과 대상에 맞는 표정을 짓고 있습니까?
- ☐ 턱을 너무 들거나 당기고 있지 않습니까?
- ☐ 고개를 한쪽으로 기울이고 있지는 않습니까?
- ☐ 바른 시선으로 고객을 바라보고 있습니까?
- ☐ 밝고 상쾌한 표정입니까?
- ☐ 자연스럽게 웃는 표정입니까?
- ☐ 몸이 흔들거리지 않고 바른 자세로 웃는 표정입니까?
- ☐ 돌아서서 표정이 굳어지지 않습니까?

■ **미소 만들기**

- '이'로 끝나는 단어를 말한 후 약 10초간 그대로 있는다.
  (이중적인 표정이 나오지 않도록 미소를 유지시킨다).
- 입과 눈이 함께 웃도록, 특히 양쪽 입 꼬리가 자연스럽게 올라가는지 확인한다.

요소별 표정 연습

상황별 표정 연습

① 대기시의 표정

② 환자 및 보호자 응대시의 표정

③ 내부 고객 응대시의 표정

④ 죄송하거나 안타까움의 표정
⑤ 기쁘거나 반가운 상황에서의 표정

입의 표정 연습

① 입의 양꼬리가 올라가게 한다.
② 입은 가볍게 다물거나 윗니가 살짝 보이도록 한다.

부드러운 미소 연습

① 입을 다물고 뺨을 부풀린다.
② 부풀린 상태에서 상, 하, 좌, 우로 움직인다.
③ 입술을 떨면서 공기를 뱉어낸다.
④ 입꼬리를 당겨 초승달 모양으로 만든다.
⑤ 큰소리와 큰 입모양으로 '아 - 에 - 이 - 오 - 우 - 에 - 이'를 발음한다.
⑥'위스키 - 이'의 발음으로 미소를 만든다.

윗니 12개 보이게 활짝 웃어야 매력적

'윗니 12개가 보일 때까지 활짝 웃을 때가 가장 아름답다' 원광대 치대 보철과 동진근 교수팀이 발표한 '미소의 심미성'이라는 논문에 담긴 매력적인 웃음의 조건이다.

이 논문에 따르면 윗입술 양쪽 꼬리가 올라가거나 일직선 상태로 윗니 14개 중 12개가 드러날 때까지 웃을 때 가장 매력적이라는 것. 또 선천적인 치아 형태가 크게 작용하기는 하지만 앞니 끝선이 아랫입술과 평행이 돼야 가장 보기 좋은 것으로 나타났다. 이는 교정 · 보철 치료를 받은 적이 없는 남녀 대학생 240명을 대상으로 치과의사와 미대 교수 5명씩 10명이 지난해 조사한 결과다. 조사 대상자 중 웃을 때 드러나는 윗니 숫자는 10개가 57%로 가장 많았고 다음이 12개(20%), 8개(19%) 순이었다. 또 연구결과에 따르면 가장 매력적인 웃음을 짓는 여성은 따뜻하고 자신감 넘치며 집단 활동을 좋아하는 외향적 성격인 것으로 드러났다. 그러나 남자들은 웃는 모양과 성격에 큰 상관관계가 없었다. 동진근 교수는 "거울 앞에서 작은 미소부터 큰 미소까지 단계별로 10초씩 표정을 짓고 다시 반대로 하는 연습을 매일 3분씩 한 달 이상 하면 효과가 있다"고 말했다. 동진근 교수팀 논문은 최근 미 모스비 출판사의 '치과 보철학' 교과서에 실렸다.

출처 : 국민일보, 2000. 11

Check-list 표정을 위한 스마일 파워 진단

■ 나의 스마일 파워는 몇 점? ■

자신에게 해당되는 항목을 표시한다.

- ☐ 자신의 미소짓는 얼굴이 마음에 든다.
- ☐ 웃는 얼굴이 매력적이라고 칭찬을 받은 적이 있다.
- ☐ 미소지을 때 입술을 최대한 벌린다.
- ☐ 미소지을 때 이가 되도록 많이 보이게 웃고 있다.
- ☐ 미소지을 때 입술 끝이 위로 향하도록 노력한다.
- ☐ 항상 미소짓고 있으려고 노력한다.
- ☐ 사진을 찍을 때 자연스럽게 웃는 얼굴을 취할 수 있다.
- ☐ 미소지을 때 손으로 입을 가리지 않는다.
- ☐ 환하게 미소짓는 얼굴이 건강에 좋다고 생각한다.
- ☐ 나의 웃는 얼굴을 바꾸고 싶다고 생각해본 적이 없다.

[스마일 파워 진단]

위의 설문에서 표시한 항목이 몇 개인지 세어 확인해 본다.

- 8개 이상 : 당신은 강력한 스마일 파워를 가지고 있다.
- 6개 이상 : 당신은 보통의 스마일 파워를 가지고 있다.
- 4개 이상 : 당신은 스마일 파워를 키워야 한다.
- 3개 이하 : 당신은 스마일 파워에 문제가 있다.

시선 연습

사람을 처음 만났을 때 대다수의 사람들은 눈을 본다고 한다. 예로부터 눈은 마음의 거울이고, 그 사람의 정신을 말한다고 믿어 왔다. 시선에는 분위기가 있다. 진지하고 성의있는 시선은 사람을 기분좋게 한다. 상대방에게 관심을 기울이고 받아들일 자세가 되어 있다는 것을 느끼게 하기 때문이다.

시선처리 원칙

시선은 수평으로 둔다 | 고개를 숙이고 눈을 위로 치켜뜨면 자신감이 없어 보이고 경계심을 갖고 있는 것 같아 거북스럽다. 반면 턱을 치켜들고 아래로 내려다보면 상대방을 무시하는 것 같아 보인다.

시선과 얼굴의 방향을 일치되게 한다 | 얼굴은 앞을 향하고 시선만 옆으로 보면 상대에게 곁눈질하는 느낌을 줄 수 있다.

시선을 너무 오랫동안 고정시키지 않는다 | 오랜 시간 대화를 할 때는 뚫어지게 쳐다보는 것 같은 느낌이 들지 않도록 시선을 가끔 다른 곳으로 옮겨주는 것이 좋다.

시선을 자연스럽게 옮긴다 | 눈과 미간, 콧등 사이를 자연스럽게 번갈아 보면 상대방은 자신을 바라본다고 느끼면서도 거부감을 갖지 않게 된다.

올바른 시선처리 연습

- 조용히 눈을 감고 마음을 편안히 한다.
- 깜짝 놀란 표정으로 눈썹을 올린다.
- 찡그린 표정으로 눈썹을 내린다.
- 눈을 크게 뜨고 눈동자를 좌우, 위, 아래로 회전한다.

말씨

발음 연습

연습의 포인트

- 발음 전에 입술을 상하좌우로 움직인다.
- 발음할 때에 가능한 한 입을 크게 벌리는 것이 좋다.
- 진한 부분은 강한 악센트를 두어 발음한다.
- 익숙해질 때까지 천천히 확실하게 발음하여 점차적으로 빠르게 한다.

발음 연습표
1. 저기 있는 저분이 박 법학박사이고, 여기 있는 이분이 백 법학박사이시다.
2. 중앙청 창살은 쌍창살이고, 시청 창살은 외창살이다.
3. 한양 양장점 옆 한영 양장점, 한영 양장점 옆 한양 양장점
4. 저기 있는 말뚝이 말 맬 말뚝이냐, 말 못 맬 말뚝이냐?
5. 들의 콩깍지는 깐 콩깍지인가, 안 깐 콩깍지인가? 깐 콩깍지이면 어떻고 안 깐 콩깍지이면 어떠냐? 깐 콩깍지나 안 깐 콩깍지나 콩깍지는 콩깍지인데
6. 상표 붙은 저 깡통은 깐 깡통인가? 안 깐 깡통인가?
7. 강낭콩 옆 빈 콩깍지는 완두콩 깐 빈 콩깍지이고, 완두콩 옆 빈 콩깍지는 강낭콩 깐 빈 콩깍지다.
8. 내가 그린 구름그림은 새털구름 그린 그림이고, 네가 그린 구름그림은 뭉게구름 그린 그림이다.
9. 간장공장 공장장은 강공장장이고, 된장공장 공장장은 장공장장이다.
10. 신진 샹송 가수의 신춘 샹송 쇼우
11. 멍멍이네 꿀꿀이는 멍멍해도 꿀꿀하고 꿀꿀이네 멍멍이는 꿀꿀해도 멍멍한다.
12. 서울특별시 특허허가과 허가과장 허과장
13. 양피지표지의 비평집
14. 앞 집 팥죽은 밝은 팥 풋 팥죽이고, 뒷집 콩죽은 햇콩 단콩 콩죽이고, 우리 집 깨죽은 검은깨 깨죽인데 사람들은 햇콩 단콩 콩죽 깨죽 죽 먹기를 싫어하더라.

감성 언어(감정을 전하는 오감 언어)

언어에도 '오감'이 있다.

환자 및 많은 사람들과의 효과적인 communication을 위하여 의료종사자의 언어는 '물 흐르듯' 해야 하며 communication의 대상 대부분이 심리적, 신체적으로 고통을 가지고 있는 환자임을 감안, 느낌이 있는 메시지 전달 방식의 언어 습관을 갖추어야 한다. 그 표현에 있어 '오감'의 요소가 깃든 말과 단어의 선정으로 환자에게 정서적 안정감을 주고, 상담 시에는 대화 자체를 즐기는 분위기를 유도하여야 한다.

오감 언어의 예	
부르는 소리에 놀라 자리에서 벌떡 일어났어요.	부르는 소리에 놀라 마치 개구리처럼 자리에서 벌떡 일어났어요.
가을 하늘은 푸르다.	가을 하늘은 손을 넣으면 쥐어질 듯한 바다처럼 푸르다.
소리를 내며 웃었다.	구슬이 구르는 듯 까르르 소리를 내며 웃었다.
소독약 냄새가 났다.	6살 때 예방 주사를 맞으러 갔던 병원에서 맡았던 싸르르한 소독약 냄새가 났다.
포근한 안락의자	어머니 가슴처럼 포근한 안락의자
웃는 모습이 예쁘다.	TV의 미스코리아 대회에서 본 옥수수 같은 치아를 활짝 내보이며 웃던 그 여성보다도 웃는 모습이 더 예쁘다.
힘이 없어 보인다.	고개가 꺾인 허수아비처럼 힘이 없어 보인다.
김치가 맛있다.	김치가 아삭아삭 소리가 나게 씹히는 게 너무 맛있다.

말을 잘하는 사람들의 특징
1. 의식적으로 기승전결에 따라 이야기한다.
2. 스스로 이해하지 못하는 부분은 반드시 확인한다.
3. 유머나 적절한 농담을 섞어가며 이야기한다.
4. 사례를 효과적으로 활용한다.
5. 분명한 어조로 천천히 이야기한다.
6. 상대방의 눈을 쳐다보며 이야기한다(계속 쳐다봐서는 안된다).
7. 논리적으로 이야기한다.
8. 상대방의 입장과 마음을 헤아린다.

효과적인 말하기 요령

① 상대의 입장에서 이해한다.
② 예상되는 문제를 의식한다.
③ 개방적인 태도로 피드백을 주고받는다.
④ 적극적인 경청의 자세를 유지한다.
⑤ 1:1 커뮤니케이션을 한다.
⑥ 자기 자신과 상대를 신뢰한다.

자세(동작)

올바른 자세와 동작의 중요성

- 좋은 자세와 동작은 행동예절의 기초이다.
- 바른 자세와 동작은 그 사람의 기품에 영향을 준다.
- 상대방에게는 안정되고 정숙한 느낌을 준다.
- 올바른 자세는 질병을 예방할 수 있다.

기본자세 연습

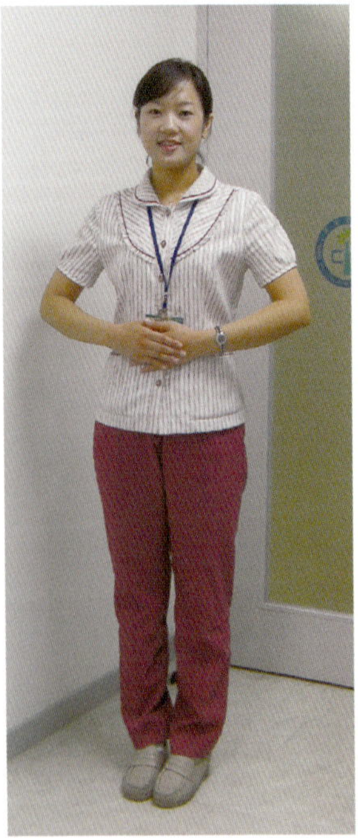

■ 서는 자세의 기본자세

서는 자세 연습

- 목과 허리를 펴서 머리에서 발끝까지 일직선이 되도록 한다.
- 가슴을 쭉 펴고 어깨는 힘을 빼며 배는 힘을 주어 내밀지 않도록 한다.
- 몸의 중심을 잘 잡고 발의 뒤꿈치를 붙이고 무릎에 힘을 주어 두 다리를 붙여 선다.
- 손은 공수 자세를 하거나 손가락을 가지런히 모아 양 옆에 자연스럽게 내린다.
- 시선은 정면을 향하고 바른 고개 위치에서 턱을 살짝 당긴다.

앉은 자세 연습

- 선 자세와 같이 곧게 하여 의자 깊숙히 앉는다.
- 의자와 등 사이는 주먹 하나 정도 간격을 두고 앉는다.

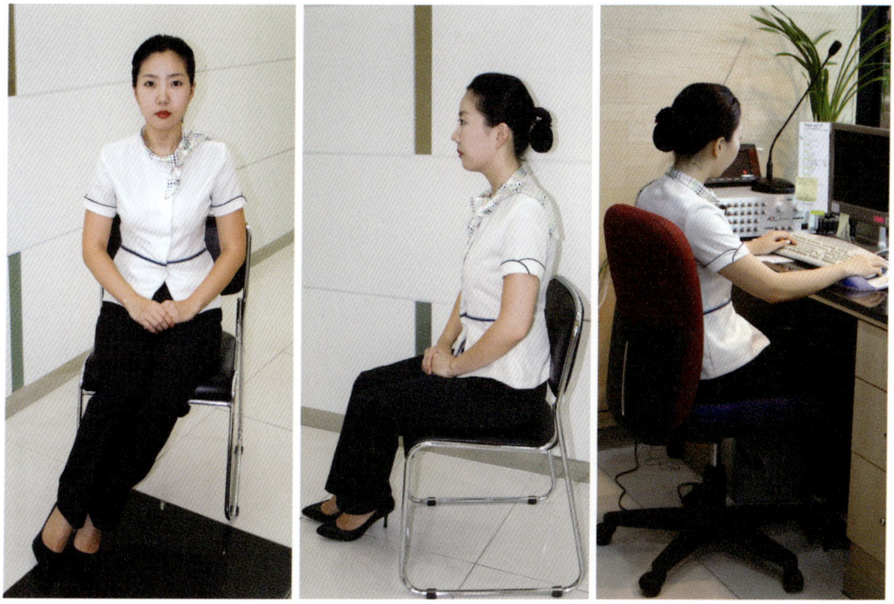

■ 앉은 자세의 기본자세

- 책상이 있는 경우는 책상과의 간격을 주먹 두 개 정도로 한다.
- 한쪽 발을 뒤로 당겨 균형있게 앉는다.
- 여성의 경우 스커트 뒷자락을 한 손으로 잡고 앉는다.
- 여성의 경우 다른 한 발을 당겨 나란히 붙여 비스듬히 내놓는다.
- 발끝은 가지런히 모아 정면을 향하게 하여 조금 앞으로 내민다.
- 무릎과 발끝을 붙이고 손은 모아 무릎 위에 놓는다.
- 남성의 경우 무릎은 어깨넓이로 벌리고 양손은 주먹을 가볍게 쥐어 무릎 위에 놓는다.
- 남성의 경우 다리는 수직이 되게 한다.
- 턱은 당기고 시선은 정면, 상대의 눈을 본다.

앉고 일어서는 자세 연습

여성

- 앉을 때는 의자 왼쪽으로 들어가 의자 반보 앞에 선다.
- 한쪽 발을 반보 정도 뒤로 뺀 뒤, 어깨너머로 의자를 보며 같은 방향의 손으로 스커트를 살짝 쓸어내리며 앉는다.

- 뒤로 내딛은 발을 앞으로 모은다.
- 일어설 때는 다시 양발을 모은 상태에서 한쪽 발을 뒤로 놓는다.
- 무릎의 힘으로 한 번에 일어선 후 뒤의 발을 앞으로 모아 바로 선다.

남성

- 앉을 때는 의자에서 반보 앞에 선다.
- 바지를 약간 들어올리며 한 번에 자연스럽게 앉는다.
- 손은 양쪽 허벅지 위에 나란히 올려놓거나 공수하여 무릎 중앙에 올려놓는다.
- 무릎의 방향은 상대방을 향한다.
- 일어설 때는 양쪽 발에 힘을 주며 무릎의 힘으로 한 번에 일어선다.
- 손을 바지 옆 재봉선에 대며 바른 선 자세를 취한다.

바르게 걷기 연습

- 어깨와 등을 곧게 펴고 시선은 정면을 향한다.
- 무릎은 곧게 펴고 배를 당기며 몸의 중심을 허리에 둔다.
- 턱을 당기고 시선은 자연스럽게 앞을 본다.
- 어깨는 수평으로 하며 머리와 흔들지 않는다.
- 여성은 양 무릎이 스치는 듯 기분으로 걷는다.
- 허리와 가슴부터 나가는 기분으로 몸의 중심을 옮겨 걷는다.
- 발 앞 끝이 먼저 바닥에 닿도록 하며 걷는 방향이 직선이 되도록 한다.

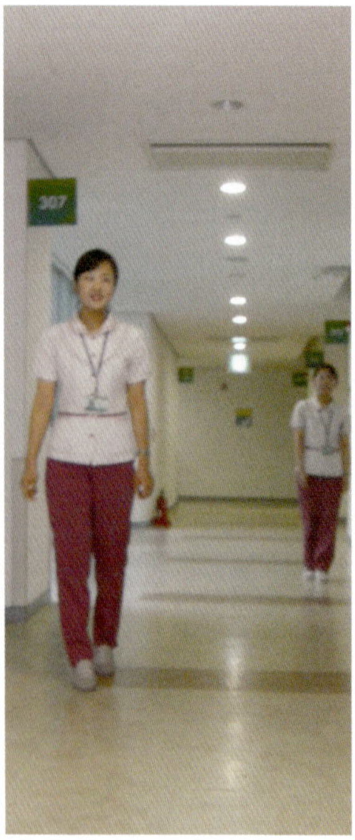

■ 바르게 걷기

걸을 때 주의사항
1. 팔과 보폭은 작게, 소리나지 않게 걷는다.
2. 다른 사람 앞을 지날 때에는 한쪽으로 비켜서 다소곳이 지나가며 "실례합니다" 하고 목례한다.
3. 조용히 우측통행한다.
4. 큰소리로 잡담하지 않는다.
5. 다른 사람과 마주쳤을 때는 한쪽으로 비켜선다.

- 발소리가 나지 않도록 체중을 발 앞에 싣고 신발을 끌지 않는다.
- 발은 일직선의 좌우에 붙여서 옮겨 디딘다.
- 팔은 앞으로 15도, 뒤로 45도 정도로 자연스럽게 흔든다.
- 보폭은 자기의 체격에 맞도록 자연스럽게 한다.
- 안짱걸음이나 팔자걸음은 교정한다.
- 발을 휘젓거나 발끝을 벌려서 걷지 않는다.

들어오고 나가는 자세 연습

- 방에 들어갈 때는 노크를 두 번 가볍게 한다.
- 문은 두 손으로 열고 닫는다.
- 두 손에 물건이 있으면 물건을 내려놓고 문을 여닫는다.
- 문은 소리나지 않게 열고 닫는다.
- 회전문은 먼저 들어가고 밀어 드린다.

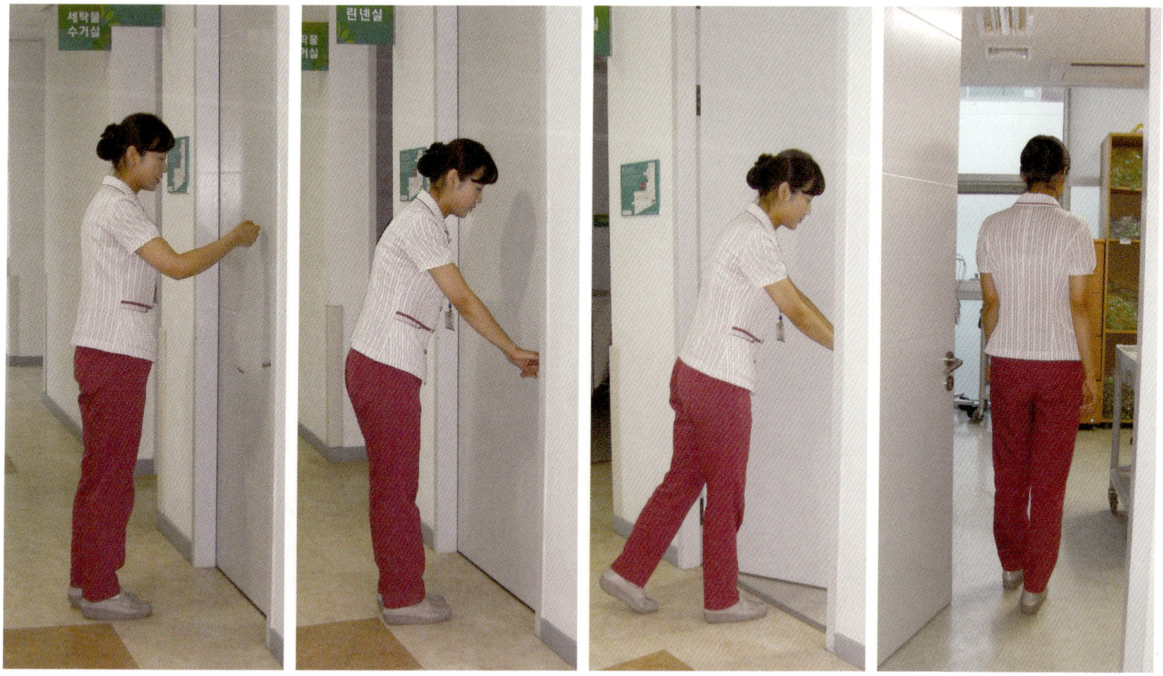

■ 들어오고 나가는 자세

들어오고 나갈 때 주의사항
1. 어깨나 등, 발로 여닫지 않는다.
2. 물건을 내려놓고 문을 여닫는다.
3. 문은 소리나지 않게 열고 닫는다.
4. 문을 열어놓은 채 일을 보지 않는다.
5. 필요 이상 문을 활짝 열지 않는다.

바닥에 떨어진 물건을 주울 때

- 양다리를 붙이고 깊이 옆으로 앉았다가 일어선다.
- 상체는 가급적 숙이지 말고 편다.

계단 오르내리기 연습

- 상체를 곧게 펴고 몸의 방향을 비스듬히 하여 걷는다.
- 무게 중심을 발의 앞부리에 두어 소리가 나지 않게 걷는다.
- 올라갈 때의 시선은 15도 정도 위를 향하여 걷는다.
- 내려갈 때의 시선은 15도 정도 아래를 향한다.
- 올라갈 때에는 남자가 먼저, 내려올 때에는 여자가 먼저 내려온다.
- 스커트를 입었을 경우는 아래 사람을 의식해서 걷는다.

수수 동작과 방향지시 동작 연습

수수 동작 연습

- 가슴과 허리선 사이의 위치에서 두 손으로 주고받는다.
- 고객의 정면에서 주고받는다.
- 고객이 보기 좋은 방향으로 건넨다.
- 상체를 약 10도 정도 숙이며 밝은 표정으로 내용을 확인한 후, 복창하며 건넨다.
- 시선처리는 고객의 눈 → 물건 → 고객의 눈 순으로 한다.

방향지시 동작 연습

- 질문사항을 복창한다.
- 질문한 사람을 기준으로 가지런히 모은 손 전체로(손바닥은 사선) 지시한다.
- 팔꿈치의 각도로 원근거리를 나타내며 지시한다.
- 우측을 가리킬 경우는 오른손, 좌측을 가리킬 경우는 왼손을 사용한다.
- 상체는 약 10도 정도로 숙이며 정중하게 대한다.
- 시선처리는 고객의 눈 → 가리키는 방향 → 고객의 눈 순서로 움직인다.
- 사람을 가리킬 때는 두 손으로, 사물이나 위치를 가리킬 때는 한 손으로 지시한다.

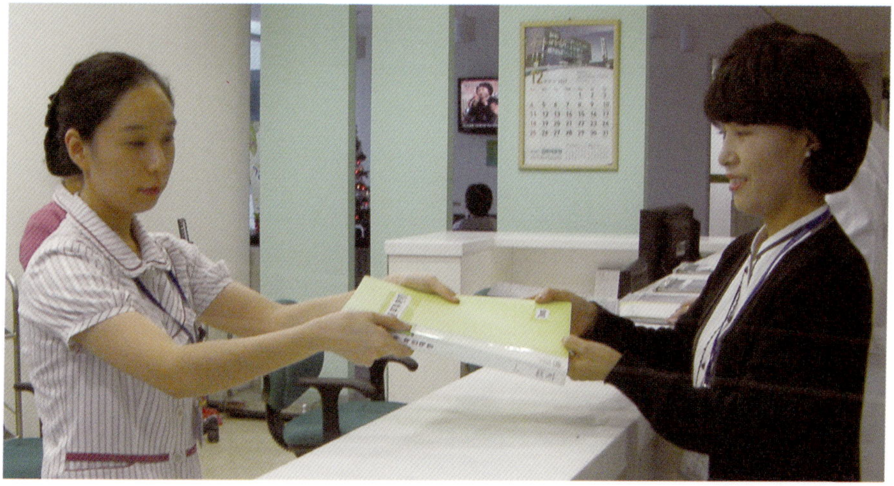

■ 수수 동작

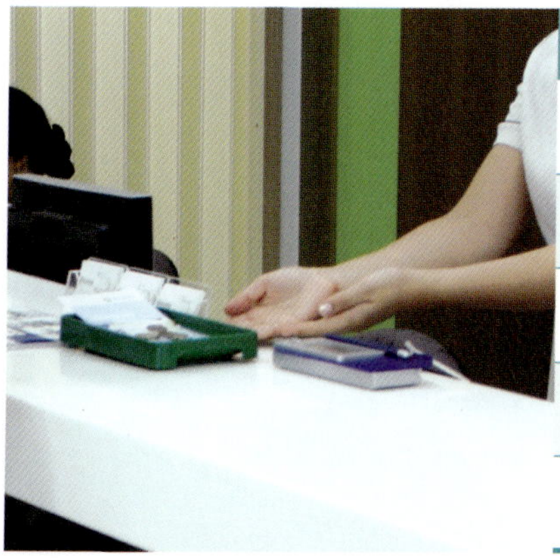

원무과 수납 수수 동작 시 주의사항
1. 가급적 돈을 담아 건네 드릴 수 있는 도구를 사용한다(바구니 등).
2. 처방전과 건강 보험증 등을 한 곳에 모아 건넨다.
3. 반드시 고객의 눈을 바라본다.
4. 도구 안에 있는 것이 무엇인지 설명한다.
5. 왼손으로 받쳐 오른손으로 고정한 후 건넨다.

| 방향지시 동작 시 주의사항 |

1. 손가락을 가지런히 모아 바닥을 위로 하여 손 전체로 지시한다.
2. 손등이 보이거나 손목이 굽지 않도록 한다.
3. 시선은 상대의 눈에서 지시하는 방향으로 갔다가 다시 상대의 눈으로 옮긴다.
4. 사람을 가리킬 경우에는 반드시 두 손을 사용한다.
5. 뒤쪽에 있는 방향을 지시할 때에는 반드시 몸의 방향도 뒤로 하여 가리켜야 한다.
6. 한 손가락으로 지시하거나 고갯짓으로 지시하지 않는다.
7. 상대방을 보지 않고 지시한다면 매우 무례해 보인다.

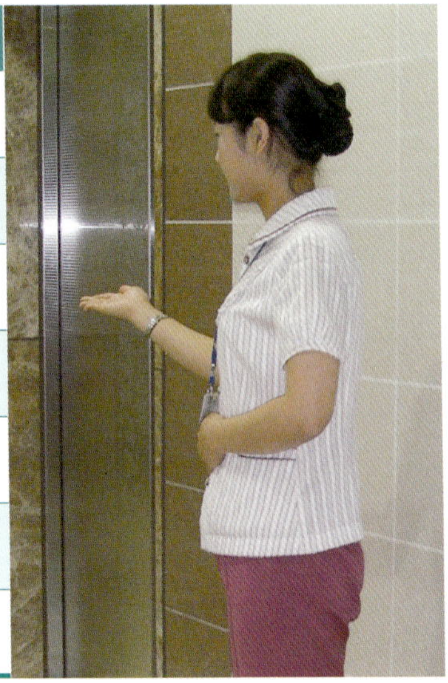

상황별 고객 안내 동작 연습

복도에서 안내할 때

- 고객보다 비스듬히 2~3보 앞에 서서 걷는다.
- 안내 시 도중에 위치나 장소가 바뀔 때마다 손으로 가리키며 미리 말한다.

계단을 오르내리며 안내할 때

- 고객보다는 항상 아래쪽이 되어야 한다.
  단, 안내자가 여자인 경우에는 계단을 오를 때 뒤에서 안내한다.
- 상체를 곧게 펴고 몸의 방향을 비스듬히 하여 걷는다.
- 무게 중심을 발의 앞부리에 두어 소리가 나지 않게 걷는다.

문에서 안내할 때

- **밀어서 여는 문** | 문을 열고 먼저 들어가서 고객을 안내한다.
- **잡아당겨서 여는 문** | 좌로 여는 문은 왼손으로 열고 문의 좌측에서 서서 고객이 먼저 들어가게끔 안내한 후 오른손으로 문을 닫는다.

- **자동문** | 고객보다 1~2보 앞으로 먼저 들어간 후 문 옆에서 기다린다.
- **회전문** | 앞에서 회전 칸에 들어가 문을 밀어 고객이 뒤따라 들어오시게 한 후, 먼저 나와 문 옆에서 기다린다.

엘리베이터에서 안내할 때

- 먼저 타고 난 다음에 고객을 뒤에 태운다.
- 한쪽 손으로 엘리베이터 문을 손으로 누르고 고객이 탈 때 문이 닫히지 않도록 열림 버튼을 누른다.
- 고객이 타면 닫힘 버튼을 누르고 내릴 때는 고객이 먼저 내리게 한다.

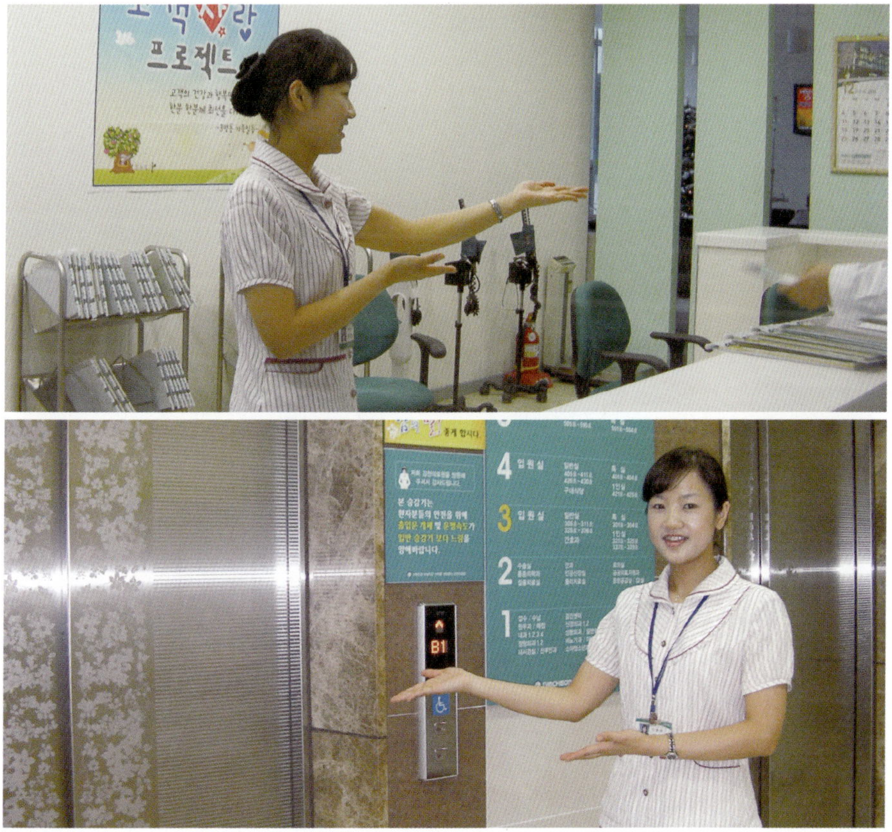

■ 상황별 고객 안내 동작

복장

Check-list 직장 여성의 용모, 복장

화장	□ 청결하고 자연스러운가? □ 피부처리 및 부분화장이 흐트러지지 않았는가? □ 립스틱 색깔은 적당한가? □ 건강미가 표현되어 밝은 분위기를 연출할 수 있는가?
머리	□ 유니폼에 어울리는가? □ 일하기 쉬운 머리형인가? □ 앞머리가 눈을 가리지 않는가? □ 머리의 액세서리가 너무 눈에 띄지 않는가? □ Hair spray나 mousse로 단정하게 정리되어 있는가?
손	□ 손톱의 길이는 적당하며 청결한가? □ Nail polish는 적절한 색이며 잘 유지되어 있는가?
상의	□ 디자인이나 소재가 너무 눈에 띄지는 않는가? □ 지나치게 화려한 색상은 아닌가? □ 다림질 상태는 양호한가?
스커트	□ 적당한 길이이며 단은 잘 정돈되었나?
스타킹	□ 광택이 있거나 화려한 색은 아닌가? □ 반드시 착용해야 하며 의상과 어울리는가?
구두	□ 깨끗한가? □ 유행을 좇아 통굽이나 샌들을 신지는 않았는가? □ 뒤축이 벗겨지거나 구겨지지 않았는가?
액세서리	□ 정장에 어울리는 디자인인가? □ 개수(1–2개)는 적당한가?

출처 : 김진익, 친절도우미 감동교육비결, 예사랑, 1998, p.401

Check-list 직장 남성의 복장, 용모

얼굴	□ 면도는 잘 되었으며 피부는 after shave 등으로 양호한 상태인가? □ 코털은 잘 정리되어 있는가? □ 눈이 충혈되어 있거나 안경은 더럽지 않은가? □ 흡연으로 인한 구취는 없는가?
머리	□ 너무 길어 shirt의 깃이나 귀를 덮지는 않는가? □ Hair spray 등으로 잘 정리되어 있는가? □ 지나치게 유행을 따르지는 않았나?
넥타이	□ 양복과 잘 어울리는가? □ 현란한 무늬와 색상은 아닌가? □ 다림질 자국이 남아 있지는 않은가? □ 길이가 적당하고 타이핀 위치가 적당한가?
상의	□ 너무 진한 색은 아닌가? □ 일어설 때 단추를 잠그는가? □ 깃이나 소매부분이 청결한가?
하의	□ 다림질이 잘되어 있고 무릎이 나오지 않았는가? □ 벨트가 너무 꽉 조여 있지 않은가?
지갑	□ 형태가 망가져 있지 않은가? □ 명함 지갑에 명함의 개수는 적당한가?
손	□ 손톱이 길지는 않은가? □ 손톱 밑이 청결한가?
양말과 구두	□ 흰 양말은 아닌가? □ 바지와 어울리는 색상인가? □ 정장용 구두인가? □ 깨끗하게 닦여 있는가?

출처 : 김진익, 친절도우미 감동교육비결, 예사랑, 1998, p.400

외모

메이크업이란?

메이크업에 대한 일반적인 견해는 자신을 타인과 비교해서 한층 더 아름답게 보이도록 하기 위해 행해지는 습성이라고 여겨져 왔다. 메이크업 Make-up 이란 용어는 17세기 초 영국의 시인 리챠드 크라슈 Richard Crashou 에 의해 처음 사용되었고, 페인팅 Painting 이라는 용어는 셰익스피어 Shakespeare 의 희곡에서 처음 등장했다. 프랑스어인 마끼아주 Maquillage 는 원래 연극에서 분장을 뜻하는 연극 용어였으며, 프랑스어로 뜨왈렛뜨 Toilette 는 원래 '화장실'이라는 뜻인데 1540년경 영국에 전해지면서 화장을 포함한 몸치장 전반을 가리키는 용어로 통용되었다. 메이크업은 본인의 이미지를 보다 아름답게 표현하는 것으로 내추럴한 것에서 판타스틱한 것까지 그 테마가 다양하다.

메이크업의 기원

화장이란 태초부터 인류 역사가 시작된 이래 다른 동물에 존재하지 않는 '인간 고유의 미적인 본능'으로 인간은 누구나 아름다움을 느끼고 아름다움에 대한 동경과 미 美 를 추구하는 것이 인간의 본능이라 할 수 있다. 화장의 기원은 각 민족마다 풍습, 생활습관, 역사와 환경 등이 제각기 다르기 때문에 꼭 언제부터라고 단정지을 수는 없지만 약 4만 년 전 구석기 시대의 것으로 보이는 알타미라 동굴벽화보다도 이전인 인류문명이 시작되면서부터라고 볼 수 있다. 메이크업의 기원은 학자마다 여러 가지 견해로 볼 수 있지만 장식설, 이성 유인설, 보호설, 종교설, 신분 표시설 등으로 설명할 수 있다.

장식설

인간은 자신의 신체를 아름답게 장식하고 꾸미어 기쁨과 즐거움을 느끼며 타인에게 보여주려는 욕망이 아주 강하다. 인간의 심리와 미적 본능과 욕구 등을 위해 장식적인 수단으로부터 고대 메이크업이 시작되었다는 것을 신빙성있는 설로 받아들이고 있다.

이성 유인설

인간은 이성적이고 아름답고, 멋지게 보이고 싶고, 추한 모습을 감추고 싶은 동물적인 본능을 누구나 가지고 있다. 남녀간 사랑은 신체적 장식이나 화장을 통해 서로를 표현했으며, 시대적 미적 기준은 달랐지만, 서로의 관심을 끌기 위해 화장을 하고 몸을 치장하는 것은 누구나 공통된 것이며 현대 화장의 가장 가까운 기원이라고 생각할 수 있다.

보호설

인간은 다른 동물에 비하여 신체적 힘이 약할 뿐만 아니라 자연적인 보호 수단을 갖고 있지 못하다. 따라서 화장이나 위장, 위복을 통해 보호하였다.

종교설

미신 · 종교적 욕구로서 특정한 형태의 의복이나 신체를 장식하여 잡귀나 악마를 물리치며 자신과 부족의 심리적 보호와 욕구를 충족시키려 했다. 전 세계 여러 유적지에서 발견된 종교의식에서 화장을 신성시하여 몸의 병이나 재액을 물리치고 복을 비는 행위로부터 점점 발달하여 메이크업이 시작되었다.

신분 표시설

성별 혹은 기혼과 미혼, 사회적 지위와 소속 집단을 표시하기 위해서이다. 일반적으로 사람의 머리 형태는 성별을 가장 잘 나타내고, 화장에 있어서도 성별을 나타내기 위해 시작한 경우가 많이 있음을 알 수 있다.

메이크업 Make-up 의 목적

본능적인 목적

인간의 정신적, 육체적 본능이 화장으로 표현된 것이다. 그러나 그러한 본능은 사람에 따라 각기 다르다. 성적 본능은 개인 또는 종족 보존의 본능적인 목적에서 성적 매력을 표현하기 위해서 행해지는 것이다.

실용적인 목적

생활의 편의를 도모하거나 같은 종족임을 표시하여 종족을 보호하고 방어하기 위한 실용적인 목적이다. 색채 화장이나 유성 안료를 사용하는 화장은 대개 여기에서부터 기원된다.

신앙적인 목적

종교적인 의미에서 행해져 오던 것이 화장으로 변천된 것이다. 예를 들면, 입을 통해 병이 몸속으로 들어간다고 생각하여 입가에 주술적인 의미로 붉은 색이나 검은 색을 칠한 것이 입술 화장으로 발전되었다.

표시적인 목적

어떤 상황을 표시하기 위한 목적에서 발생된 것이 그대로 화장으로 정착된 것이다. 댕기머리나 쪽진 머리는 연령과 혼인의 여부를 표시하던 것으로 그것이 화장으로 발전된 것이다.

현대 메이크업의 특성

화장은 사회심리학적인 관점에서 보면 비언어 의사전달 수단의 하나다. 다른 사람과 상호작용을 할 때에 그 사람의 외모와 얼굴 모양, 표정은 대화의 내용이나 몸짓 행위 이상으로 그 사람을 상대방에게 전달하는 도구가 될 것이다.

현대에 와서 메이크업의 의미는 인간 신체의 일부분에 색상을 부여함으로써 얻는 외형적 아름다움의 추구 행위뿐만이 아니라 미의식 속에 자아를 하나의 개성으로 표현하는 이미지 업 Image-up 을 포함하는 것이라고 하였다.

메이크업을 하는 이유는 첫째, 물리적 역할로 외형적인 아름다움의 표현과 미화 효과를 위한 것이고, 둘째, 심리적 역할로 인물의 성격, 사고방식, 가치추구 방향을 그대로 반영하는 내면의 묘사를 위한 것이며, 셋째, 사회적 역할로 무언의 의사전달, 사회적 관습 및 예의를 표현하기 위한 것이라고 할 수 있다.

■ Best make-up (베스트 메이크업)이란?

자신의 결점을 보완하여 더욱 아름답게 보이기 위한 여성의 메이크업, 병원에서 근무하는 직장인으로서 상대에게 호감을 주는 인상을 간직하기 위해서는 밝고 건강미 있는 자연스러운 메이크업이 가장 잘 어울린다고 할 수 있다.

단계별 메이크업 실습

자연스럽고 지속성 있는 메이크업을 하려면 유분과 수분의 밸런스가 잡힌 맑고 투명한 피부가 기초가 되어야 한다. 본 메이크업에 앞서 정성스러운 세안과 마사지로 충분한 영양을 공급해 주어야 보다 자연스럽고 산뜻한 메이크업을 할 수 있다.

메이크업베이스

스킨케어를 잘 하였다면 메이크업베이스 make-up base 를 사용하여 메이크업을 시작한다. 파운데이션의 효과를 극대화하기 위한 보조 파운데이션으로 피부색의 단점을 커버하여 생기있고 깨끗한 피부를 연출한다.

메이크업베이스를 사용하는 목적은 크게 세 가지로 나눌 수 있다.

첫째, 파운데이션 및 색조화장으로부터 피부를 보호해 준다. 화장의 성격에 따라 특히 많은 양의 파운데이션을 사용하여 두텁게 화장해야 한다면 메이크업베이스도 많이 바르는 것이 좋다.

둘째, 피부색을 흰 도화지처럼 깨끗하게 만듦으로써 파운데이션 발색에 도움을 준다.

셋째, 화장을 오래 지속시켜 준다.

Make-up base의 효과

- 수분의 증발을 막아주고
- 파운데이션이 피부에 주는 부담감이나 손상을 막아주고
- 파운데이션과 피부를 더욱 밀착시키며
- 메이크업 후의 번들거림을 막아준다.

컨실러

컨실러는 다른 화장품보다 조금 더 불투명한 성분들로 만들어졌기 때문에 커버력이 좋으며 높은 지속력을 가지고 있다.

또한 여성들이 파운데이션을 사용하지 않고 가볍게 화장하고 싶을 때에 컨실러만 사용하여 얼굴의 부분적인 단점(피부색이 변색된 곳, 붉은 색조를 띤 곳, 눈 밑의 다크서클이나 거미줄처럼 방사선으로 퍼져 있는 혈맥, 모반, 뾰루지)을 커버할 수 있고 이때에 가볍게 파우더를 사용할 수 있다.

파운데이션 foundation

완벽한 메이크업은 맑고 깨끗한 피부 표현에서 시작된다. 피부 표현을 위한 메이크업 베이스의 완성은 파운데이션을 바른 후 파우더로 마무리한다. 특히 병원에서는 자연스러운 메이크업이 강조되므로 자신의 피부색에 맞는 파운데이션의 선택이 매우 중요하다.

파운데이션은 크림타입 Cream Type 과 리퀴드 타입 Liquid Type 이 있다. 크림타입은 유분이 많이 함유되어 있어 건성피부에 적합하며 커버력이 좋으나 사용감은 다소 무겁다.

- **Liquid foundation** | 가볍고 얇게 투명한 피부를 연출한다.
- **Cream foundation** | 커버력이 높아 결점 보완에 효과적이다.

파우더 powder

파우더는 파운데이션의 수분이나 유분을 눌러 피부에 잘 고착되도록 하는 역할을 한다. 여러 가지 색상이 있으나 일반적으로 투명 타입의 파우더가 가장 자연스럽게 마무리된다.

파우더는 피부의 번들거림을 없애주고 피부를 균형 있게 해주는 것으로 가루파우더와 압축파우더로 크게 나눌 수 있다. 압축파우더는 휴대하기 쉽도록 콤팩트 타입으로 나오는데 외출 시 시간의 경과에 따라 번들거리는 피부의 수정 시에 사용할 수 있다. 일반적으로 파우더 바르는 순서는 눈 밑부터 시작하여 눈두덩, 이마, 코, 뺨, 턱 등 순으로 얼굴 전체에 발라준다. 역시 귀나 목 부분의 파운데이션 위에도 꼼꼼하게 발라준다.

파우더는 메이크업을 쉽게 망가뜨리는 땀이나 기름기를 흡수하는 기능을 가지고 있어 메이크업을 오래 유지하도록 해주며 피부의 번들거림을 없애주고 피부를 균형

있게 해 줌으로써 엷고 부드러운 파운데이션과 같은 역할을 한다.

파우더의 색상은 일반적으로 투명파우더를 사용할 수 있고 파운데이션 색상 선택과 마찬가지로 피부색이 노랗고 칙칙하면 분홍색을, 투명하고 깨끗하게 보이기 위해 보라색을, 태양에 그을린 피부표현을 위해 브론즈색상을 사용한다.

눈썹 eyebrow

눈썹은 얼굴의 지붕이라 할 만큼 얼굴전체에서 차지하는 비중이 높으므로 눈썹을 잘 그려서 인상을 좋게 만들어야 한다.

이렇듯 눈썹을 보고 그 사람의 이미지를 짐작할 수 있는 만큼 눈썹은 개인의 개성을 표현한다.

■ **고려할 점**

- 눈썹의 길이와 비율
- 눈썹산의 높이
- 눈썹의 모양
- 눈썹의 색상과 농도
- 눈썹의 두께
- 눈썹머리 : 눈머리 또는 콧망울 안쪽과 일직선상에 오도록 한다.
- 눈썹산 : 눈썹 전체 길이의 2/3 정도에 위치하도록 한다.
- 눈썹꼬리 : 콧망울과 눈꼬리를 잇는 연장선상에 오도록 한다.

아이섀도우 eye shadow

눈 주위에 음영을 넣어 눈을 보다 선명하고 아름답게 만드는 것이 아이섀도우의 역할이다.

병원에서는 자연스럽고 온화한 브라운 색상 계통의 아이 메이크업이 잘 어울린다.

아이섀도우를 하는 원래의 목적은 곤충이나 벌레 그리고 강력한 태양으로부터 눈을 보호하기 위해서였다. 그리고 눈에 그림자를 넣어 이성을 유혹하기 위한 것이라는 설도 있다. 현대에 와서는 색의 음영을 이용하여 눈두덩에 입체감을 살리고 눈매를 더욱 강조하여 아름다운 인상을 연출하기 위해 아이섀도우를 한다.

Brown tone을 이용한 eye shadow point

- Base | white나 ivory색으로 눈두덩 전체에 펴 바른다.
- Gradation | orange 또는 brown의 색상으로 눈두덩의 중심 부분을 감싼다.
- Point | 계열색 중 가장 진한 dark brown으로 눈 끝에 살짝 덧바른다.
- High light | white나 ivory로 눈썹 뼈 부분에 펴 바른다.

■ **방법**

- **Base** | 계열색 중 가장 밝은 색으로 눈두덩에 고루 펴 바른다.
- **Point** | 계열색 중 가장 진한 색으로 눈 끝 부분을 강조한다.
- **Gradation** | point와 base부분을 잘 연결하듯이 펴 바른다.
- **High light** | 아주 밝은 색으로 눈썹 뼈 부분에 펴 바른다.

아이라인 eye line

아이샤도우 위에 눈매를 선명하게 하기 위해 가늘고 자연스럽게 그린다. 눈 아랫부분은 바깥쪽에서 1/2 지점까지만 그린다.

■ **종류**

- **Pencil type** | 부드럽고 자연스러우며 그리기 쉽다.
- **Liquid type** | 지속성이 있고 가늘게 그려지나 그리기 어렵다.

마스카라 mascara

속눈썹은 마스카라를 바름으로 더욱 새로운 분위기를 연출할 수 있다. 본래의 눈썹이 두드러지지 않고 뭉치지 않도록 세심하게 바른다.

| 눈썹 형태에 따른 이미지 |

형태	종류	특성
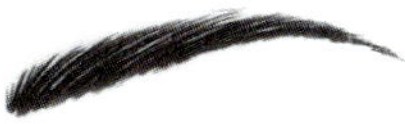	짙은 눈썹	긴장, 힘, 야성적, 야만, 용맹, 행동적, 투박함, 무지, 천박 등의 느낌
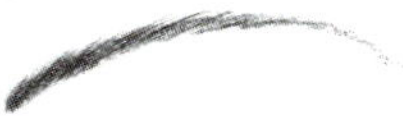	흐린 눈썹	온화함, 깨끗함, 온순, 병약, 신성, 허약, 피동적, 여성적 등의 느낌
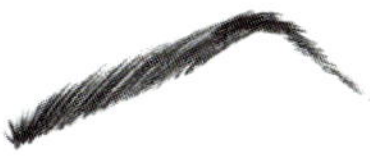	각진 눈썹	절도, 박력, 활동적, 엄격함, 날카로움, 주관적 등의 느낌
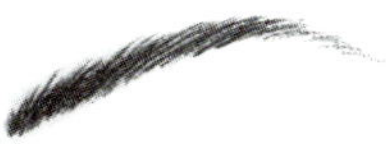	아치형 눈썹	온화함, 부드러움, 유순함, 섬세함, 고전적, 동양적, 친절, 자애 등의 느낌
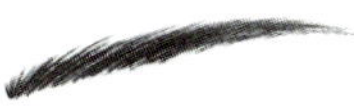	스트레이트형 눈썹	젊음, 긴장감, 단정감, 날씬한, 이기적, 객관적 등의 느낌
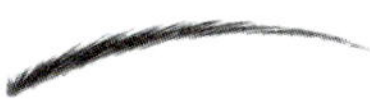	긴 눈썹	눈썹의 긴 정도에 따라 점잖음, 고상함, 안정감, 인품, 인격, 무서움, 성숙, 의혹 등의 느낌
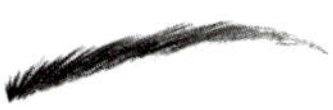	짧은 눈썹	명랑, 경쾌, 밝음, 간사함, 날렵함, 동적, 허구, 위선 등의 느낌
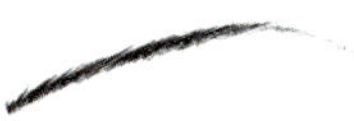	가는 눈썹	섬세함, 성숙함, 연약함, 깨끗함, 날카로움, 밝음, 허영, 불안, 세련미 등의 느낌
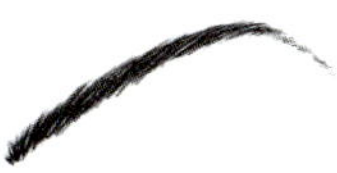	올라간 눈썹	눈썹꼬리 방향이 수평선에서 위로 올라간 정도에 따라 시원함, 야성미, 활동적, 거만, 날카로움, 사나움, 능동적 등의 느낌
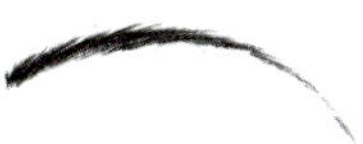	처진 눈썹	온화함, 부드러움, 겸손한, 어리석음, 모자람, 천박함 등의 느낌

출처 : 추옥희, Let's make up, 성화, p.32-33

| 눈 형태에 따른 아이샤도우 기법 |

형 태	종 류	기 법
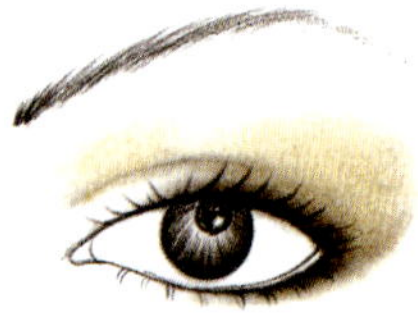	알맞은 눈	의상색, 디자인, 계절별, 연령에 맞춰 샤도우 색상을 선택하고 여러 형태의 테크닉을 개성있게 연출한다.
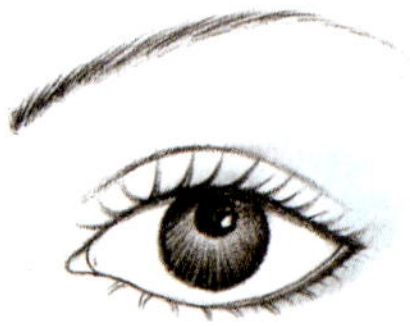	큰 눈	진한 색보다 연한 색을 선택하여 부드럽고 자연스럽게 그라데이션하고 눈 주위에 포인트색을 강하게 처리하지 않는 것이 좋다.
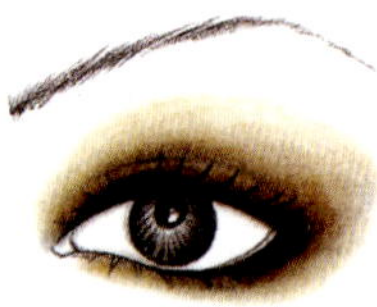	작은 눈	눈 전체에 밝은 색상의 샤도우나 펄감이 풍부한 색을 선택하여 눈 길이가 길어 보이도록 눈꼬리 쪽으로 짙은 색의 샤도우를 연장하여 발라 준다. 언더라인 또한 눈꼬리 쪽으로 길게 발라 준다.
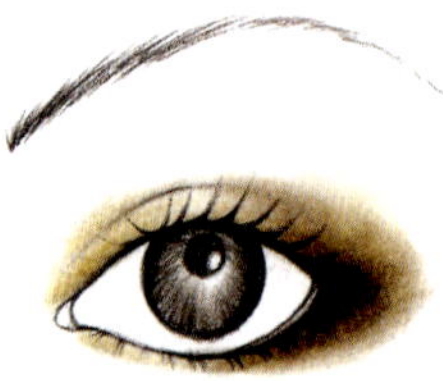	동그란 눈	눈앞과 눈꼬리 쪽을 짙게 처리하여 눈매를 길게 표현한다. 포인트 컬러를 어두운 브라운이나 그레이 계열로 눈꼬리 쪽으로 넓게 펴 바르고 언더라인 역시 눈꼬리 쪽으로 길게 연장시킨다. 중앙부분에는 짙은 색상을 바르면 눈이 더욱 둥글게 보이므로 유의한다.
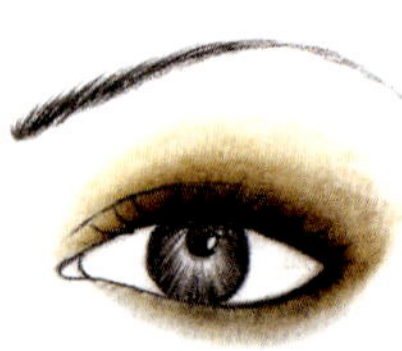	가느다란 눈	짙은 색의 샤도우를 눈머리와 눈꼬리에 바르고 아이홀은 밝은 하이라이트를 주되 가급적 넓고 둥글게 처리한다. 악센트 컬러는 눈 중앙에 두껍게 발라 주고 눈꼬리 쪽으로 갈수록 가늘게 그라데이션하고, 언더라인 또한 눈 중앙을 두껍게 발라 전체적으로 둥글게 처리한다.

형태	종류	기법
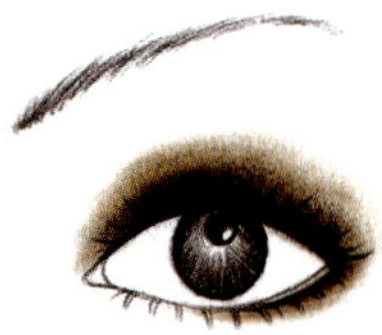	눈두덩이 나온 눈	펄감이 없는 매트한 브라운이나 그레이색으로 옅게 펴 바른 후 눈썹 뼈 부위에 강한 하이라이트 색상을 바르고 악센트 컬러를 눈 형태에 따라 선을 긋듯 발라 눈매를 강조한다.
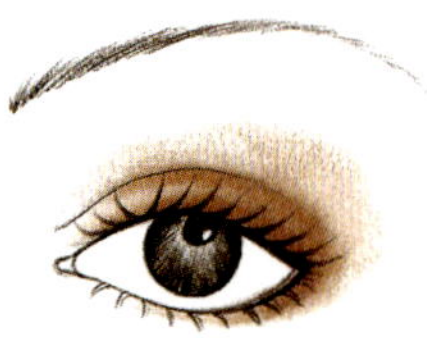	눈두덩이 들어간 눈	펄감이 있는 색상이나 밝은 색을 아이홀 부분에 강한 하이라이트 효과를 준 뒤 눈이 나와 보이게 하고 포인트색은 밝은 계열로 라인의 형태로 눈꼬리를 약간 올려 눈매를 강조한다.
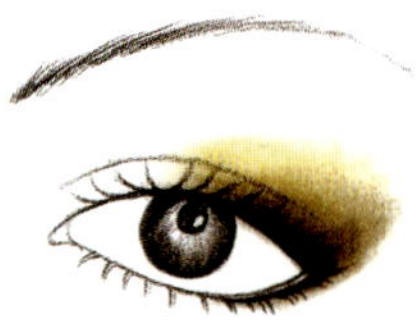	처진 눈	눈 앞머리에서 눈꼬리까지 라인을 살려 사선 방향으로 올려 포인트 컬러를 폭 넓게 바르고 눈꼬리 밑에 하이라이트를 주면 효과적이다.
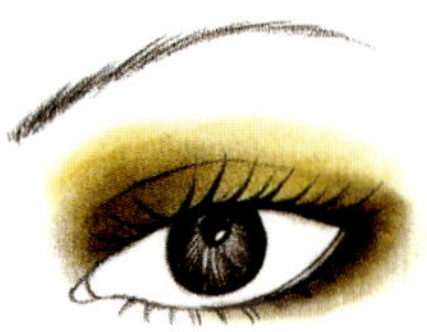	올라간 눈	눈 앞머리와 눈꼬리 밑부분에 샤도우의 포인트를 주고 특히 언더컬러를 눈꼬리 부분에 넓게 펴 발라 올라간 눈을 부드럽게 안정시킨다.
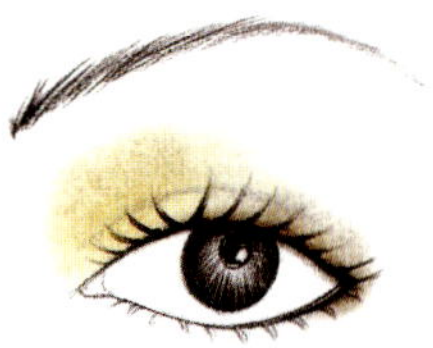	눈과 눈 사이가 먼 눈	샤도우의 포인트를 눈앞머리 위에서 코가 있는 방향으로 처리하여 눈과 눈 사이의 간격을 좁아 보이도록 한다. 눈꼬리 쪽으로 포인트 컬러가 치우치지 않도록 주의한다.
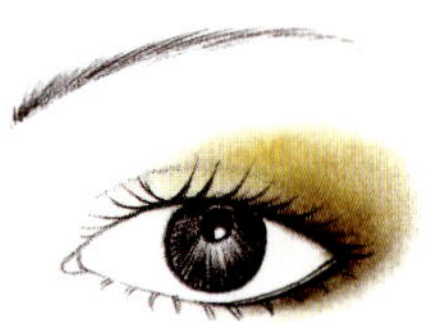	눈과 눈 사이가 가까운 눈	눈 앞머리에 중간까지 밝은 색상을 발라 눈과 눈 사이의 간격을 여유 있어 보이도록 한다. 짙은 색의 포인트 컬러를 눈꼬리 쪽으로 연장하고 눈 밑 언더라인에도 눈꼬리 바깥쪽으로 샤도우 처리한다.

출처 : 추옥희, Let's make up, 성화, p.32-33

| 립라인에 따른 이미지 |

형태	종류	기법
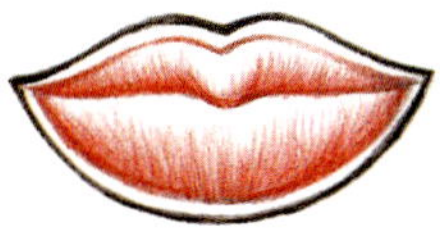	아웃커브	매혹적이고 관능적인 입술 모양이다. 하관이 넓은 사람의 경우 아웃커브 형태로 그리면 시각적으로 넓은 하관이 줄어들어 보인다. 원래 입술라인보다 1~2mm 넓게 그려준다.
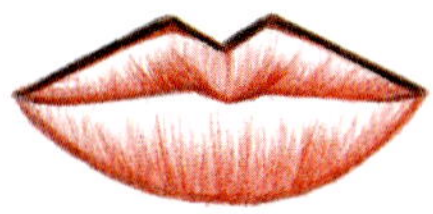	스트레이트형	샤프하며 지적 이미지를 나타낸다. 단정한 유니폼을 착용할 때 어울리는 입술 모양이다.
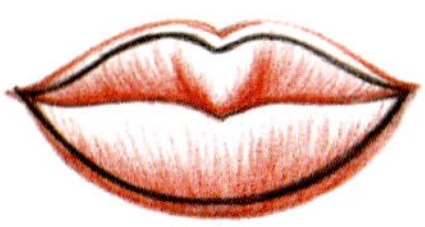	인커브	귀여운 이미지와 여성스러운 이미지를 나타낸다. 원래의 입술라인보다 1~2mm 정도 안쪽으로 그려준다.

출처 : 추옥희, Let's make up, 성화, p.32-33 .

립 메이크업 lip make-up

얼굴에서 가장 두드러지며 많이 움직이는 부분이 입술이다. 실제로 입술은 메이크업 시 색상이나 모양이 유행을 많이 따르는 부분으로 자신의 입술모양에서 너무 벗어나지 않도록 자연스럽게 그리는 것이 중요하다. 색상은 자신의 피부색과 병원의 이미지에 잘 어울리는 색상을 선택하는 것이 좋다.

입술에 립스틱을 사용할 때에는 그 전에 립라이너로 입술선을 깨끗하게 그리도록 한다. 이때에 입술모양을 수정할 수 있는데 지나치게 늘이거나 줄이지 않도록 하고 입술이 너무 두껍거나 입이 커서 작아 보이고 싶다면 짙고 어두운 계열의 립스틱을 사용하고 입술이 너무 얇거나 입이 작아서 커 보이고 싶다면 엷고 밝은 계열의 립스틱을 사용하도록 한다.

입술 색상의 선택은 반드시 눈화장이나 의상과 잘 어울리도록 해야 한다. 비록 립색이 밝은 색이라 할지라도 뚜렷하지 않은 립 라이너를 사용하여 입술을 그리는 것이 좋다. 이것이 화장을 끝마친 후에 입술을 더 자연스럽게 보이도록 하는 방법이다.

- **Lip pencil |** 입술의 윤곽을 그린다.
- **Lipstick |** 붓을 이용하여 고루 펴 바른다.

입술 형태에 따른 이미지	
곧은 입술	단호하고 확고한 인상을 준다. 입술이 곡선을 그리며 대체로 따뜻하고 사교성이 있음을 나타낸다.
느슨하게 다문 입술	정서적으로 따뜻함을 보인다.
얇은 입술	겸손, 신중, 형식적, 정확성 때로는 냉정함을 나타낸다.
두툼한 입술	온화하고 풍부한 정서적인 표현을 나타낸다. 동정적이고 사교적인 천성을 나타내며, 반면에 방종하고 나태한 면도 있다.
입 끝이 올라간 입술	따뜻하고 사교성이 풍부한 성격을 나타낸다.
둥근 주름이 있는 입술	사랑스런 느낌
입 중간 윗입술이 풍부한 입술	자만심, 권위, 자존심의 이미지
아랫입술 구석 아래가 풍부한 입술	질투심이 많은 성격의 이미지
처진 입술	비관적, 진지함, 약한 기질의 느낌

볼터치

볼터치는 메이크업의 마무리 단계로 얼굴의 혈색을 좋게 하고 음영을 주어 얼굴형의 결점을 보완한다. 그러나 지나치게 진하거나 뭉치면 역효과가 나므로 경계선이 생기지 않도록 유의한다.

볼 형태에 따른 이미지 변화 | 볼터치는 얼굴에 젊음의 건강한 혈색이나 윤기를 준다. 또한 채색도 간단하다. 핑크색이나 살구색이 내가 선호하는 색이다. 그리고 그것을 단지 볼에만 사용하지는 않도록 한다. 관자놀이, 이마 그리고 턱에 하는 옅은 볼연지 화장은 얼굴을 작아 보이게 해준다.

헤어 스타일 Hair style 의 개념

헤어 스타일의 사전적 의미는 머리형 또는 헤어두 hairdo 라고도 하며, 프랑스어의 꾸아퓌르 coiffure 에 해당한다. 헤어 스타일은 모두 의복과 관련되어 발전하였고 어느 시기에는 의복과 더불어 패션의 중심이 되기도 하였다. 특히 비달 사순은 자신의 이미지를 바꾸고자 할 때 가장 확실히 효과를 내는 최고의 전략 무기라고 하였다.

머리모양을 가다듬는 것은 신체 보호의 기능 이외에 주술적이며 심미적인 기능을 지닌 인간의 종합적 표현 수단이다. 의복과 함께 머리 모양만 보아도 그 사람의 성별, 지위, 신분 혹은 성격까지도 짐작할 수 있다.

헤어 스타일 기본형

- Short cut형
- 단발머리형
- 긴머리형

머리 손질 시 유의사항

남성 | 앞머리는 이마를 가리지 않도록 한다.
옆머리는 귀를 덮지 않도록 한다.
뒷머리는 와이셔츠 깃을 덮지 않도록 한다.

여성 | 앞머리는 눈을 가리지 않도록 한다.
아름답고 윤기 있는 머리를 유지한다.
지나치게 화려한 장식을 피한다.
어깨 이상 내려오는 긴 머리는 가급적 묶거나 땋아 단정하게 고정한다.

03 접점별 CS 클리닉

병원을 상징하는 컬러 이미지

병원 근무자의 개인적인 이미지 메이킹을 통해서 그 병원의 비전이나 신뢰감의 이미지를 전달할 수도 있지만 병원을 기업으로 본다면 병원의 이미지를 나타낼 때에 서비스를 나타내는 상징적 기호 표현 체계로서 브랜드를 형성하여 전달하거나 브랜드와 함께 상징적 컬러를 사용하여 병원의 역동성을 표현할 수 있다. 병원의 브랜드 마크를 통하여 병원을 인식하고 다른 병원과 차별화하여 이미지를 형성하게 되고 좋은 브랜드 이미지와 상징적 의미가 담겨 있는 병원의 컬러는 소비자의 호감까지 유발한다. 전문화된 병원의 의미를 담고 있는 로고를 디자인하고 의미있는 컬러를 선택하여 전체 병원을 이런 이미지로 변화시킨다.

여성 전문병원인 경우 연한 핑크색이나 부드러운 크림색 등을 상징컬러로 채택하고 수술을 중심으로 치료하는 관절치료 중심의 정형외과나 척추 전문병원의 경우 청색 계통의 컬러를 선택하는 것을 볼 수 있다. 이처럼 병원의 역동성을 나타내는 데에 컬러만큼 효과 있는 요소는 없을 것이다.

색은 그 자체가 '이것이다' 라고 잘라 말할 수 없는 복잡한 메시지를 보내는데 사람들은 그 신호에 무의식적으로 반응한다. 색을 보면 경계하거나 흥분하기도 하고 마음이 풀리거나 초조해지기도 한다. 그런가 하면 마음을 빼앗겨 심리상태가 혼란스러워지는 색도 있다. 체스킨은 "우리들 행위의 90%는 감정에 의해 유발되고 10%만이 이성에 의해 유발된다" 라고 컬러의 중요성을 강조하였다. 컬러의 심리적인 면을 본능적으로 알고 있던 역사상의 많은 지배자들(특히 전쟁터에서 군대를 이끌었던 사람들)은 국기, 깃발 신호기, 군복, 전승 기념비 등의 형태로 색을 이용하여 병사들의 감정을 동요시켰다. 또 아프리카의 원주민들은 적군에게 겁을 주고 우군을 식별할 수 있도록 전시 화장의 형태로 심리적인 면을 이용하였다. 컬러는 현대에 와서 심리와 관계되어 컬러의 영향, 치료, 상징, 유추 등으로 발전하고 이를 이용한 컬러 조절, 컬러 처방 등까지 발전해 있으며, 최근 들어서는 마케팅과 관련되어 브랜드의 인식과 제품의 판매에 있어 인간의 감성을 자극할 수 있는 가장 큰 요소로서 각광받고 있다.

병원의 이미지

브랜드 이미지와 마크

인간은 상징 체계를 통해 상호 작용하는 속에서 대상에 대한 독특한 이미지를 형성하게 된다. 그리고 부정적인 이미지를 형성하게 되면 회피하는 경향을 보이고 긍정적인 이미지를 형성하면 선호하는 경향을 갖게 된다. 브랜드 이미지란 이러한 이미지를 통하여 그 브랜드에 대하여 갖는 전체적인 인상을 말한다. 브랜드 이미지는 브랜드와 관련된 여러 연상들이 결합되어 형성된다. 브랜드 연상이란 브랜드와 연계시킨 기억 속의 그 무엇이다. 브랜드에 대한 연상의 연결은 많은 경험 혹은 의사전달 매체의 노출에 기반을 둘 때 더욱 강력해지며 다른 연상으로 연결될 때 더욱 강렬해진다.

브랜드 연상의 세 가지 차원을 기능적, 상징적, 경험적 이미지로 생각할 수 있는데 여기에서 상징적 이미지란 브랜드의 개성 표현, 사회적 위상, 집단 소속감, 또는 자아 이미지 향상과 같이 주로 브랜드의 상징적 속성에 대한 연상 차원을 의미한다. 따라서 브랜드 이미지의 구성 요소는 브랜드 연상의 유형, 브랜드 연상의 호감, 연상의 강도, 독특성 등으로 이루어진다고 할 수 있다.

브랜드의 상징적 표현인 브랜드 마크는 단지 브랜드 명칭을 알리는 정보 전달의 기능만을 갖고 있는 것이 아니라 브랜드 이미지를 전달하는 중요한 메시지가 된다. 브랜드 상징이 브랜드 명칭이라는 착각을 하기 쉬운데 언어적 특성과 조형적 특성이 융합된 요소로 이해해야 한다. 상징적 도형으로 비교적 간단하게 만들어지는 브랜드 마크는 병원의 상징 요소로서 이념을 담고 있는 추상적 또는 구체적 형태로 표현되는데 언어적 요소 없이 시각적인 요소로서 모든 정보를 함축 전달할 수 있는 특성을 갖고 있다. 병원의 브랜드 마크는 공식적인 시각적 표현이다. 브랜드 마크는 병원과 브랜드 커뮤니케이션에서 가장 쉽게 전파될 수 있으며 부정적인 영향보다는 호의적인 감정으로 병원에 대해 긍정적인 영향을 미칠 뿐 아니라 병원 브랜드 인지도를 향상시키는 역할을 한다.

브랜드 자산

오늘날 브랜드란 용어는 표시와 상징에 관한 통괄명칭으로 표시의 대상인 제품이나 서비스에 상관없이 상거래를 위한 모든 표시에 사용되고 있다. 현재 국내에서도 이러한 추세를 반영하여 'Brand'를 "브랜드"라고 우리말로 바꿔 부르는 것이 일반적인 현상이며 이를 포괄적으로 수용하고 있다. 과거에는 브랜드라고 하면 단순히 상표만을 의미하였으나, 오늘날은 상표라는 범주를 뛰어넘어 기업이 가지고 있는 핵심 자산으로서 경쟁 우위를 창출하는 수단으로 그 범위를 확장시켜 가고 있다. 브랜드 자산은 고객이 특정 브랜드를 이미 알고 있고 그 브랜드에 대하여 호의적이고, 독특한 이미지를 기억하고 있을 때 형성된다. 브랜드 자산을 구성하는 것은 소비자의 선택에 있어 제일 중요한 요소이다. 즉, 브랜드 자산의 구성 요소는 브랜드 자산에 대한 정의에 따라 다양하게 제시되며, 브랜드 자산을 부가가치로 인한 무형자산으로 볼 때 재무적인 접근에서는 기업연구, 주식시세, 신제품 출시 비용, 매출액 등을 구성 요소로 보게 된다. 반면에, 소비자의 주관적 인식에 기초한 접근 customer based approach 에서는 브랜드 인지도, 선호도, 브랜드 연상 등을 구성 요소로 볼 수 있다.

병원 브랜드 이미지

사회가 달라진 만큼 병원의 마케팅 전략에 브랜드를 활용한 차별화 전략을 중시하는 병원이 많아졌다. 과거 대부분의 중소 병원이 병원명을 설립자의 이름으로 사용하였으나 이제는 병원연합체 구성이나 고객의 브랜드 인식 측면에서도 병원 이름에 프랜차이즈와 네트워크 등의 브랜드 개념을 도입하여 브랜드를 하나의 전략적인 자산으로 활용하고 있다. 병원 이름이 브랜드 자산이 된 것이다. 병원이 가지고 있는 자원과 강점을 효과적으로 알려줌으로써 경쟁력을 높이고 소비자에게 확실하게 인지시켜 마케팅 효과를 얻자는 것이다. 병원의 브랜드 이미지는 병원의 첫인상에 강하게 작용한다. 넓은 건물에 고급 인테리어로 장식한 병원일지라도 통일된 로고나 컬러가 없다면 산만하고 신뢰감이 없어 보인다. 반면에, 규모가 작은 병원이라도 병원의 간판에서부터 병원 내의 사인[sign] 자료, 투약 봉투, 진료 챠트, 유니폼 등등에 통일된 VI[visual identity] 작업이 적용되어 있다면 그 효과는 반대로 나타나게 된다. 단정하고 신뢰감 있고 무언지는 모르지만 규모 있게 돌아가는 병원이라는 생각이 들게 된다. 병원의 이미지는 의료서비스에 대한 환자의 만족도도 중요하지만 병원 재방문 시에 의사결정에 영향을 미치는 요인으로서 시각적 이미지도 영향을 미치게 된다. 생활 수준이 향상되면서 이러한 시각적 요인에 관심을 갖게 되므로 브랜드 구축 시에 이러한 시각적 요소를 고려할 필요가 있다. 새로운 병원 이미지를 개선하기 위해 병원의 다양한 시각적 매체를 통한 병원 고유의 이미지를 체계적으로 전달하려는 노력이 필요한 시기라고 본다.

이미지 향상 사례

브랜드 변경을 통한 이미지

과거 개원 시에 자신의 이름을 앞에 세우거나 지역의 이름을 사용하여 병원 이름을 지었지만, 이제 병원 이름도 경쟁력이라 하여 병원 이름을 바꿈으로써 병원의 이미지를 개선하고 있는 사례도 많이 있다. '맑은 마음', '속 편한', '행복한' 등의 이름을 병원 이름 앞에 넣어 병원의 진료과를 이미지화하는가 하면 병원이 추구하는 이상을 이름으로 정하기도 한다. 따라서 병원의 홍보 관계자들은 병원 이름을 지을 때 과거에 비해 더욱 신중해져야 한다. 진료과목별로 신체의 일부를 의미하는 이름이 나오기도 하고 순수 한글이름으로 병원의 순수함을 나타내기도 한다. 병원의 이미지를 가장 먼저 결정하는 것은 아무래도 그 병원의 이름이다 보니 병원의 이미지에 맞는 이름 짓기 열풍이 뜨겁기까지 하다. 사실 병원을 전혀 모르고 찾아가는 환자들 입장에서는 왠지 병원 이름만 들어도 속이 편해지고 눈이 맑아지고 행복해질 것 같아 다른 확인 없이 해당 병원을 찾아가는 경우도 많다고 한다. 병원의 이름도 그 병원의 이미지를 연상할 수 있는 이름으로 연결되어야 살아남을 수 있는 세상이 되었다는 것을 증명하는 사례이다.

지역민과의 문화적 공감대 형성을 통한 이미지 향상

그런가 하면 지역병원의 중소병원이 권위적인 이미지에서 탈피하여 과감하게 친절 이미지로 변신함으로써 좋은 성과를 내기도 한다. 지역 중소병원들이 갖고 있는 지역사회 밀착성을 살려 친절을 최대의 무기로 들고 이미지 쇄신작업을 위한 친절교육에 힘을 쏟고 있다. 경북 지방의 A병원과 부산의 J병원 등은 지역에서 친절한 이미지를 쌓기 위해 전 직원을 '햇빛 교실' 이라는 친절교육 프로그램에 입문하도록 하고 있다. 또한 자체적으로 친절위원회, 청결위원회 등을 만들어 다양한 각도에서 새로운 방법으로 직원 간에 상호교육이 이루어지도록 하여 친절 습관화에 성공한 사례도 있다.

지역민과 직접적인 진료 밀착성으로 친절병원 이미지로 탈바꿈한 병원도 있다. G병원의 경우 대학병원이 진료하지 않는 휴일에 진료함으로써 고객이 응급실에 가지 않아도 편안하게 외래 진료를 받을 수 있도록 제도를 개선하여 지역민에게 친절한 병원이라는 입소문을 통해 고객중심의 병원이라는 이미지를 정착시켰다.

전문병원 이미지 향상

진료과의 변경과 개설을 통해 전문병원으로서의 이미지를 고착화하는 병원도 있다. 오랜 역사로 낡은 병원이라는 이미지를 갖고 있던 U병원은 '모든 환자는 VIP' 라는 정신 아래 병동 전체에 자동침대를 설치하고 입원실 개별난방시스템 등을 도입했다.

교육을 통한 이미지 향상

또한 의사들의 이미지를 개선함으로써 병원도 깜짝 놀랄 정도로 이미지를 개선한 사례도 있다. 최근 몇 년 전부터 선풍적으로 확산되고 있는 의료기관 CS 교육이 의사들에게까지 번지고 있다. 근로복지공단 S병원은 최근 의사직을 대상으로 현장 CS 교육을 실시했다. 물론 이 병원은 정기적으로 CS 교육을 실시하고 있었지만 의사들을 대상으로 한 것은 이번이 처음이었다. 이번 CS 교육은 대부분의 진료과장, 전공의 3명 등 20여 명이 참여한 가운데 '병원산업 패러다임의 변화, 고객만족의 의미, 고객 이해하기, 긍정적 이미지 만들기'를 주제로 강의했다. 처음에는 의사들이 강의에 호응하지 않으면 어쩌나 내심 걱정스러웠지만 막상 강의가 시작되자 깜짝 놀랄 정도로 호응해 대성공을 거두었으며 부원장은 "대체적으로 쑥스러워하면서도 적극적으로 교육에 임하는 모습이 보기 좋았으며 강의를 들으면서 평소 환자들을 상담할 때 매너리즘에 빠져 소홀히 했던 것을 새롭게 인식할 수 있었던 것 같다" 면서 앞으로 환자의 말을 좀 더 잘 들어주고, 환자 입장에서 진료해야겠다는 생각을 가다듬게 되었다고 한다.

시설투자를 통한 이미지 향상

그런가 하면 중소병원에서 대형병원의 이미지로 거듭나기 위해 많은 제도와 시설을 투자하는 병원도 있다. 인천의 S병원의 경우 400병상 규모의 대학병원이었던 병원이 불과 3년 만에 2,000병상 규모의 대형병원으로 변화하였다. 규모뿐 아니라 첨단기기 확보에도 열을 올리고 있어 병원의 이미지에 변화를 가져왔다. 병원의 의료복합동 완공으로 과거 병실부족과 주차문제를 말끔히 해결한 것은 물론 첨단기기를 대거 도입해 대형 첨단 병원이라는 이미지로 변화시켰다.

이러한 병원의 이미지 변화로 환자들은 그 병원에 대해 새로운 이미지를 갖고 더 많이 찾게 됨으로써 그 병원은 역동성을 갖게 된다. 이제는 병원의 이름, 병원에 종사하는 사람의 이미지 그리고 의료 기구 및 병원의 시스템의 변화를 통해서 총체적인 이미지 변화를 실천해야 하는 단계에 와 있다고 볼 수 있다. 더욱 중요한 것은 이러한 이미지 변화가 단지 겉으로 드러나는 외적인 이미지 변화에만 치중해서는 안 되며 환자중심의 병원의 모습을 갖추기 위한 끊임없는 고민을 통해 병원의 이미지 변화를 이루어가야 한다는 것이다.

접점별 이미지 개선 전략

다음은 병원의 고객 접점 중심으로 본 각 접점별 이미지 전략 내용들이다.

병원 방문 전 단계

병원을 선택하기 위해 고객은 다양한 방법을 통하여 병원에 대한 사전 정보를 얻는다. 그리고 자신이 가고자 하는 병원을 거의 결정하게 되면 방문하기 전에 홈페이지나 전화 문의 또는 홍보물 책자를 활용하여 간접적으로 병원의 대외 부서와 접촉하게 되는 셈이다. 그렇다면 이런 부분의 이미지는 어떤 전략으로 구성되어야 하는가?

병원 홈페이지의 이미지

- 브랜드의 이미지를 충분히 나타내어야 함
- 병원의 시스템을 표현하는 이미지로 CEO 메시지 / 전문 진료영역 특성
- 병원의 비전 / 로고 / 전략화된 목표 제시하면 더욱 명품화된 이미지 구축 가능
- 교통수단별 찾아오는 방법 제시
- 홈페이지 용어는 고객중심 용어로 풀어서 서술
- 의료진소개 : 주요 진료 세부전공 분야를 환자가 알아들을 수 있는 용어로 표현
- 가상 진료 체험

전화 문의(콜 센터)

- ~~ 하는 0000병원 000입니다 라는 기획된 멘트 개발
- 전화응대 스크립트 개발
- 예약이나 방문으로 유도하는 멘트를 훈련함(예약해 드릴까요? 병원을 찾기가 쉬운데 방문해서 상담하시도록 권해드리고 싶습니다)
- 위치문의 시 고객의 위치나 교통 수단에 대한 확인 후 대응하는 방법
- 의료진의 전문성(실력에 대한 문의, 수술 부작용 등)에 대해 구체적이고 적극적으로 대응(전문적인 설명이 신뢰를 줌, "우리 원장님 잘하세요" 보다는 "00분야 수술로 00에서 발표하셨습니다")

병원 주차장의 이미지

- 주차요원도 병원 직원임을 상기 : 복장에 000병원을 상징하는 로고를 가시화
- 주차장 위치가 눈에 잘 띄어야 하며 주차요원의 친절이 병원의 첫인상임
- 발레 파킹도 가능하다면 고려 : 최근 병원의 고급화 이미지 전략에 사용함
- 주차장에서도 호텔식 서비스에 맞춰 "00병원에 오셨나요?" 라는 말보다 "00병원에 오신 것을 환영합니다. 제가 주차 도와드리겠습니다. 병원 현관은 이쪽입니다" 등등의 호텔수준의 고급화된 멘트 훈련

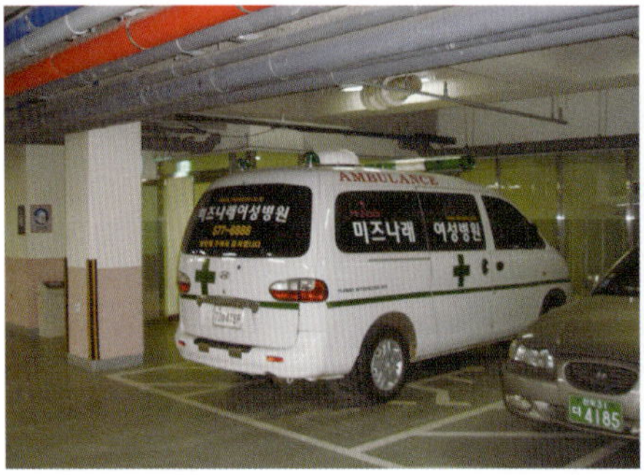

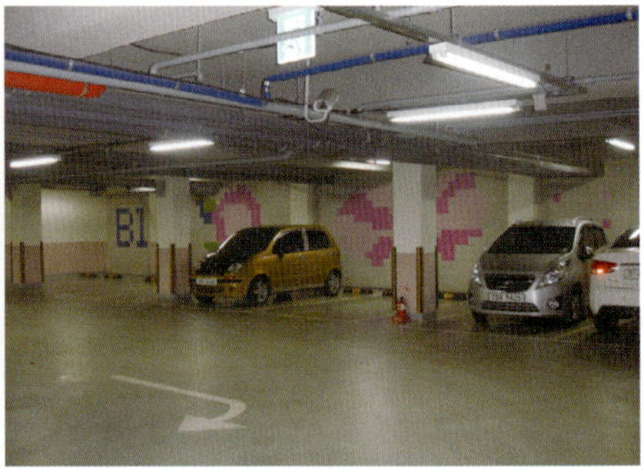

병원 현관

현관 진입에서 고객 접점의 가치는 "내가 환영받고 병원이 나를 위해 준비하고 있었다는 느낌, 병원 내 시설에서 느끼는 행복감 안도감"이 신뢰감으로 이어진다.

- 현관의 위치는 지면과 높이가 같은 것이 좋음
- 현관문이 여닫기 쉽고(자동문) 안내문 부착
- 입구에 휠체어나 유모차를 사용할 수 있는 여유 있는 공간으로 편안한 느낌 조성
- 문 손잡이가 청결하며 유리문일 경우 유리창이 항상 청결

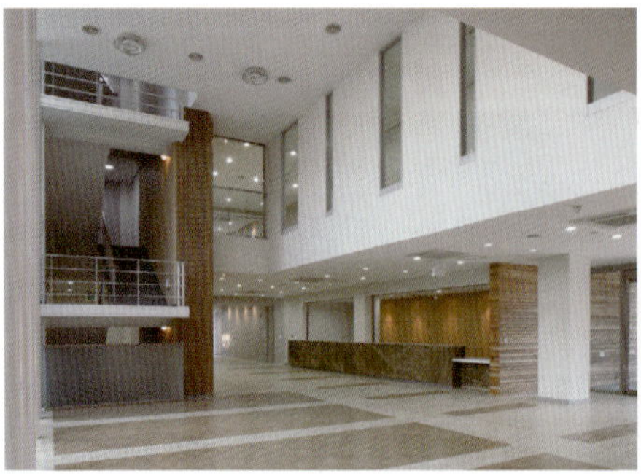

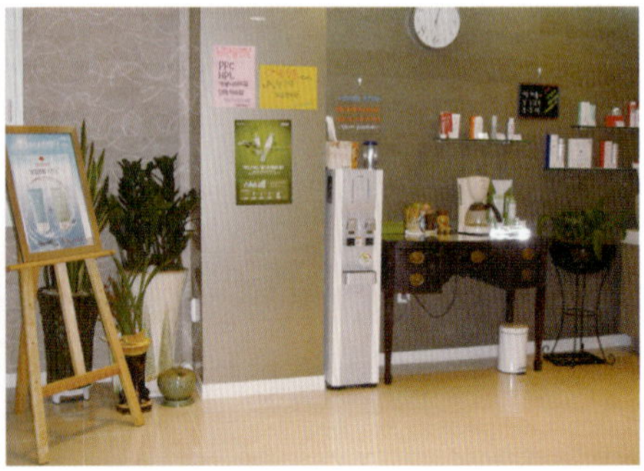

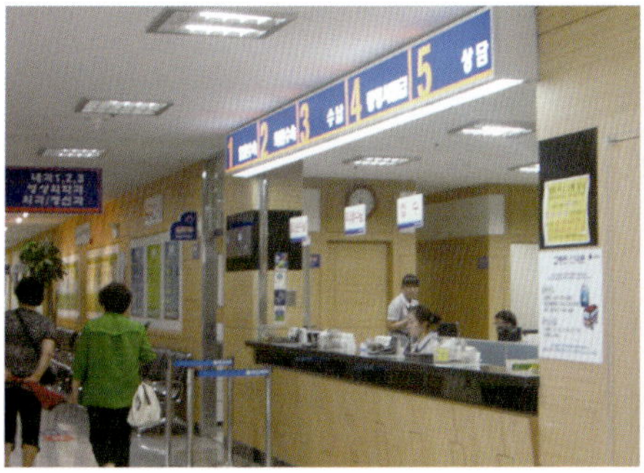

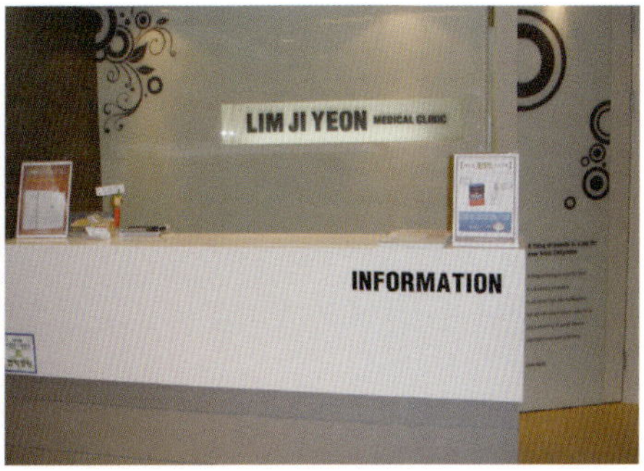

접수(수납) (원무행정 부서)

환자들이 진료를 보다 신속하고 편리하게 받을 수 있도록 제반 수속절차를 위한 진료체계와 진료비 관리 및 의료진의 진료지원 업무를 관리하는 부서이다.

외래 진료접수, 외래진료비계산, 수납, 진료예약, 입 · 퇴원 수속, 입원 · 진료비 계산, 본인부담진료비 청구, 입금에 따른 정리절차 등, 병원 이용자들이 내원하여 진료를 마치고 귀가할 때까지의 제반 행정적인 업무를 수행한다.

접수 부서는 현관을 들어선 환자나 가족이 가장 먼저 직접적으로 병원 직원과 만나는 곳이며 환자가 가장 긴장하고 있는 접점이다. 따라서 이 부서 직원의 친절도는 모든 병원에서 가장 많은 노력을 하고 있음에도 가장 낮은 만족도를 보이는 부서라고 할 수 있다. 보다 편안하고 친절한 이미지 구축을 위한 전략들은 다음과 같다.

- 특히 접수부서의 직원은 환한 미소를 잃지 않는다.
- 일어서서 반갑게 인사하며 맞이한다.
- 직원 간에 잡담을 삼가고 고객을 기억한다.
- 주 증상과 진료부서를 파악한다.
- 잠시 동안이지만 고객이 마주앉을 수 있는 의자를 준비한다.
- 데스크 앞에서 환자가 오래 서 있지 않도록 한다.
- 데스크 위는 항상 깨끗하게 정리한다.
- 접수시간을 기록하고 대기시간을 최소화한다.
- 대기시간이 길어질 경우 몇 분 정도 기다려야 하는지 이야기한다.
- 고객과 눈을 맞추지 않은 채 기록하거나 전화를 받으면서 고객에게 기록을 요구하는 등의 행위를 금지한다.

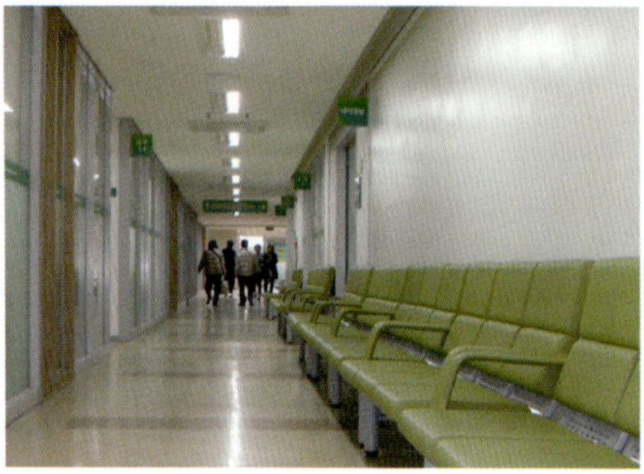
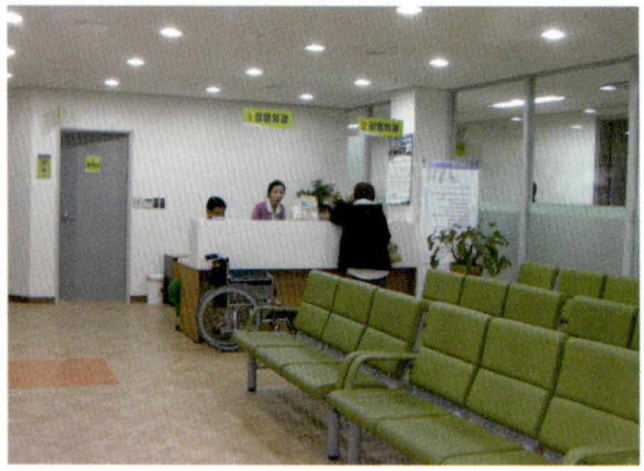

■ 진료 대기실

진료 대기실

- 진료실과 대기실을 구분하되 가까운 곳에 대기실을 둔다.
- 대기실 의자가 편안하고 청결하게 한다.
- 대기실의 조명은 너무 밝거나 눈이 부시지 않도록 한다.
- 대기실에 놓여 있는 병원을 홍보하는 포스터나 문구는 앉았을 때 눈높이에 맞도록 한다.
- 고객을 위한 음료수를 준비해 둔다.
- 좋은 향기가 나도록 방향제를 사용하면서 환기를 한다.
- 잡지나 도서는 고객이 이용하기 편리한 위치에 두고 항상 청결하게 유지한다.
- 소아나 노인을 배려한 시설을 갖춘다.

진료실

진료실에서 환자는 의사와 1 대 1이 되므로 불안감이 높아진다. 따라서 의사는 환자의 불안을 덜어주고 친근감이 들도록 배려하는 것이 포인트다. 이때 중요한 것은 환자에게 눈길을 맞추고 편안한 느낌이 드는 표정관리가 중요하다. 또 상대를 보면서 먼저 '~님 안녕하세요' 하면서 이름을 부르며 말을 걸도록 한다.

진료실을 나간 환자는 검사실이나 처치실로 향한다. 검사, 처치실에서는 환자의 심리적 압박감이나 불안감이 더욱 커진다. 이런 환자의 심리를 제대로 살필 줄 아는 응대가 중요하다. 그 중에도 내시경 등 고통이 따르는 검사를 할 때는 계속 말을 걸어 환자의 불안감을 줄여 줄 필요가 있다.

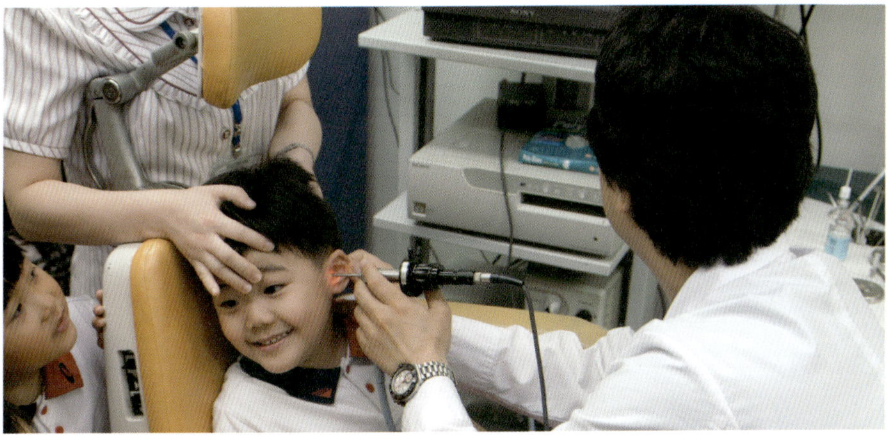

약국

약국에서는 그냥 약을 건네주기만 하지 말고 약의 종류, 복용량, 복용법 등 복약지도를 철저하게 한다. 환자가 납득할 때까지 설명하겠다는 마음가짐이 필요하다. 마지막 원무과에서는 돈만 받으면 된다는 식으로 사무적으로 대하지 말고 '몸조리 잘하세요' 라는 말을 잊지 않도록 한다.

영상의학 검사실

고객의 입장에서 진료 전 검사는 본격적인 진료가 이루어진다고 생각하면서 가장 불안해 하는 접점이므로 이 접점의 목적은 불안감을 없애고 편안한 마음을 갖도록 검사

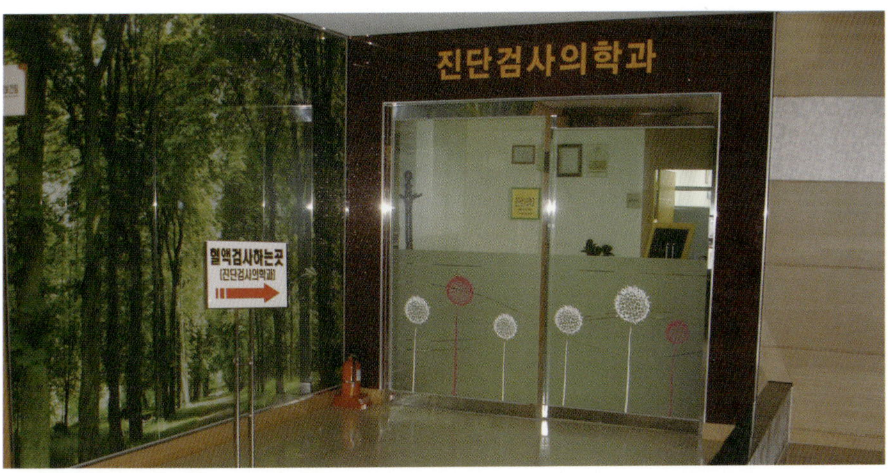

내용과 절차에 대한 고객 중심의 차분하고 세심한 설명과 배려가 이루어져야 한다. 오히려 검사 전까지의 접점이 활기 있고 명랑한 분위기였다면 검사실은 앞으로 이어지는 검사에 대한 신뢰감과 안전감을 예측하게 만드는 접점이므로 장비의 청결함과 진지한 설명이 제일 중요하다. 모두 가장 낮은 만족도를 보여 담당자의 전략적 응대 훈련 후 가장 많은 이미지의 변화를 보일 수 있는 접점이다.

- 다른 접점지역과 달리 서비스 사각지대인 경우가 많다.
- 사진촬영을 위해 내어주는 헤어밴드나 기타 의복이 있다면 소독된 포장을 이용한다.
- 방사선 검사에 대한 사전 설명이 필요한데 촬영이 급하여 “이쪽으로 저쪽으로~” 물건을 찍는 듯한 말을 하고 있지는 않은지 주의한다.
- 촬영하는 동안 다른 직원이 들어와 쳐다보고 있는 경우도 있어 고객이 부담스러워 하는 경우가 많다.
- 고객의 개인물품 보관함이 필요하며 물건이 분실되는 사례도 종종 있다.

물리치료실

병원에 물리치료실이 있다면 이 접점은 환자가 머무르는 시간이 다른 접점에 비하여 길다는 점과 대부분 환자가 신체적 통증을 호소하고 불편한 상태에서 찾게 되는 곳이라는 점이 특징이다. 연구 결과에 의하면 통증이 있는 환자들은 대부분 우울한 정서를 갖고 있으며 신경이 예민해져 있고 주변의 환경에 민감하게 반응하는 심리적 특성을 보인다고 하였다. 그런데 물리치료실의 반복적인 매뉴얼로 인하여 잘못하면 일상적인

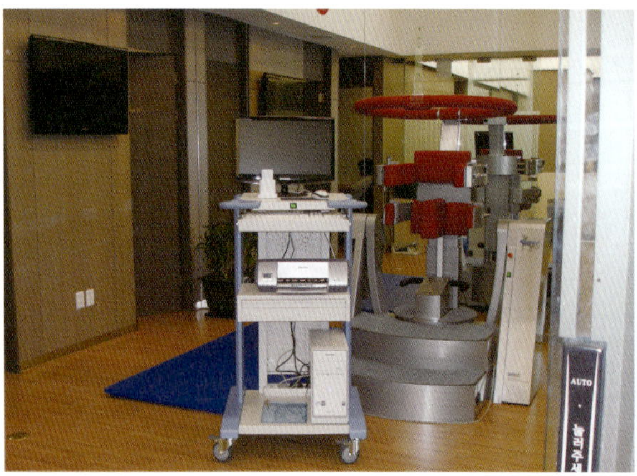

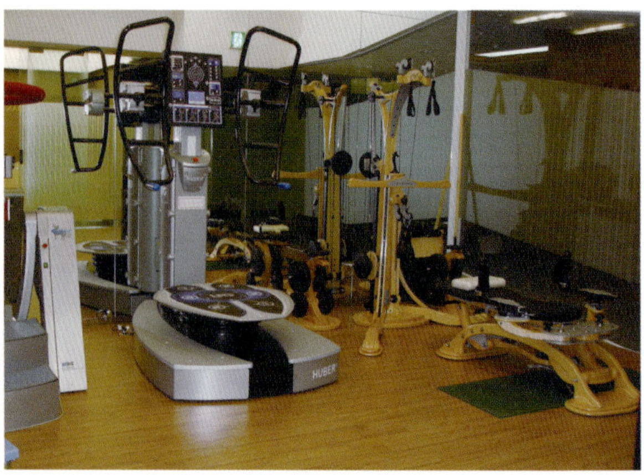

태도로 환자를 응대하기 쉽고 환자의 통증에 대해 내성이 생겨 환자가 호소하는 고통을 일상적으로 생각하고 별것 아닌 것처럼 대하는 실수를 보이기 쉬운 곳이다. 따라서 자세한 업무 관련 행동을 늘 분석하면서 환자에게 관심을 보이고 특히 실내 환경을 안정감 있고 차분한 이미지로 구상하는 전략이 필요한 곳이다.

수납

병원의 진료를 다 마치거나 또는 퇴원의 경우 거치게 되는 수납의 접점은 고객이 왕으로 대접받는 가시적인 접점으로 최상의 배려와 매너를 갖춘 행동을 통하여 또 다른 구매에 대한 잠재력을 갖고 있는 접점이다.

이 접점의 특징은 언어적 응대보다 간결하고 세련된 말과 품격있는 응대 태도를 통하여 고객이 지금까지 받은 모든 서비스에 대해 재평가하며 친밀감과 존중감을 동시에 느끼면서 스스로 최고의 고객이라는 자부심을 갖도록 하는 것, 즉 고객에게 최고의 자존심을 뽐내도록 하는 것이 목적이 된다. 따라서 수납과 관련된 정중한 태도로 매뉴얼화된 매너와 이미지 전략을 구사하는 것이 필요하다. 예를 들면, 카드 결제 후 한 손으로 건네지는 않는지, 고객이 지갑을 여는 동안 지갑을 바라보고 있는 행동은 없는지 확인한다.

계산을 위한 장소로만 인식할 것이 아니라 내원의 결과를 긍정적 반응으로 유도하는 "병원에서 불편한 점은 없으셨나요? 오늘 따라 환자분이 많아서 좀 힘드시지 않았나 모르겠습니다" 등등의 정형화된 멘트를 하는 것은 마지막 접점에서 고객만족에 많은 차이를 보이는 말들이다.

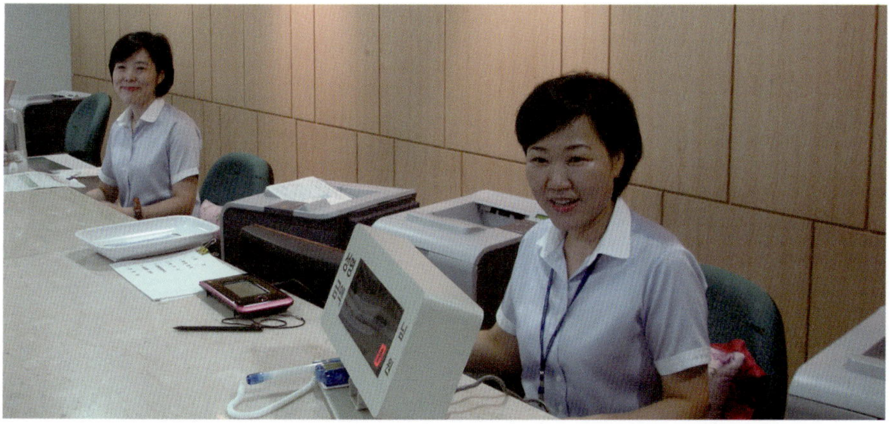

배웅

배웅의 접점은 안녕히 가세요가 아니라 다녀오세요의 느낌을 주어야 하는 접점이며 친밀감이 형성된 상태에서 긴장되고 딱딱한 매너보다는 가족같은 친밀감을 최대한 표현하여 다음 방문과 재구매, 타 환자의 소개로 이어질 수 있는 포인트이다.

서비스의 원칙인 100－1 = 99 가 아니고 100－1 = 0의 공식이 성립될 수 있는 지점으로 고객에 대한 전략적 배웅이 필요하다. 고객을 등급 분류하여 최상의 고객에게는 문밖 서비스까지도 매뉴얼화하여 잠재 구매의 시기를 앞당길 수 있는 긍정적 암시를 제공하는 서비스 스킬이 가시적으로 나타나야 하는 접점임에도 대부분 방치되는 서비스의 사각지대가 아닌가 다시 한번 생각해 볼 필요가 있다.

- 배웅 시 인사는 쾌활하고 밝은 목소리로 하여야 하며 눈맞춤을 하여야 한다.
- 주차요원이 배웅을 하는 경우도 있으며 가능하다면 데스크가 아닌 현관문에서 배웅하는 것이 필요하다.

참/고/문/헌

1. 최민령 외, The Beauty Make-up, 예림, 2002, p.9
2. 최민령 외, The Beauty Make-up, 예림, 2002, p.10-11
3. 최민령 외, The Beauty Make-up, 예림, 2002, p.9
4. 김인자 역, Alder R. B. 인간관계와 자기표현, 중앙출판사, 1996
5. 강병석, 토탈패션으로서의 메이크업에 관한 연구, 홍익대학교 산업미술대학원 석사학위논문, 1984, p.5
6. 권경애, 눈 메이크업이 안면상에 미치는 영향에 관한 연구, 한성대학교 예술대학원 석사학위논문, 2000, p.8
7. 추욱희 외, Let's makeup, 도서출판 성화, 2003, p.9-73
8. 이윤선, Make-up과 Hair style에 의한 패션이미지의 변화에 대한 연구, 동덕여자대학교 디자인대학원 석사학위논문, 2003, p.17

Chapter 5

의료 커뮤니케이션

01 커뮤니케이션의 개념과 유형

커뮤니케이션의 개념

커뮤니케이션의 정의

일상생활에서 흔히 사용하는 상식적인 의미로 보면 커뮤니케이션이란 '남과 이야기하는 것'이다. 그러나 다른 사람과의 대화는 커뮤니케이션이 일어나는 구체적 현상이지 커뮤니케이션의 본질이 아니다. 우리는 꼭 다른 사람과만 이야기하는 것은 아니다. 혼자 이 생각 저 생각하는 것은 내가 나와 대화하는 커뮤니케이션이다.

어쩌면 '의사 표현'이나 '의사 교환'이라는 말이 더 포괄적으로 커뮤니케이션을 나타내는지도 모른다.

커뮤니케이션은 아직 적당한 우리말로 번역되지 못한 채 영어 communication의 한글 발음 표기 '커뮤니케이션'을 그대로 쓰고 있다. 이는 본래 '공통' 또는 '공유'라는 의미를 가진 라틴어의 'communis'를 어원으로 하고 있으며 우리말로 '의사소통'으로 번역하여 사용하기도 한다. 커뮤니케이션을 문자 그대로 해석하면, 하나 또는 그 이상의 생물 개체가 다른 개체와 지식, 정보, 감정 등을 공유하는 행동의 과정이라고 할 수 있다.

그러므로 커뮤니케이션은 성원 간의 상호작용을 촉진시켜 주는 중요한 역할을 하는 매개체로서 인적 사회 시스템을 구성하는 기본 요소다.

커뮤니케이션의 중요성

인간이 하나의 집단으로서 사회 안에서 행복해지려면 우호적인 인간관계의 수립 없이는 목표를 달성하기 어려울 것이다. 타인에게 늘 배려와 관심을 베풀어야 하지만 한편으로는 내가 하는 일, 능력, 인격, 가치를 알리는 일과 관심을 받아내는 일도 매우 중요하다. 바로 이 모든 활동이 커뮤니케이션으로 가능한 것이다.

타인의 이해와 협조를 얻기 위해서는 전달자가 의도하는 내용에 대하여 주목하게 하고 관심과 흥미를 갖게 하면서 그 내용대로 하고자 하는 결의에 따라 행동하게 하여야 하는 것이다. 전달자인 서비스 종사자가 목적을 달성하려면 수신자인 예상 고객에게 접근하는 기법과 요령이 절대 중요하다.

이제 커뮤니케이션 스킬은 고객을 최전방에서 만나는 서비스 제공자는 물론이요, 최고경영자나 중역이 되기 위해서 노력하는 모든 사람들이 갖춰야 할 덕목이 되고 있다. 성공한 사람들은 자신에 대한 이해와 타인에 대한 관심 그리고 자신을 이해시키는 능력, 즉 커뮤니케이션 능력이 탁월한 사람들이다.

커뮤니케이션 과정

커뮤니케이션 과정의 이론적 모형

커뮤니케이션 현상의 본질을 좀 더 정확히 이해하기 위해서는 인간들 사이에서 커뮤니케이션이 어떻게 이루어지고 있는지 그 과정을 살펴봄으로써 현상의 개념이나 본질을 좀더 쉽게 이해할 수 있다.

일반적으로 커뮤니케이션은 두 사람 이상의 관계에서 정보교환, 감정이입, 의사 전달이라는 세 가지 요소를 효과적으로 전달하는 과정이라고 정의할 수 있다. 이러한 요소가 흐르는 커뮤니케이션 과정에는 전달자, 메시지, 수신자라는 세 가지 요소가 포함되어 있는데 Flippo 모델을 응용하면 그 과정을 그림 5-1처럼 요약할 수 있다.

커뮤니케이션의 원천을 이루고 있는 전달자는 개인이나 집단, 조직이 될 수 있다. 그러므로 메시지 내용의 명확성과 그 유효성은 전달자의 특성에 따라 영향을 받게 되며 전달자의 욕구, 태도, 가치, 지각 등이 메시지에 반영되고 있다.

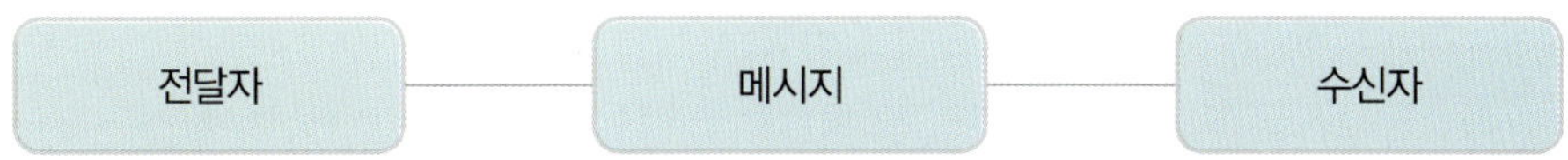

출처 : E. B.Flippo, Principles of Personal Management, NY, McGraw Hill, 1971, pp.260-261에서 요약

■ 그림 5-1 Flippo모델을 응용한 커뮤니케이션 과정 모델

그리고 수신자도 메시지가 의도하고 있는 개인이나 집단, 조직이 될 수 있다. 전달자와 마찬가지로 수신자도 욕구, 가치, 태도, 지각 등과 같은 그의 특성에 따라 커뮤니케이션이 영향을 받게 된다.

전달자에 의해 의도된 수신자는 메시지 자체가 부당한 경로를 통해서 전달되기 때문에 이것을 수신하지 못하는 경우도 있고, 수신자 스스로가 메시지에 주의를 기울이지 못해서 수신하지 못하는 경우도 있을 수 있는데, 이러한 경우 전달자가 수신자에게 경청하라는 훈계 따위를 함으로써 전달자의 의사를 전할 수도 있다. 어떠한 사유가 있든지 간에 수신자가 메시지를 받지 않으면 커뮤니케이션은 발생할 수 없으며 그 과정도 있을 수 없는 것이다.

Flippo는 커뮤니케이션이 전달자, 기호, 수신자라는 3개의 기본 과정으로 구성되어 있으며 전달자가 언어나 행동 등의 기호를 사용하여 말하거나 행동을 하면 수신자가 이를 듣거나 관찰하는 일련의 과정으로 이해하였다.

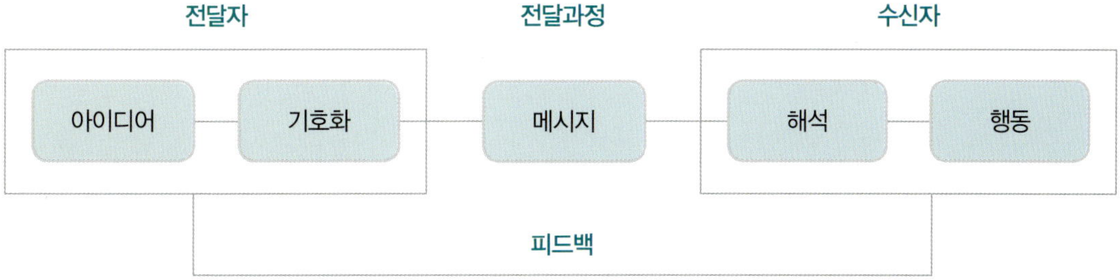

출처 : 유기현, 조직행동론, 무역경영사, 2000, p.380

■ 그림 5-2 종합적인 커뮤니케이션 과정 모델

커뮤니케이션 과정을 설명하고 있는 이러한 여러 학자들의 모델을 종합해 보면 그림 5-2와 같은 모델로 요약할 수 있다.

그림 5-2를 통해서 커뮤니케이션 과정을 보다 명확하게 이해할 수 있는데, 이 모델은 메시지 전달자와 수신자가 주축을 이루고 있지만 기본적으로 전달자, 전달과정, 수신자라는 세 가지 요소를 모두 포괄하고 있다.

커뮤니케이션의 과정

그림 5-2를 중심으로 커뮤니케이션 과정을 살펴보면 전달자를 시작으로 전달하려는 정보를 메시지를 통하여 수신자에게 전달하기까지는 구체적으로 다음과 같은 단계를 거친다.

제1단계 I 관념화 ideation

전달자가 의사소통이나 감정이입 또는 정보교환을 시도하려는 중요한 문제에 관해서 목적을 명확하게 하기 위하여 생각을 조직화하는 단계다. 전달하기를 원하는 생각, 사실, 의미 등에서 시작되며, 이러한 것들은 커뮤니케이션의 내용을 형성하고 동시에 메시지의 기초가 된다. 더욱이 전달자가 자신의 목적을 명확하게 관념화하는 것은 메시지의 명료성을 기하는 것일 뿐만 아니라 효과적인 커뮤니케이션의 전제가 된다.

제2단계 I 기호화 encoding

수신자에게 전달할 내용을 기호 또는 부호로 바꾸는 단계다. 전달자가 커뮤니케이션의 행동을 결정한 후에 그 메시지의 내용을 최선의 전달이 가능하도록 기호화 또는 암호화 시켜서 이를 수신자가 이해할 수 있도록 해야 한다. 이때 메시지는 언어, 숫자, 기호, 다이어그램 등으로 구성되며, 메시지의 전달은 기호화 자체가 명확, 간결, 구체화되면서 정확할 때 쉽게 이루어진다. 이 시점에서 송신자는 무엇보다도 메시지를 확실하게 하기 위해서 최적의 이해 가능한 매체를 통한 전달 방법을 선택하게 된다.

제3단계 I 전달 transmission

수신자에게 기호화된 내용이나 메시지를 전하는 과정으로 메시지는 공식적 커뮤니케이션 경로나 비공식 커뮤니케이션 경로를 통해서 흐른다. 그리고 유용한 매체로는 면담, 전화, 공적 주소록, 메모, 게시판 등을 이용하게 되는데, 경우에 따라서는 언어(말), 서면, 행동, 제스처 또는 암호 등을 이용하기도 한다.

제4단계 | 수신 receiving

발신자가 수신자에게 보낸 메시지를 받는 단계다. 이 경우에는 정확성이 요구되지만 전달 과정이나 수신 과정에서 잡음과 같은 다양한 장애 요인이 수신을 방해할 수 있으므로 세심한 주의와 수신 내용의 재확인이 요구된다.

제5단계 | 해독 또는 해석 decoding or interpretation

발신자가 수신자에게 보낸 기호나 부호를 수신자가 해독하는 단계다. 즉, 수신자가 메시지를 받을 때 그 내용을 해석해서 메시지의 내용과 뜻을 파악하는 과정이다. 이때에 이해는 해석이나 해독 과정이 중요하지만 수신자의 마음 상태에 따라 크게 좌우된다.

수신자가 전달받은 메시지를 오류나 과오없이 정확하게 수신 내용을 이해하려면 자신의 주관적 사고 방향으로 이해하기보다는 전달 내용의 사실 자체를 수정이나 과장 없이 수용하는 태도와 사고가 요구된다. 특히 오해와 불안한 마음의 자세는 메시지 내용을 왜곡시키는 경우도 있기 때문에 유의할 필요가 있다.

제6단계 | 행동 action

발신자의 의도대로 수신자가 행동하는 단계다. 수신자가 메시지를 해석한 이후에는 반드시 행동이 따르게 마련이며 이러한 행동은 제공된 정보의 단순한 저장, 할당된 과업의 수행, 메시지의 무시 등 매우 다양한 형태로 나타난다.

제7단계 | 피드백 feedback

피드백이란 전달자에게 되돌아오는 수신자의 반응이라고 해석할 수 있는데 다시 말하면 전달자가 수신자의 반응을 보고 자기의 의도와 비교 · 평가해서 차이가 있을 경우 커뮤니케이션 자극을 수정 · 보완해서 되먹이는 것을 말한다. 이러한 피드백 작용이 없다면, 커뮤니케이션은 직선적이고 일방적인 체계가 되지만, 피드백으로 인하여 커뮤니케이션은 연속적이고 순환적인 과정이 되며, 그 결과 전달자와 수신자 간의 상호 작용이 가능하다.

커뮤니케이션 유형

모든 분류가 그렇듯이 커뮤니케이션의 유형을 분류하는 것도 쉬운 일이 아니다. 왜냐하면, 분류란 그 기준에 따라 얼마든지 여러 가지 형태로 나타날 수 있기 때문이다.

방법을 기준으로 ① 언어적 커뮤니케이션 ② 문서적 커뮤니케이션 ③ 비언어적 커뮤니케이션으로 분류할 수 있으며 메시지의 흐름에 따라 ① 수직적 커뮤니케이션 ② 수평적 커뮤니케이션 ③ 대각적 커뮤니케이션 ④원형적 커뮤니케이션으로 분류할 수 있고, 방향을 중심으로 ① 일방적 커뮤니케이션과 ② 쌍방적 커뮤니케이션으로 나눌 수 있다.

조직 내 공식 경로에 의한 분류

조직 내의 인간관계를 논할 때 일반적으로 커뮤니케이션이 조직이나 집단에서 공식적으로 소통되는 것이냐의 여부, 목적, 효과 등에 따라 공식적 커뮤니케이션, 비공식적 커뮤니케이션 및 커뮤니케이션 네트워크로 나누고 있다.

공식 커뮤니케이션 formal communication

공식 커뮤니케이션이란 공식 조직에서 공식적인 경로와 과정을 거쳐 정식으로 행해지는 의사 전달을 말하며 소속 직원에게 결정된 사항이나 지시사항을 알리고 관리자에게 직원의 보고와 제안, 반응 등을 전달하는 데 그 목적이 있다.

공식 커뮤니케이션의 일반적인 장점으로는

첫째, 의사 전달이 확실하고 편리하다.
둘째, 전달자와 피전달자가 명백하기 때문에 책임 소재가 분명하다.
셋째, 객관적인 의사 전달이 가능하므로 피전달자에게 정확성과 기대감을 준다.
넷째, 정보가 사전에 구득되기 때문에 의사 결정에의 활용이 용이하다.
다섯째, 의사 전달에 있어서 상사의 권위를 유지할 수 있다.
라는 점을 들 수 있다.

반면, 공식 커뮤니케이션에서는 역기능도 초래할 수 있다.

첫째, 의사 전달 속도가 느리기 때문에 상황 변화에 신속히 대응하기가 어렵다.

둘째, 의사 전달에 있어서 융통성이 없다.

셋째, 배후의 내용을 전달하기 곤란하다.

넷째, 복잡하고 다양한 인간의 의사를 포괄적으로 전달하기에는 편협하다.

다섯째, 설득력이 없는 형식적인 의사 전달이 되기 쉽다.

공식적 커뮤니케이션은 메시지가 수직적으로 흐르는 하향적 커뮤니케이션, 상향적 커뮤니케이션과 수평적으로 흐르는 수평적 커뮤니케이션으로 구분할 수 있다.

비공식 커뮤니케이션 informal communication

비공식 커뮤니케이션이란 조직의 규정이나 지위, 조직 업무 등과 관계없이 조직 성원 간의 친분, 상호 신뢰, 현실적 인간관계 등을 통해 이루어지는 커뮤니케이션을 말한다.

물론 비공식 커뮤니케이션도 공식적인 관계와 병행하여 이루어질 수도 있으나, 주로 직위와는 상관없이 동료나 개인적 친분 관계에 따라 수평적으로 흐르게 되어 이를 수평적 커뮤니케이션이라고 부르기도 한다.

한편, 비공식 커뮤니케이션은 역기능적 측면만 있는 것이 아니라 다음과 같은 순기능적 역할도 수행한다.

첫째, 비공식 커뮤니케이션은 공식적인 커뮤니케이션 채널보다 정보의 전달 속도가 빠르고 그 영향력이 강하기 때문에 조직에 대한 타인들의 긍정적인 의견을 전달해 줌으로써 조직 성원들의 사기 진작에 도움을 줄 수 있으며 조직의 관리자들이 이를 통해 보다 효과적인 정보 전달을 할 수 있다.

둘째, 조직 성원들에게 소속감과 일체감을 제공해 줌으로써 그들의 만족감과 안정감을 높일 수 있다.

셋째, 잘못 설정된 계획이나 감정이 개입된 의사 결정 또는 편파적인 감정의 발생을 견제해 주고 균형을 잡아주기 때문에 최고 경영자들이 신중한 계획 수립 및 행동을 할 수 있도록 도와준다.

넷째, 비공식 커뮤니케이션을 통해 조직 내의 문제점을 진단하고 적절한 시정 조치를 취할 수 있으므로 조직 관리자들에게 피드백의 원천이 될 수 있다.

커뮤니케이션 네트워크

커뮤니케이션 네트워크의 형태는 조직이나 집단에서 이루어지는 커뮤니케이션이다. 이는 여러 개의 중계점을 갖고 있는 커뮤니케이션 네트워크를 구성하는 경우가 많다. 커뮤니케이션의 송신자가 보낸 정보가 수신자에게 전달되기까지는 여러 개의 경로를 거친다.

대상, 범위에 의한 분류

또 다른 견해로 커뮤니케이션의 대상 범위와 관련시켜 개인 커뮤니케이션, 대인 커뮤니케이션, 사회적 커뮤니케이션으로 분류하기도 한다.

개인 커뮤니케이션

개인 커뮤니케이션은 한 개인의 자신 안에서 일어나는 것을 말한다. 자신과 관계하고 접촉하는 커뮤니케이션이다. 예를 들어 "먼저 환자를 만나서 서약서를 받고 치료를 해야지"라고 하는 경우다.

대인 커뮤니케이션

대인 커뮤니케이션은 사람과 사람 사이에서 일어나는 커뮤니케이션이다. 대인 커뮤니케이션은 일반적으로 두 사람 혹은 그 이상의 개인들 사이에서 대면적 상호작용으로 이루어지는 것이 보통이다.

대인 커뮤니케이션은 참여한 사람들이 어떤 과정을 통해 메시지를 주고받는가에 따라 일방적, 반응적, 상호작용 커뮤니케이션으로 나누어진다.

- 일방적 커뮤니케이션은 전달자로부터 메시지가 일방적으로 수신자에게 전달되는 커뮤니케이션이다. 이는 전달자는 수신자의 반응을 고려하지 않고 자기 생각대로 메시지를 전달한다. 이때 두 사람 사이에 전달되는 커뮤니케이션 양은 많지 않다는 특성이 있다.
- 반응적 커뮤니케이션은 전달자는 적극적으로 수신자에게 메시지를 전달하고, 이에 대해 수신자는 자신의 의견이나 느낌을 비교적 소극적으로 나타내는 커뮤니케이

션을 말한다. 커뮤니케이션의 양은 일방적 커뮤니케이션보다는 많지만, 두 사람이 동등한 입장에서 커뮤니케이션을 하는 경우보다는 적다.

- 상호작용 커뮤니케이션은 전달자, 수신자가 서로 대등한 관계에서 상대방의 반응을 고려하면서 메시지를 교환하게 되는 커뮤니케이션으로 커뮤니케이션 양도 많다.
- 사회적 커뮤니케이션은 셋 혹은 그 이상의 사람들 사이에서 일어나는 커뮤니케이션으로 언어적, 비언어적 구성 요소로 이루어져 있다.

이상에서 살펴본 바와 같이 의료 환경에서 외부 고객과 이루어지는 커뮤니케이션은 대부분 대인 커뮤니케이션이라고 할 수 있다. 그러나 그동안 환자와의 커뮤니케이션은 주로 일방적 또는 반응적 커뮤니케이션 형태였다고 볼 수 있다. 이는 병원과 환자와의 관계가 의료 기관의 전문성과 치료를 받는다는 환자의 의존적 관계에 의해 주로 의료 기관 주도적인 커뮤니케이션 형태를 취해 왔다고 볼 수 있다.

그러나 의료 환경의 변화 및 환자들의 의식의 변화에 따라 의료서비스에 미치는 커뮤니케이션의 영향이 더욱 중요시되고 있으며, 그 형태 또한 상호작용 커뮤니케이션으로 발전해 나가고 있다.

의료 환경에서도 다른 경우와 마찬가지로 대인 커뮤니케이션에 이용되는 구성 요소는 언어적, 비언어적 구성 요소가 모두 중요하게 이용되고 있음을 알 수 있다. 특히 현대 의료서비스는 고객 중심 경영으로 비언어적 커뮤니케이션의 중요성이 부각되고 있는 시점으로 이에 대해 좀 더 자세히 알아보기로 한다.

비언어적 커뮤니케이션

오랫동안 사람들은 언어를 통해서만 커뮤니케이션이 가능하다고 믿었기 때문에 커뮤니케이션 연구 또한 언어를 통한 커뮤니케이션에 치중해 왔다. 그러나 인간의 커뮤니케이션은 언어적, 비언어적 표현에 의해 동시에 이루어진다. 언어에 의한 커뮤니케이션은 언어 능력인 문법규칙에 관한 지식과 언어 사용에 의한 방법으로 그것에 유형, 무형의 영향을 미치는 비언어적 요소와 함께 행해지며, 때로는 언어적 내용보다 그 밖의 요소가 결정적 역할을 하는 경우가 있다.

비언어적 커뮤니케이션의 개념

비언어적 커뮤니케이션에 대해 Dodd는 몸짓이나 시간 또는 공간을 상징으로 하여 정의하고 있고 Golderhaber는 언어를 제외한 메시지를 비언어적 커뮤니케이션이라 하였고, Samovarer Porter는 커뮤니케이션 상황에서 전달자와 수신자에게 잠재적 메시지 가치를 갖는 인간이나 환경에 의해 야기된 언어를 제외한 자극을 포함한 개념으로 보았다. 그렇다면 비언어적 커뮤니케이션이란, 언어를 제외한 비언어적 신호를 통한 의도적, 비의도적 정보교환이라고 볼 수 있을 것이다.

비언어적 커뮤니케이션의 구성 요소

다양한 연구 결과를 토대로 본서에서는 구성 영역을 크게 신체 언어, 공간적 행위, 음성적 신호, 의사 언어, 색상 언어 및 유니폼 언어 등 6가지로 설명하고자 한다.

신체 언어

신체 언어 Kinesics 는 몸의 움직임, 얼굴 표정, 눈의 접촉, 자세 등의 신체적 움직임에 의한 비언어적 커뮤니케이션 행위를 말한다.

얼굴 | 얼굴은 비언어적 커뮤니케이션 행위 중에 가장 중요한 부분으로 많은 정보를 보낼 수 있기 때문에 가장 주의를 하여야 하며, 얼굴 표정은 개인의 성격, 관심, 반응에 대한 정보 및 감정의 상태를 전달해 주는 다면적 메시지 체계이다.

첫째, 얼굴은 커뮤니케이션 당사자가 상대편을 좋게 보느냐 아니면 나쁘게 보느냐에 관한 판단을 표정으로 나타낸다.
둘째, 얼굴은 다른 사람이나 주위 환경에 대한 관심이나 무관심을 나타낸다.
셋째, 얼굴은 어떤 상황에 대한 몰입의 정도 즉, 강도를 나타낸다.
넷째, 얼굴은 개인이 자신의 표정에 대해 어느 정도 통제하는가의 정도를 나타낸다.
다섯째, 얼굴은 이해의 지적 요인이나 그것의 결핍을 나타낸다.

위와 같은 얼굴표정의 다섯 가지 차원은 긍정적인 면과 부정적인 면을 모두 포함한다.

얼굴은 관심이나 몰입 등의 긍정적 의사를 전달해 상호 간의 고급 커뮤니케이션을 가능케 하며, 동시에 무관심, 반대 등의 부정적 의사를 전달하기도 하는 것이다.

>> 얼굴은 흥분, 행복, 슬픔, 지루함, 관심, 당황 등 수십 가지의 감정을 표현하고 있다. 미소와 같은 긍정적인 표현을 이용하면 다른 이들과의 관계를 선도하고 유지할 수 있게 된다. 실제로 미소는 친근한 관계나 승인과 같은 일반적 의미를 가지고 있는 몇몇 비언어적 신호 중 하나다. 미소는 전형적으로 친근한 관계, 기쁨, 즐거움, 완화, 편안한 상황의 분위기를 표현한다.

눈 맞추기 | 상호 커뮤니케이션 상황에서 사람은 어떤 부정적인 태도나 감정을 나타내지 않으려는 노력에도 불구하고 어떤 측면의 감정 표현은 조절하기가 매우 어렵다.

두 사람의 대화에서 전체 대화 시간 중 절반 이상은 상대방의 눈을 응시하며 커뮤니케이션을 하고 있다는 것을 알 수 있으며, 자신이 말할 때보다 들을 때 상대방의 눈을 더 많이 응시한다. 상호 간의 일치감에 대해서는 시선의 접촉이 상당히 효력을 가진다고 한다. 눈길을 주는 비율이 높으면 높을수록 더 좋게 평가되며 그의 성실성이 전달되어 적극적인 관계가 성립된다.

반면, 대화 도중에 주의할 것은 상대방의 얼굴이 아닌 주위에 눈을 주는 태도로, 상대방을 달갑지 않게 생각하는 결과로 보여 교만과 무시의 인상을 갖게 한다는 점이다.

몸짓(제스처) | 제스처는 손짓, 발짓, 몸짓 등 신체의 움직임에 의한 비언어적 커뮤니케이션 행태를 말한다. Dodd는 제스처를 적응 행위, 상징 행위, 설명 행위로 구분하고 있는데, 여기에서 적응 행위란 환경이나 생활에 적응하기 위해서 어려서부터 자연스럽게 학습된 행위를 의미한다. 그리고 상징 행위는 언어를 대신해서 사용하는 제스처를, 설명 행위는 언어와 함께 사용되어 언어를 반복하거나 강조하는 제스처를 뜻한다.

>> 언어 대신 몸짓으로 수신자에게 메시지를 전달하는 방법은 메시지가 오해나 왜곡된 상태로 변화하며 전달되지 않도록 유의해야 한다. 동서양이 문화적 차이로 메시지 전달에 차이나 오해가 발생될 가능성이 있기 때문에 주의할 필요가 있다.

자세 | 자세도 비언어적 커뮤니케이션의 수단이 된다. 자세는 진지한 경청의 적극적인 태도를 보이는 경우와 메시지에 관심을 갖지 않은 상태에서 수신하는 부정적인 태도로 분류된다. 물론 자세 자체가 서 있거나 앉아 있을 때 정면을 대하는 태도와 등을 돌린 상태의 자세는 비언어적 커뮤니케이션의 대표적 형태다. 특히 전달하는 메시지에 기본적인 예의 표시와 신중한 주의 집중의 자세를 취하는 것은 비언어적 커뮤니케이션의 기본적인 기법이다. 이는 메시지를 수용한다는 신호를 강력하게 표시하는 것으로 이해되어 상호관계를 증진시키게 된다. 다만 대화를 할 때 팔짱을 끼거나 다리를 꼬고 앉아서 메시지를 전하거나 수신하는 자세는 비언어적 커뮤니케이션의 자세로는 바람직하지 못하다.

체격과 체형 | 동물이나 사람의 체격은 성별, 연령, 성격, 체력, 건강 상태 등을 알려주는 정보원이다. 흔히 골상이나 관상이라는 것도 체격(얼굴 포함)에서 얻는 정보를 체계적으로 정리한 것이다.

체격이 풍기는 일반적 고정관념을 보면 크고 마른 사람은 조용하나 긴장된 성격의 소유자며, 작고 둥그런 사람은 말이 많고 낙천적이나 게으른 편이며, 근육질의 벌어진 체격의 소유자는 강하고 모험적인 인상을 준다고 한다.

머리 끄덕이기 | 머리를 끄덕이는 것은 동의의 표현이나 대화 중 말하는 사람의 말을 잘 경청하고 있다는 것을 나타낸다. 비록 머리를 끄덕이는 것이 일반적으로 동의에 대한 표시라고 할지라도 언어적인 음성 효과 없이 끄덕이게만 되면 제대로 된 암시를 인식하는 데 실패하게 될 것이다. 상대방이 말할 때 천천히 끄덕이고 "네, 알겠습니다", "응" 등과 같은 말을 해주며 웃어야 잘 이해하고 있으며 비언어적으로 그것에 대한 응답을 표현하고 있다고 생각하게 된다.

공간적 행위

공간적 행위 proxemics 는 사람들이 육체적 공간 거리를 어떻게 유지하고 어떤 의미를 나타내는가 하는가와 거리, 사무실, 건물, 도시의 공간적 배열이 주는 의미를 연구 대상으로 한다.

공간적 관계성이 커뮤니케이션의 질과 양에 영향을 미치며, 공간적 개념의 유형은 고정형 공간, 준고정형 공간, 비정형적 공간 등 세 가지 유형으로 나눌 수 있다.

- 고정형 공간은 건물 같은 고정된 공간이 사람들 간의 상호작용에 미치는 영향,
- 준고정형 공간은 칸막이나 가구 배열 같은 준고정 물체의 공간적 배열과 인간의 상호작용에 미치는 영향,
- 비정형적 공간은 친숙 거리, 개인 거리, 사회적 거리와 공공 거리를 포괄한다.

개인간의 거리에 의한 비언어적 행위를 포함하고 있는 대인 커뮤니케이션 상황에서 상대방과의 거리는

첫째, 친밀한 거리로서 보통 신체적 접촉을 동반하며, 개개인은 상대편이 제시하는 의도를 실수하지 않고 인지할 수 있다.

둘째, 개인적 거리로서 가족이나 친한 친구 사이의 거리가 여기에 속하는데, 보통 손을 뻗어 접촉할 수 있는 거리를 말한다.

셋째, 사회적 거리로서 기타 사회적 집단 등 사회의 공식적, 비공식적 관계에 있어서의 거리를 말한다.

넷째, 공적 거리로서 이 거리에서의 커뮤니케이션은 큰 목소리와 제스처에 의해서 이루어진다.

발신자와 수신자 간의 거리 | 커뮤니케이션 과정에서 발신자와 수신자의 거리에 따라 의미전달의 상대적인 접근도를 판단할 수 있다. 즉, 적극적인 태도로 메시지를 전달할 때에는 신체적으로 가장 접근된 상태에서 이루어진다. 문화적 차이는 있겠지만 프랑스의 남성들은 영국의 남성보다 접근된 상태에서 대화를 하는 적극적인 태도를 취한다.

| 상황과 대화 거리 |

15 ~ 46cm **친밀한 거리**	46cm ~ 1.2m **개인적 거리**	1.2m ~ 3.6m **사회적 거리**	3.6m 이상 **공공적 거리**
정서적으로 가까운 사람과의 대화 거리	친구나 직장 동료 간의 대화 거리	초면이나 식당 배달원 등의 사람과의 대화 거리	불특정 다수 앞에서의 연설 시 거리

친밀한 거리 intimate distance | 가까운 친구나 연인 사이에서 메시지를 전달할 때 실제적인 접촉 거리를 친밀한 거리로 정의한다. 이때에 실제 거리는 가깝게는 15cm, 멀리는 46cm로 속삭일 수 있는 거리를 유지하면 된다.

개인적 거리 personal distance | 일반적인 대인관계에서 다정하게 이야기를 주고받는 자연적인 거리로 정의된다. 이는 개인이 사생활에 감정을 유지하거나 또는 야구코치가 심판에게 달려가 고함을 칠 정도의 거리를 의미하며, 이때의 신체적 거리는 46cm ~1.2m가 적당하다.

사회적 거리 social distance | 사회생활에서 처음 대하는 낯선 사람과 메시지를 주고받을 때의 거리를 사회적 거리라고 한다. 일반적으로 상점이나 백화점에서 상품을 살 때나 택시 운전사와 대화 시의 거리를 뜻하며, 이때 가장 바람직한 거리는 1.2m~3.6m이다.

공적 거리 public distance | 공적인 커뮤니케이팅 과정에서 상호 이해 가능한 거리를 공적 거리로 정의한다. 큰 회의장에서 세미나를 하거나 강의실에서 수강생에게 강의할 때의 거리를 의미하며, 이때에 장소와 청중이 조성하는 분위기에 따라 차이는 있겠지만 일반적으로 적당한 거리영역은 3.6m 이상이다.

음성적 신호

언어적 의사소통에서 음성적인 특성들, 즉 음의 높이, 음량(크기), 속도, 질, 발음 그리고 다른 특징들이 비언어적 메시지를 고객에게 전달할 수 있다.

음의 높이 | 음조의 변화는 다양한 메시지를 추가하여 극적으로 의미하는 것을 판단하는 데 영향을 끼칠 수 있다. 그러한 변화를 음조의 변화 또는 목소리나 음의 높이라고 한다. 음성의 고조는 발신자의 감정과 메시지의 중요도 및 긴급함에 따라 달라지기 때문에 상황을 표현하는 목소리는 힘의 통제로 음량의 고조를 조절한다. 노여움은 큰소리로 높은 음량에 빠른 속도로 표현되고, 권태는 음성의 고조가 단조로울 때 나타나며, 기쁨은 흥분된 큰소리에 높은 음량은 물론이고 표현은 빠른 속도로 나타난다. 일반적으로 음성의 고조를 효과적으로 조정하게 되면 표현의 품위 유지뿐 아니라 전달의 효과 증대 및 발신자의 이미지를 부각시킬 수 있다.

음량 | 음성 메시지가 전달되는 범위는 크기나 음량의 정도에 따라 달라진다. 주위의 소음이나 고객이 지닌 적당한 듣기 능력에 따라서 말할 때 음량의 높고 낮음을 조절해야 한다. 또한 음량의 변화가 감정을 나타내고 고객에게 부정적인 메시지를 전달할 수도 있으므로 음량을 항상 확인해야 한다.

말의 속도 | 말의 속도는 사람마다 다르다. 서양 문화권 내에 사는 대부분의 성인들의 말의 평균 속도는 1분당 125에서 150단어다. 전달 속도는 메시지를 받고 정확하게 판단하는 데 영향을 미칠 수 있기 때문에 이것을 인식하는 것이 중요하다. 너무 빠르거나 너무 느린 말은 산만하게 들릴 수 있고 효율성을 잃을 수 있다.

목소리의 질 | 메시지의 해석은 종종 목소리의 음이나 특성에 의해 영향을 받게 된다. 서비스 종사자의 목소리 상태를 고객들이 인식하는 데 기초하여, 고객들이 귀를 기울이도록 도움을 줄 수 있고, 또는 실망시킬 수도 있다. 신경질적인, 콧소리가 나는, 목쉰 소리, 귀에 거슬리는 소리는 유쾌하지 않게 들릴 것이다. 목소리를 개선하기 위한 노력으로 고객 서비스 이미지를 향상시킬 수 있다.

분명한 발음 | 분명한 발음은 단어 사용을 명확히 한다는 것을 의미한다. 만약 단어를 분명하지 않게 빨리 말하거나 말끝을 자르는 경향이 있다면 듣는 사람은 의미를 왜곡할 수 있다.

의사 언어

의사 언어 paralanguage 는 언어가 아닌 인간의 갖가지 소리이다. 의사 언어는 음질, 음색, 음단절의 세 가지 요소로 나눌 수 있다. 음질은 음조의 범위, 입술의 조절, 리듬의 조정, 말의 속도 등에 의해 나타난다. 음색은 웃음소리, 한숨소리, 하품 등을 탐구 대상으로 하고, 음단절은 동의나 만족감을 나타내는 '응' 소리나 경멸이나 불신을 나타내는 '흥' 소리와 갖가지 정지음 등으로 구성된다.

비언어적 커뮤니케이션의 또 다른 범주인 의사 언어는 어떤 면에서 실제 언어보다 인간심리를 보다 더 정확하게 반영해 준다고 할 수 있다. 그러므로 우리는 자신의 음성으로 심리 상태를 전달하는 데 보다 주의를 기울여야 할 것이다.

색상 언어 | 색상 언어는 색상이 사람의 정서, 감정 및 성격에 미치는 영향에 대해 연구한다. 우리가 사용하는 말과 용모 및 의복의 색상이 주는 연상의 의미는 대단히 중요하다. 우리나라 사람들은 '서슬이 시퍼렇다', '새파랗게 질려 있다', '마음이 시커멓다'는 말에서, 파란색으로 살생적 권력이나 공포심을 상징하고, 검은색보다 흰색을 더 좋아하는 것 같다.

사람들의 용모에 영향을 미치는 의복의 색상은 흔히 커뮤니케이션에 영향을 미치는데 노란색, 오렌지색, 적색과 같은 따뜻한 색은 커뮤니케이션을 자극하고 청색, 녹색, 회색과 같은 차가운 색은 커뮤니케이션에 부정적인 영향을 미친다.

유니폼 | 인위적 기호 중에서는 의복, 화장품, 소지품, 머리 모양, 인위적 환경 등을 들 수 있다. 우리가 입고 다니는 옷도 작업복, 평상복, 정복이냐에 따라 다른 분위기를 연출할 뿐만 아니라 옷을 입고 있는 사람의 심리 상태에도 영향을 준다.

비언어적 커뮤니케이션의 기능과 중요성

우리가 커뮤니케이션을 할 때, 언어적 수단으로 표현하는 메시지보다 비언어적 수단으로 표현하는 메시지가 질과 양의 측면에서 훨씬 많은 만큼 비언어적 메시지는 매우 중요하다. Mehrabian은 의미 전달에 비언어적 메시지가 93%의 몫을 담당한다고 주장하고, Birdwhistill도 표현 수단으로서 약 65%가 비언어적 행동으로, 약 35%가 언어를 사용하는 것으로 지적하고 있다. 이러한 수치가 정확한 것인지는 의문의 여지가 있지만, 양적인 측면에서 비언어적 메시지가 커뮤니케이션에 상당한 기여를 한다고 결론을 내리는 데는 무리가 없을 것이다.

| 비언어적 커뮤니케이션의 특징 |

차이점	유사점
첫째, 언어에 비하여 비언어적 표현은 일반적으로 별로 의식되지 않는다.	첫째, 비언어적 표현보다는 언어적 표현이 더 자주 의도적인 메시지의 전달을 위하여 사용되지만, 둘 다 의도적으로 또는 비의도적으로 생산되고 전달될 수 있다.
둘째, 대부분의 비언어적 표현이 덜 구체적이고 구체화할 수 없는 성질을 가지고 있는 데 비하여 언어는 상대적으로 명백한 규칙과 구조를 가지고 있다.	둘째, 비언어적 표현의 구조와 유형은 언어의 구조와 유형보다 덜 구체화될 수 있음에도 불구하고 비언어적 커뮤니케이션의 규칙과 유형도 규명될 수 있다.
셋째, 그 사용법에 차이가 있다. 일반적으로 사람들은 외모, 옷, 몸짓 등에 상당한 관심을 기울이지만 언어적 메시지의 영향을 계산하고 이행하며 모니터링하는 데 보다 직접적인 관심을 보인다.	셋째, 구어적 메시지의 경우에서와 마찬가지로 몇몇 규칙과 유형들은 개인적 또는 문화적 차이와 상관없이 모든 사람들의 행위에 공통된다. 예를 들어, 얼굴 표정에서 행복함, 슬픔, 화남, 또는 두려움 등과 같은 감정들과 얼굴 근육의 독특한 움직임 사이의 관계를 예측할 수 있음을 시사하는 연구들이 있다. 그리고 우리가 '예', '아니오'와 연계시켜 고개를 끄덕이는 것과 같은 몸짓은 그 정확한 의미는 보편적이 아니더라도 그렇게 행위를 하는 것은 보편적인 것 같다. 매우 광범위하게 공유되고 있는 이들 유형은 모든 인간에 공통된 생리학적 능력과 인지 능력의 결과다.
넷째, 비언어적 활동의 중심이 되는 뇌의 위치인 뇌의 좌반구는 언어 처리 과정에서 중요한 역할을 수행하고, 대조적으로 우반구는 얼굴과 신체 이미지, 예술, 음악에 대한 인지 등 통합과 창조, 상상력에 관련되는 노력을 인식하는 데 특별한 중요성을 갖는다.	넷째, 비언어적 표현과 언어적 표현체계가 갖는 보편적인 특성 이외에 특정한 지역이나 직업, 또는 문화적 단체나 개인들에 따라 독특한 많은 유형들이 있다.
	다섯째, 다양한 형태의 언어적 또는 비언어적 행위 가운데 어느 것이든 서로 관계를 맺으면, 서로 보완적인 관계가 되기도 한다. 그러나 언어적 표현과 비언어적 표현은 잠재적으로 모순적인 정보 자료가 될 수도 있다.

02 커뮤니케이션 능력과 장애

커뮤니케이션 능력

커뮤니케이션 능력의 정의

커뮤니케이션 능력에 대한 관심은 고대 그리스, 로마 시대에 최초로 시작되었다고 볼 수 있다. 그 당시 수사학에 대한 관심이 곧 커뮤니케이션 능력에 대한 관심이었다. 그때의 철학자들은 커뮤니케이션 능력을 '수사법'과 '말하기 기술'이라는 말로 표현하였으며, '우아하고 훈련받은 방법을 실행할 수 있는 능력'으로 정의하였다. 수사학의 대표적인 철학자인 아리스토텔레스 Aristotle 는 수사학을 '모든 상황에서 이용 가능한 설득 수단을 발견해 내는 재능 faculty '으로 정의했다. 플라톤 Plato, 키케로 Cicero, 퀸틸리안 Quintillian 등은 수사학을 '영혼을 이끌어가는 재주', '재주부린 말솜씨 혹은 훌륭하게 말하는 재주'로 정의하였으며, 고르기아스 Gorgias, 아테네우스 Athenaeus, 이소크라테스 Isokrates 같은 철학자들은 '설득의 장인' 혹은 '설득의 정수'로서 파악하였다.

여러 학자들이 다양한 학문 분야에서 커뮤니케이션 능력의 의미를 논의하여 왔으나 능력 연구에 대한 광범위한 관점과 견해차로 인하여 일치된 개념을 정의하지 못하고 있다. 다만, 공통적인 속성들을 토대로 그 동안 연구자들의 커뮤니케이션 능력에 대해 정의한 내용을 요약하면 다음과 같다.

첫째, 커뮤니케이션 능력은 적절성, 효율, 통제, 협력, 적응성과 같은 구성 요소로 개념화할 수 있다. 능력이란 타인을 비롯한 자신의 주변 환경에 적응하고 그것을 통제함으로써 효과적으로 목적을 달성하고 주어진 상황에서 적절하게 타인과 협력함으로써 상호작용적 목적을 달성하는 것을 의미한다.

둘째, 커뮤니케이션 능력은 인지적, 행동적 요소를 포함한다. 능력있는 사람이 되기 위해서는 지식이 있어야 할 뿐 아니라 방법을 알아야 하고, 행동해야 할 뿐 아니라 행동한 것을 알아야 한다.

셋째, 커뮤니케이션 능력은 상황에 영향을 받지 않는 선천적인 성향인 동시에 특수한 상황이나 대상에 의존하는 개인의 상태이기도 하다. 능력은 보편적이면서 특수하다.

넷째, 커뮤니케이션 능력은 다른 사람의 커뮤니케이션 행동에 대한 지각 혹은 판단이다. 행동 그 자체가 능력있는 것이 아니라 그러한 행동이 능력있는 것으로 지각되는 범위에서 능력있는 것이다.

다섯째, 커뮤니케이션 능력은 효율, 실행, 지식 등의 관련 요인들과 차별적인 속성을 가지고 있으며 그 자체는 어느 하나의 요인으로 환원될 수 없는 고유한 것이다. 오히려 능력은 이와 같은 관련 요인들을 모두 포괄하는 개념으로 볼 수 있다.

커뮤니케이션 능력의 구성 요소

여러 학자들이 제시한 커뮤니케이션 능력의 구성 요인은 감정이입, 자아노출, 표현력, 상호작용 관리, 지지력, 타인 지향성, 사회적 긴장 완화(혹은 사회적 불안감) 등이 공통적으로 나타났다.

감정이입 | 감정이입이란 타인의 입장에서 생각하고 커뮤니케이션할 수 있는 능력으로 커뮤니케이션 능력에서 가장 중요한 차원 중의 하나로 일관되게 제시되어 왔다. 위만과 백런드(1980)는 감정이입이 분명하게 커뮤니케이션 능력의 가장 결정적인 양상이라고 주장하였으며 레드몬드는 능력과 감정이입이 동일한 차원의 스킬이라고까지 주장하였다. 감정이입은 자신의 경험에 대한 언급보다는 다른 사람의 입장에 대한 반응을 나타내는 것으로 거의 모든 커뮤니케이션 상황에서 적절하며 다른 사람의 느낌이 이해되었을 때에만 효과적이다.

| 공통적으로 나타나는 커뮤니케이션 구성 요소 |

연구자 / 공통적인 구성 요소	감정이입	자아노출	표현력	상호작용 관리	지지력	타인지향	사회적 긴장완화
Farber (1962)	○						
Holland & Baird (1968)			○				
Bochner & Kelly (1974)	○	○					
Bienvenu & Stewart (1976)			○				
Ruben (1976)				○		○	
Feingold (1976)	○					○	
Macklin & Rossiter (1976)		○	○				
Wiemann (1977)	○			○	○		○
Phelps & Snavely (1980)	○	○					○
Cegala (1981)						○	
Berryman-Fink & Pederson (1981)	○	○					
Wiemann & Kelly (1981)	○						
Duran (1983)		○			○		○
Stohl (1983)			○				
Eadie & Paulson (1984)	○						
Spitzberg & Hecht (1984)				○		○	○
Marlowe (1985)	○						○
Sommon & Anderson (1986)					○		
Spitzberg et al. (1987)			○	○		○	
Carpenter (1988)	○					○	○
Rubin et al. (1991)	○	○	○	○	○	○	○

출처 : 장해순, 갈등관리전략에 대한 상호인식과 커뮤니케이션 능력이 상호관계에 미치는 영향, 경희대학교대학원 박사학위논문, 2003, p.27

자아노출 | 자아노출은 커뮤니케이션을 통해 타인에게 자신을 공개하는 것이다. 몇몇 연구자들은 자아노출을 커뮤니케이션 능력의 한 차원으로 포함시켰다. 사람들은 커뮤니케이션할 때 자아노출을 통해 남에게 쉽게 드러내지 않는 성격들을 알 수 있게 한다. 더욱이 친밀한 관계에서는 자아의 중요한 부분을 타인에게 드러내 보이는 것이 중요하다. 자아노출과 관련된 연구는 자아노출이 호감, 매력, 친밀감, 관계 만족도의 지각과 관련이 있다는 것을 제시하였다. 그러나 낯선 사람에게 자아노출을 많이 하는 것은 적절하지 못한 것으로 지각되었다.

긍정적, 중립적인 자아노출은 부정적인 자아노출보다 더 많은 커뮤니케이션 만족도를 가져오는 것으로 나타났으며, 자아노출의 수용은 자아노출 내용의 긍정성/부정성에 영향을 받는다는 것을 발견하였다. 자아노출 수준도 커뮤니케이션 능력 지각에 영향을 미치는 것으로 나타났는데 대체로 과도하게 자아노출을 하는 사람보다는 중간 정도 수준으로 자아노출을 하는 사람이 일반적으로 능력이 있으며, 지지적이고 행동적 융통성이 있는 것으로 지각되었다.

표현력 | 표현력은 처음에 비언어적 커뮤니케이션과 관련하여 언급되어 왔는데 대체로 밝은 얼굴 표정, 적절한 제스처, 적절한 목소리 조절, 자세 변화와 같은 비언어적 행동을 통해 감정을 전달하는 능력으로 생각하였다. 최근에는 자신의 생각과 감정을 언어적으로 표현하는 개념으로까지 확장되었다. 언어적 표현력은 자신을 적절하게 표현하는 올바른 언어의 발견과 사용을 의미하는 것으로, 커뮤니케이션 능력과 관련하여 여러 학자들에 의해 언급되었다. 대체로 자기 자신을 적절하게 표현할 수 없는 사람은 비효과적인 커뮤니케이터로 간주된다. 그런 사람은 자신의 생각과 감정을 드러낼 수 없거나 표현이 서툴러서 융통성이 없고 단조롭거나 개성이 없는 것처럼 보인다. 따라서 표현력이 없는 사람은 상대적으로 능력없는 커뮤니케이터로 지각되는 경향이 있다.

상호작용 관리 | 상호작용 관리는 상호작용을 구성하고 유지하는 절차상의 양상으로 대화를 시작하고 유지하고 끝마치는 것과 관련된다. 그것은 '원활하고 매끄러운 상호작용 패턴을 확립하고 유지할 수 있는 능력'이며 '위압적이지 않고 상호작용의 통제를 유지시킬 수 있는 능력'을 의미한다. 여러 연구자들은 상호 의존적 특성을 반영하는 상호작용 관리 차원이 적절하고 효과적인 커뮤니케이션을 하는 데 중요한 요소라고

강조하였다. 한 사람이 능력있는 것으로 평가받으려면 자신의 특수한 목적을 추구하고 달성하기 위해 자신과 다른 사람의 커뮤니케이션 행동을 충분히 통제할 수 있어야만 하는 것이다.

지지력 | 지지 커뮤니케이션은 다른 사람의 사회적 이미지를 확인하고 인정하는 것으로 기술적이며 자발적, 즉각적이고 문제 해결 지향적이고 평등주의적인 속성을 지니고 있다. 이것은 다른 사람의 계획이나 자아 이미지나 스타일을 인식하는 것이다. 따라서 지지력이 높은 사람은 상대방이 드러내고자 하는 이미지를 잘 인식해야만 하는 것이다. 지지력은 평등주의와 자신의 감정 소유가 핵심적인 요인이다. 동등한 태도는 여러 가지 상황에서 파워의 불균형을 감소시킨다. 사람들은 동등하다고 느끼면 훨씬 더 쉽게 커뮤니케이션을 하는 경향이 있다. 감정 소유란 곧 자신이 표현한 감정들이 자신의 것이고 따라서 책임감을 가져야 한다는 것을 인식하는 것이다. 따라서 사람들은 다른 사람의 행동에 애착보다는 책임감을 가질 때 훨씬 더 지지적인 커뮤니케이션을 하는 것이다.

타인 지향성 | 타인 지향성은 상호작용 동안 다른 사람에게 주의하며 적응하려 하고 관심을 기울이는 경향이다. 타인 지향적인 사람은 상호작용 파트너의 욕구에 적응하고 타인의 감정에 관심을 가지고 잘 경청하며, 대화하는 동안 타인에게 적절한 피드백을 준다. 여러 연구에서 타인 지향성 차원은 능력있는 커뮤니케이션 요인으로 강조되어 왔다. 대체로 타인 지향적인 사람은 커뮤니케이션 능력을 소유한 것으로 지각되는 경향이 있다.

사회적 긴장 완화 | 사회적으로 긴장이 완화된다는 것은 마음이 차분해지고 편안해져 확신하게 된다는 것을 의미한다. 많은 커뮤니케이션 연구는 대인적 충돌에서 사회적 긴장 완화 차원의 중요성을 탐구하였다. 사회적 긴장 완화는 '일상생활에서 사회적 상호작용을 할 때 불안 혹은 두려움이 감소하는 것으로 두려움과 스트레스를 줄이며 편안한 감정으로 다른 사람의 부정적인 반응이나 비판을 처리하는 능력'이다. 사회적 긴장 완화는 그 효율과 긍정적으로 관련이 있기 때문에 불안감을 관리할 줄 아는 사람은 능력있는 커뮤니케이터인 것이다.

이러한 요인들은 능력있는 커뮤니케이션의 핵심적인 차원들로 주장되거나 확인되어 왔기 때문에 여러 가지 능력 차원들 중에서 필요한 구성 요소라고 볼 수 있다.

커뮤니케이션 장애

타인에 대한 이해 부족

상대방을 충분히 이해하지 못하거나 또는 자기를 중심으로 메시지 내용을 구성할 경우에는 커뮤니케이션의 효과가 제한될 수 있다. 상대방에 대한 좋지 않은 선입관을 갖고 있을 때에는 이해 부족 현상이 나타날 가능성이 있고, 특히 자기 중심적 해석이나 이해로 내용을 왜곡 또는 변질시키게 된다. 따라서 상대방의 입장에서 메시지를 작성하는 것이 훨씬 효과적이다.

일방적 커뮤니케이션

발신자가 수신자에게 메시지를 전달하고, 그 결과를 피드백시키지 못하는 경우를 일방적 커뮤니케이션이라고 한다. 효과적인 커뮤니케이션은 메시지를 주고 그 결과를 피드백받는 것을 의미하는데, 발신자의 의사 전달에 수신자가 아무런 반응을 보이지 않는 커뮤니케이션의 경우에는 장애가 발생한다. 이런 경우에는 확인 과정과 재발신 과정 또는 사전 상황 설명이나 주의를 환기시킨 후, 핵심적 내용을 수용할 수 있도록 메시지 내용을 강조하는 것도 좋은 방법이다.

수신자에 대한 잘못된 가정

발신자가 수신자에 대해 좋지 않은 선입관을 갖고 있다거나 잘못된 가정을 할 경우에는 효과적 커뮤니케이션을 기대하기 어렵다. 특히 발신자가 수신자의 태도와 감정 및 의지를 잘못 이해하고 상반된 내용을 전달하려고 시도할 때에는 장애가 된다.

어의상의 해석 차이

언어를 부적절하게 사용함으로써 해석의 오류를 낳고 또 커뮤니케이션을 왜곡시키는 결과를 의미한다. 어의상의 해석 차이는 개인적인 표현 방법의 차이와 교육수준의 차이 및 지각과 해석의 차이로 전달한 어의를 상이하게 해석함으로써 발생한다. 따라서 수신자와 일치하거나 수용 가능한 언어나 전문용어를 사용하여 이해를 돕는 것이 바람직하다.

정보의 왜곡

발신자가 의도하는 메시지 내용을 수신자의 의향대로 판단하는 경우를 의미한다. 특히 발신자의 메시지를 수신자의 자존심을 세우려고 하거나 또는 상황을 개선하기 위해 수정하는 경우에는 메시지의 내용이 왜곡된다.

관점과 경험의 차이

발신자와 수신자 간에 발생되는 시각과 경험의 차이로 단어나 내용의 개념이 상이하게 인지되어 장애요인으로 나타나는 경우가 있다. 전문적으로 훈련을 받고 교육을 받은 젊은이와 나이 많은 근로자 사이의 관계에서 발생되는 의사소통의 장벽이 좋은 예가 된다.

감정과 태도

수신자의 감정이 안정되지 못한 상태에서 메시지를 보내게 되면 그 내용이 왜곡될 가능성이 높다. 특히 인간의 감정은 태도를 지배하는 경우가 있어서 감정의 불안정성이나 자극 또는 흥분된 상태는 커뮤니케이션의 장애 요인으로 나타나 사실과 다른 내용으로 수용될 가능성이 있다. 보통 말을 잘하지 않는 사람도 감정적으로 자극되었을 때에는 말을 잘하는 사람도 있다. 특히 감정에 자극을 받은 경우 소극적인 사람이 적극적인 행동을 하는 경우도 있다.

시간적 압박

수신자가 시간이 충분치 못해 메시지를 받기 꺼리는 상태나 수신자가 다른 것에 관심을 갖고 있다거나 다른 일에 몰두하고 있을 때 메시지 수신에 갈등이 생긴다. 즉, 송신자가 주려고 하는 메시지가 수신자가 받고 싶지 않은 내용이거나, 수신자가 다른 중대한 메시지를 기다리고 있을 때에는 수신자의 업무를 방해하는 결과가 생긴다. 이러한 상황에서 수신자의 심리적 갈등 상태는 시간적 압박으로 표현된다.

■ **장애 요인**

- 과거의 경험으로 인한 오해
- 커뮤니케이션의 분위기
- 오해의 소지가 있는 어휘 구사
- 선입견과 고정관념에 의한 왜곡
- 가치관의 차이

커뮤니케이션 장애 요인의 개선 기법

커뮤니케이션 과정에서 장애 요인과 장벽이 항상 존재하기 마련이다. 그러나 이러한 장애 요인과 장벽을 인식하고 있을 때 더욱 효과적인 커뮤니케이션을 이룰 수 있다. 커뮤니케이션 과정에서 모든 장애 요인을 제거하는 것은 불가능한 일이지만 최소화시킬 수는 있다.

수신자의 욕구 수준 파악

발신자는 메시지를 받아들이는 수신자의 욕구 수준을 파악하여 그 계층에 맞는 메시지를 전달하는 방법을 찾아야 한다. 즉, 발신자는 수신자의 능력과 잠재 능력 그리고 열망하는 욕구 차원에서 핵심을 파악한 후 수신자의 능력과 욕구 수준에 일치하고 만족할 수 있는 메시지를 전달할 때 성공적인 커뮤니케이션을 이룰 수 있다.

적극적 경청과 감정이입

송 · 수신자 간에 주의 깊은 경청과 감정이입법의 사용으로 커뮤니케이션의 장애 요인을 극복할 수 있다. 즉, 정중한 경청 태도의 표명은 감정이입이나 이해도를 증진시켜 발생되는 장애 요인을 쉽게 제거 또는 감소시킬 수 있다. 특히 경청의 장점은 감정이입을 가능하게 하거나 다른 사람의 견해나 관점을 이해할 수 있다.

수신자에 맞는 최적의 용어, 방법 선택

커뮤니케이션을 시도할 때 일방적인 커뮤니케이션의 전달자가 되지 말고, 발신자는 수신자의 교육수준과 나이 또는 성격의 조건을 파악하고 평가한 후에 최적의 용어와 방법을 선택하여야 한다. 수신자의 이해나 행동이 발신자가 의도한 내용이 무엇인지를 파악하지 못하면 피드백을 요구하게 된다.

메시지의 반복 전달

발신자는 수신자에게 메시지 내용을 반복해서 전달하여 확인함으로써 커뮤니케이션의 장애를 극복할 수 있다. 직설적인 반복은 수신자를 괴롭히거나 피로하게 만들 수 있기 때문에 여러 가지 방법으로 같은 내용을 설명하는 것이 현명하다. 문서나 공문을 보내고 다시 전화로 확인하는 방법이 좋은 예가 된다.

사실과 감정의 조화

메시지를 너무 많이 자주 듣게 되면 사실을 들을 수 없고 감정을 무시할 수 있다. 감정을 무시할 경우에는 메시지에 대한 의미의 진실과 의향을 빠뜨릴 수 있다. 그 결과 커뮤니케이션 장벽이 발생하게 된다.

방어적 커뮤니케이션의 최소화

방어적 커뮤니케이션defensive communication은 수신자가 자신을 보호하는 방법으로 메시지를 받는 것을 의미한다. 그러므로 방어적 커뮤니케이션에서 발신자는 메시지를 수신자가 긍정적으로 받아들이도록 해야 한다.

정보 정리와 분리

정보의 홍수는 커뮤니케이션의 장애 요인으로 작용하고 있다. 그러므로 정보를 주의 깊게 정리하고 분류하여 과중한 정보의 고통을 줄여야 한다. 그러기 위해서는, 다양한 정보의 내용을 신속하게 파악할 수 있도록 독서력을 향상시키고 정보를 과감하게 분리하고 정리하는 능력을 길러야 한다.

편견 배제

선입견은 개인에게 처음 받아들여진 정보에 의하여 형성되는 기본적 태도를 뜻한다. 즉, 선입견은 사실과 다른 내용으로 검증 과정을 거치지 않고 미리 판단하는 견해이다. 이러한 선입견이나 편견을 갖고 커뮤니케이션을 하게 되면 효과를 기대하기 어렵다. 특히 편견이나 선입견을 갖는 단어를 사용하는 것도 바람직하지 못하며 적절한 단어나 언어를 사용하는 것도 하나의 기법이다.

03 의료 상담 스킬

병원 의사소통의 특징

- 전달자와 수신자의 관계가 전문가와 비전문가의 관계이며, 사용하는 언어에 대한 지식의 격차가 크다. 의료 집단 내에서는 다른 문화권에 있는 집단에서 이해하기 어려운 용어를 사용한다. 특히 의사와 간호사는 전문적인 특수 용어를 사용한다.
- 커뮤니케이션의 주도권이 의료서비스를 제공하는 편에 치중되어 있어 불균형 상태에서 커뮤니케이션이 시작되므로 상호 수평적인 의사소통이 되기 어렵고 일방적 커뮤니케이션이 될 확률이 높다. 더욱이 대부분의 환자와 가족은 당연한 사실로 받아들인다.
- 고객인 환자 입장에서는 심리적으로 불안한 상태에서 이루어지는 커뮤니케이션이기 때문에 논리적인 반응을 보이기가 어렵다.

의료 의사소통의 경로(채널)

의사소통 과정의 구성 요소를 연결시키는 많은 방법들 중의 하나는 메시지가 전달되는 의사소통 채널 또는 매체다. 고객인 환자와 의사소통할 때 투입된 자극을 세 가지로 분류하여 체계화하게 된다. 이 세 가지를 경로라고 하는데 보는 것(시각적 경로), 듣는 것(청각적 경로), 느끼는 것(감각적 경로)으로 분류한다. 이것으로 투입되는 모든 자극을 체계화한다. 이 세 가지 경로는 정도의 차이는 있겠지만 모든 인간이 갖고 있는 정상적인 감각을 대표하고 있다. 의사소통에서 전달되는 메시지의 내용은 중요할 수도 있고, 관계가 없을 수도, 부적절할 수도 있고, 의식하지 못하는 잠재의식 속에 있을 수도, 무시될 수도 있지만 모든 의사소통에는 시각적, 청각적, 감각적인 자극의 투입이 있다.

시각적 채널(경로)

의사소통에서 전달된 정보는 신속하게 해석되어 주어진 의미를 전달한다. 환자가 어깨를 으쓱하거나(서구 문화권) 머리를 좌우로 흔드는 것(동양 문화권)은 '모르겠다'를 의미하며 주먹을 불끈 쥐는 것은 '화가 났다'를 알리며 병원에서 수술실의 대기실 앞을 왔다 갔다 하는 것은 가족 또는 매우 중요하고 의미있는 사람의 수술 결과에 대하여 걱정하고 있음을 알려준다. 시각적 정보를 얻는 방법은 보는 것 see, 관찰하는 것 observe, 인식하는 것 perceive 의 세 가지가 있다.

청각적 채널(경로)

청각적인 형태는 이야기하고 있는 단어는 물론 대화 목소리의 크기, 대화의 억양, 고저, 리듬, 음색, 속도 등이 모두 포함된다. 투입된 청각적 자극을 조직화하는 한 가지 방법은 말씨의 속도, 억양, 고저, 음색과 같은 유추적인 의사소통 analogical communication 으로부터 사용하고 있는 말의 내용, 즉 디지털 의사소통 digital communication 을 구별해 내는 방법이다. 청각적 의사소통에 있어서의 뉘앙스 nuance 는 의료 환경에서 많은 사람들에 의해 무시되기 쉽다.

감각적 채널(경로)

환경에 대한 접촉과 생리적 반응, 의료적 처치, 행위와 깊은 관련이 있고 물리적 특성을 갖고 있어 업무수행에 따른 접촉 procedural touch 이라고도 부른다. 접촉은 일차적으로 심리적 또는 정신적 속성을 갖고 있으며 보통 느낌 또는 지각은 정서적 요소는 물론 인지적 요소도 모두 가지고 있음을 인식해야 한다.

의료 상담에 영향을 미치는 요소

의사의 커뮤니케이션을 평가할 때 영향을 미칠 수 있는 환자의 상황적 요인들, 인구통계학적 요소와 사회심리학적인 변수를 살펴보면 다음과 같다.

첫째, 사회적 상호작용 모델에서 환자의 진료 시간은 남성과 여성 환자 간에 차이가 있음을 알 수 있다. 여성 환자의 경우 남성 환자보다 진료 시간이 더 길며, 의료에 대한 지식도 더 풍부하기 때문에 불안감을 다소 적게 느낀다고 한다.

둘째, 환자의 나이는 잠재적인 변수로서 의사의 커뮤니케이션에 영향을 받는다. 노인 환자의 경우 심각한 병을 많이 경험하기 때문에 불안감을 더 많이 느끼며 의사의 커뮤니케이션에 덜 민감한 반응을 보인다. 그러나 노인 환자의 경우 의사를 방문하는 횟수가 많기 때문에 의료 절차에 대한 친숙성이 높아 의사의 커뮤니케이션에 그다지 영향을 받지 않는다고 한다. 반대로 젊은 환자들은 노인 환자보다 심각한 의료 상황을 경험할 확률이 적기 때문에 불안감을 덜 느낀다고 한다.

셋째, 의사의 나이 또한 환자의 의료서비스 품질 평가에 영향을 미친다. 대개 젊은 의사는 나이든 의사보다 의학적 전문성이 낮으며, 경험 부족으로 실력이 낮을 것이라는 편견 때문에 신뢰성 구축에 어려움을 느낀다.

넷째, 장기간 치료를 받고 있는 환자에게는 의사의 커뮤니케이션이 어떠한가가 그다지 중요하지 않다고 한다. 의사를 방문하는 빈도 또한 불안감과 관련되기 때문에 의사를 자주 찾지 않는 환자보다는 불안감을 적게 느낄 것이다.

다섯째, 병이 매우 심각할 경우에는 의사의 커뮤니케이션이 환자에게 중요하지 않다. 따라서 이러한 환자는 협력형 커뮤니케이션보다 통제형 커뮤니케이션에 의해 호의적인 영향을 받는다. Ben-Sira (1976)의 연구에서 환자는 치료에 대한 불안감이 고조되어 있는 상태이므로 서비스에 대한 품질 평가는 의사의 감성적인 행동에 의존하게 된다고 하였다. 즉, 치료 내용을 평가하는 데 있어 의사의 감성적인 행동이 중요함을 시사하고 있다. 의사는 환자를 그저 환자로 보기보다 하나의 인격체로 인정하는 것이 우선되어야 함을 강조하고 있다.

Ben-Sira (1980)는 의사와 환자의 상호작용 모델에서 감성적인 요소와 도구적인 요소를 제시하였다. 환자는 감성적인 요소, 심리적인 요소와 복잡한 관계에 놓여 있으며, 치료에 대한 불안감과 치료 결과에 대한 불확실성으로 의사의 행동에 민감하게 반응한다. 이러한 의사의 감성적 행동은 환자의 불안감을 감소시켜 줄 수 있다. 그 외에도 병에 대한 관여 정도가 높은 환자일수록 의사의 감성적인 행동에 호의적인 반응을 보인다고 한다.

Bensing과 Dronkers (1992)는 의사의 감성적인 행동과 만족의 관계에서 의사의 두 가지 유형의 커뮤니케이션을 제시하였다. 즉, 도구적 행동과 감성적인 행동이다. 도구적 행동은 정보 제공, 상담, 질문의 응답, 방향 제시 등의 지시적 행동을 의미하고, 감성적인 행동은 환자에게 관심을 가지는 정도, 친절함 등 심리적으로 안정을 줄 수 있는 행동을 내포하고 있다. 도구적 행동은 보다 과업과 관련된 행동으로서 환자에게 치료와 관련된 행동만을 의미하는 반면, 감성적인 행동은 환자의 불안감을 감소시켜 줌으로써 보다 친밀감을 형성케 하는 행동이다. 이러한 의사의 행동은 환자로 하여금 의료서비스 과정에서 보다 만족을 느끼게 한다.

상담의 기본자세

말할 때

- 적절한 화법을 골라 쓴다.
- 때와 장소를 가려서 이야기한다.
- 습관적인 말의 사용을 피한다.
- 상대방이 이해하기 쉬운 말로 한다.
- 불유쾌한 화제는 피한다.
- 밝고 명랑한 표정으로 말한다.
- 정확한 발음, 적절한 속도로 말한다.
- 상대방의 관심과 흥미에 맞추어 말한다.

들을 때

- 상대방의 정면을 바라본다.
- 편안한 자세를 취한다.
- 맞장구를 치며 관심을 나타낸다.
- 시선을 자주 마주친다.

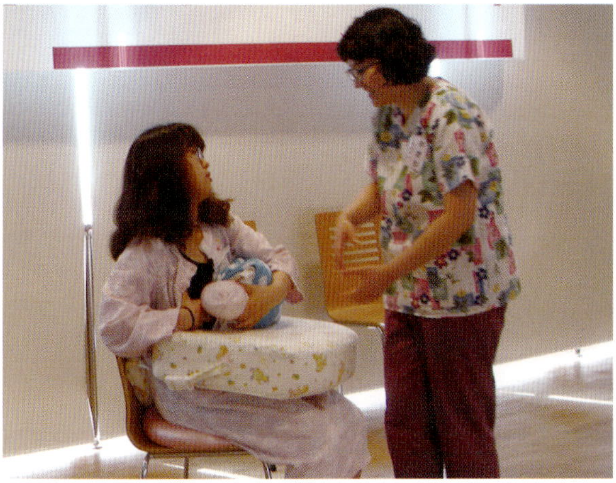

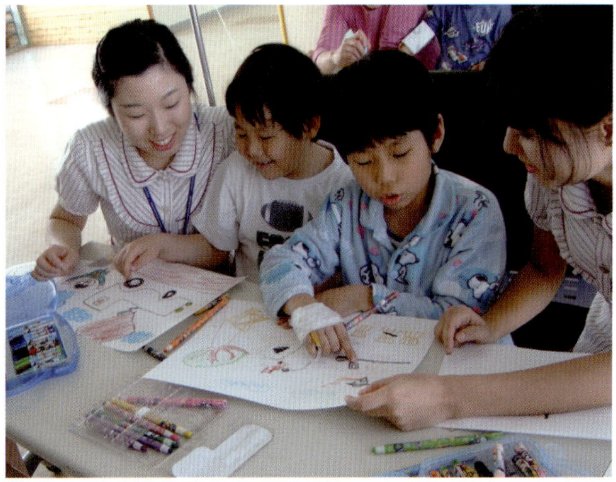

| 대화의 기본자세 |

기본 신체	바른 자세
눈	상대를 정면으로 보고 눈을 부드럽게 응시
입	- 정확한 발음 - 상냥하게 - 적당한 크기와 속도로 - 경어 사용 - 알기 쉬운 문장 구사
귀	성의껏 적극적으로 듣기
마 음	진실된 마음으로 공감하기
자 세	등을 펴고 올바로 자세로 적당한 제스처

상대방의 마음을 움직이는 5가지 원칙
1. 의문이나 불안감을 느끼지 않도록 한다.
2. 생각한 다음 이야기하는 습관을 들인다.
3. 상대방의 존재를 인정한다.
4. 선입관을 갖지 않는다.
5. 무턱대고 이야기하지 않는다.

마음

- 상대의 입장에서 이해한다.
- 예상되는 문제를 인식한다.
- 개방적인 태도로 피드백을 주고받는다.
- 적극적인 경청의 자세를 유지한다.
- 1:1 커뮤니케이션을 한다.
- 자기 자신과 상대를 신뢰한다.

효과적인 상담기법

- 이야기할 수 있는 편한 분위기를 만든다.
  (고객이 편하게 말할 수 있게 미소를 띠고 적극적인 자세를 취한다).
- 열린 질문으로 시작한다.
  (오늘은 어떠세요? 등 단정적인 어법을 쓰거나 예, 아니오를 유도하는 질문은 피한다).
- 단정적으로 말하지 않는다(대화 단절형의 표현은 피한다).
- 공감하며 경청한다.
  (거울이 나를 반사하듯 고객의 말을 한 번 정리하면서 이야기한다. 네, 허리가 아프셨다고요).
- 작은 것도 기록한다.
  (치료와 관계없는 것도 메모해 두면 재진 시 화제 만들기에 이용할 수 있다).

| 고객과 상담 시 주의사항 |

| 주의사항 |
1. 주위를 두리번거리지 않는다.
2. 시계를 자주 보지 않는다.
3. 상대를 너무 뚫어지게 쳐다보지 않는다.
4. 일방적으로 이야기하지 않는다.
5. 잘난 척 하거나 자랑하지 않는다.
6. 불평이나 불만을 함부로 하지 않는다.
7. 욕설을 하지 않는다.
8. 남의 험담을 함부로 하지 않는다.
9. 너무 쉽게 흥분하거나 감정에 치우치지 않는다.
10. 언쟁의 소지가 있는 대화 내용은 피한다.
11. 의사 표현을 상황에 알맞게 정확히 한다.
12. 명령형이나 강압적인 언어는 피한다.
13. 거짓말을 하지 않는다.
14. 상대의 잘못이나 약점을 함부로 지적하지 않는다.
15. 상대방의 말을 중간에 함부로 자르지 않는다.

듣기

관심표명

단지 듣는 것만으로는 충분하지 않고, 당신이 듣고 있다는 것을 말하는 사람이 알아차려야 한다. 다시 말해 듣는 사람은 실제로 듣고 있다고 행동으로 보여주어야 한다. 이 행동을 '관심표명 attentiveness '이라고 하며, 말하는 사람의 효율성을 더해 주며 들으려고 애쓰는 모습 appearing to listening 은 그 자체만으로 상담에서 매우 중요하다. 노턴과 피테그루 R. W. Norton & L. S. Pettegrew 는 그들의 연구를 통하여 커뮤니케이션에 열심히 참여하는 것은 메시지를 보내는 쪽과 받는 쪽 모두에 해당된다고 했는데, 관심표명 태도는 엄밀한 의미에서는 듣기가 아니지만 상담이 효과적으로 이루어지게 하는 적극성과 말하기의 의미를 포함하고 있다.

좋은 듣기 태도

① 무엇인가 도움이 될 만한 것을 찾고자 함
② 화자의 용모보다 메시지에 10배는 더 신경을 씀
③ 화자를 판단하기에 앞서 그의 말을 끝까지 들음
④ 중심 생각, 원리, 개념에 귀를 기울임
⑤ 2~3분간 듣고 기록함
⑥ 듣는 동안 긴장을 풀지 않음, 잘 들으려면 긴장해야 한다.
⑦ 주의 산만 요인에 대해서는 조치를 취함 - 창문이나 문을 닫고, 좀더 큰 소리로 말해 달라고 부탁하는 등
⑧ 어려운 내용을 듣기 위해 학습함
⑨ 자신에게 크게 신경 쓰이는 표현장벽을 잘 알고 있음
⑩ 생각의 속도를 유용함
- 다음 요점을 예측함
- 대조하고 비교함
- 화자의 증거를 식별함
- 머리 속으로 요약함

나쁜 듣기 태도

① '흥미 없는' 주제라고 여김
② 화자의 말솜씨, 개인적 용모, 넥타이 따위에 신경을 씀
③ 넘겨짚고서 반박을 준비함
④ 사실에만 귀를 기울임
⑤ 내가 들은 모든 것은 개관하려고 애씀
⑥ 화자에게 집중하는 체함
⑦ 모임의 주의 산만 요인을 모른 체함
⑧ 어려운 내용은 피함
⑨ 신경 쓰이는 표현에 영향을 받음
⑩ 말의 속도(100~300단어/분)와 생각의 속도(800단어/분을 처리)의 차이를 허비함

듣기 hearing 는 귀만 열고 듣는 것이고, 경청 listening 은 마음을 열고 정신을 집중하여 이해하면서 듣는 것이다. 고객의 말을 들을 때는 귀를 열어 표정, 눈빛, 마음을 상대방에게 집중시켜 듣겠다는 자세가 필요하다.

적극적 경청

효과적인 커뮤니케이션 능력은 자기 의견을 효율적으로 전달하는 것 못지않게 상대방의 이야기를 정성껏 들어 주는 수용의 자세가 있어야 한다.

적극적인 경청이란 소리를 듣기만 하는 것이 아니라 상대방이 전달하고자 하는 말의 내용은 물론 그 내면의 말을 하게 된 동기나 감정에 귀를 기울여 듣고 상대방에게 피드백하여 주는 것이다. 즉, 적극적 경청이란 상대방이 말한 내용의 평가, 의견 제시, 충고, 분석, 의문을 전달하는 것이 아니라 상대방이 하는 말이 의미하는 바가 무엇인지를 이해하면서 듣는 것을 말한다.

'적극적 경청'은 발신자의 관점을 이해하려고 노력함으로써 발신자의 입장을 이해하려는 것을 말한다. 따라서 발신자의 커뮤니케이션의 모든 내용을 동의하는 것은 아니며, 커뮤니케이션의 내용에 따른 적절한 피드백을 해주어야 한다. 적극적인 경청기법으로 로빈스 S. P. Robbins 은 다음과 같은 방법을 제시하고 있다.

① 눈 맞춤을 하라.
② 고개를 끄덕이며 적절한 표정을 지어라.
③ 주의를 산만하게 하는 행동이나 제스처를 피하라.
④ 질문하라.
⑤ "내가 듣기로는 당신이 말하는 바가……" 또는 "당신이 말하는 바는……" 등의 듣는 표현으로 부연하라.
⑥ 말하는 사람 사이에 끼어들어 방해하지 말라.
⑦ 너무 많이 말하지 말라.
⑧ 말하는 사람과 듣는 사람의 역할 전환을 자연스럽게 하라.

데이비스와 뉴스트롬 K. Davis & J. W. Newstrom 은 커뮤니케이션 효과를 증진시키기 위한 적극적 경청의 지침을 제시하고 있는데, 그 내용은 다음과 같다.

① 말을 많이 하지 말라. 말을 계속하면 들을 수 없다.
② 상대방을 편하게 해주어라. 다른 사람이 자유롭게 말할 수 있도록 도와주어라.
③ 말하는 사람에게 당신이 듣기 원함을 보여주어라. 반대하기 위하여가 아니라 이해하기 위하여 잘 들어라.
④ 산만한 정신을 가져서는 안된다.
⑤ 말하는 사람에게 감정이입 感情移入 을 하라. 다른 사람의 관점을 알려고 노력하라.
⑥ 자기의 주장과 비판을 차분히 하고 논쟁하지 말라. 논쟁을 하면 논쟁에서 승리하더라도 커뮤니케이션의 과정에서는 지는 것이다.
⑦ 질문을 하라. 그렇게 하면 말하는 사람에게 용기를 주고 상대방이 청취하고 있음을 보여주는 것이다. 그렇게 함으로써 요점을 더욱 잘 알게 해준다.

듀브린과 아일랜드 A. J. DuBrin & R. d. Ireland 는 '적극적 경청'의 자세로 다음과 같은 여섯 가지를 제시하고 있다.

① 의미에 집중하라. 전체적인 요점을 파악해야 한다.
② 말하는 것에 몰입하라. 사전 정보와 생각을 동원하라.
③ 말하는 것을 모두 경청하라. 말이 끝나기 전에 결론을 내리지 말라.

| 적극적 경청 요령 |

1. 부정적 감정을 먼저 해소하라.
2. 주의를 기울여 끝까지 들으라.
3. 상대방의 이야기 세 가지 들으라.
   - 현재 하고 있는 이야기
   - 이야기하고자 하는 말
   - 이야기하지 못하는 말
4. 귀로만 듣지 말고 눈, 몸, 느낌으로 들으라.
5. 비판적 자세를 지양하고 수용적 자세로 들으라.
6. 이야기하는 동안 시선을 집중하라.
7. 객관적 사건을 들음과 동시에 사건 속의 감정을 들으라.
8. 제3자를 개입시키지 말라.

| 적극적 경청의 자세 |

1. 상대방이 편안한 상태로 돌아오게 도와주고자 하는 의도로 상대방의 행동에 관심을 기울이고 존중하는 태도를 취한다.
2. 상대방이 화난 일을 이야기할 때 말을 가로막지 말고 침묵을 지키며 잘 들어 준다. 충분히 마음을 털어놓도록 침묵으로 지켜본다.
3. 듣는 사람의 의견을 나타내기 전에 일단 상대방의 말에 맞장구를 친다.
   - "예", "그랬군요", "정말!"
4. 감정이 지나치게 격해서 말하기조차 어려울 때 듣는 사람은 상대방의 말문을 열어 준다.
   - "기분 나쁜 일이 있었나 보군요."
   - "무슨 일이 있었는지 궁금하군요."

| 경청 단계별 예 |

단계	예
내용 반복	"아~ 정말 많이 아프셨겠어요."
내용 정리	본인 마음속에서 이해하려고 함
감정 파악	"어제 밤 제대로 자기가 어려웠겠구나."
내용 재정리 / 감정 파악	"많이 힘드셨겠어요. 식사도 못 하셨겠어요?"
공감적 표현	내용 정리와 함께 공감하는 표정을

④ 감정을 인정하라. 사실 자체만을 듣는 것은 충분하지 못하므로 상대방의 입장에서 사실과 함께 감정을 인정하라.

⑤ 50:50의 법칙으로 자신을 평가하라. 자신이 말하는 시간에 50% 이상을 할애하지 말라.

⑥ 경청한 바를 요약하라.

'적극적 경청'을 하기 위한 요령과 자세를 요약하면 다음과 같다.

'적극적 경청'은 사실과 사실의 표면적인 커뮤니케이션 '지적 채널' 뿐만 아니라 이면의 의미와 기분까지 교류하는 커뮤니케이션 '정적 채널'을 말한다.

경청의 5단계

- 내용 반복
- 내용 정리
- 감정 파악
- 내용 재정리 / 감정 파악
- 공감하는 표현

123 화법

- 1분 동안 말을 했다면
- 그 두 배인 2분 동안 귀를 기울이고
- 그 2분 동안에 최소한 세 번은 맞장구를 치자.

맞장구의 묘미

치켜올리듯 가볍게 맞장구

- 아~ 그렇습니까? 잘됐습니다. / 저런

동의하는 맞장구

- 과연! / 정말 그렇겠군요. / 알겠습니다.

정리하는 맞장구

- 말하자면 이런 것입니까? / 그 말씀은 ~하다는 말씀입니까?

상식적으로 나쁜 생활습관을 가진 사람에게 "그런 생활을 하면 병에 걸리는 것도 당연하다"고 말하고 싶은 경우가 많다. 그러나 심리 상담 전문가들은 사회적 또는 도의적으로 비난은 받아야 할 경우라도 환자의 위에서 말하는 것은 별로 도움을 주지 못한다고 말한다.

상담하며 고민을 들어줄 때의 포인트	
1단계	일단 먼저 이야기를 시키고, 도중에 이야기를 가로막지 않는다.
2단계	이야기가 일단락된 시점에서 나름대로 요점을 정리한다.
3단계	상대방이 기운을 차릴 수 있도록 맞장구를 쳐주고 질문을 던져본다.
4단계	질문을 하면서 본심을 살펴본다.
5단계	잘못되었다고 생각한 점을 솔직하게 어드바이스한다.

「…」도 훌륭한 언어

의외로 입이 무거운 환자가 꽤 있다. 이 경우 대화를 끌어내려고 이것저것 묻기도 하는데 소심한 환자로서는 유도 심문을 당하는 것 같다.

말에도 여백이 있고 환자가 스스로 말의 페이스를 유지하도록 하는 것도 한 방법이다. 환자로서는 자신의 말을 참을성 있게 들어 주는 의사에게 편안함과 신뢰를 갖게 된다.

경청 능력 향상 방법

- 하나 하나 단어에 집중한다.
- 듣고 있다는 것을 맞장구 등으로 표현한다.
- 상대방을 머리 속에 그리며 상대방의 입장에서 같이 생각한다.
- 질문을 활용한다.
- 대화의 다음 단계로 넘어가지 않는다.
- 끝까지 듣기 위해 상대의 말이 끝나고 1~2초 멈추는 것을 습관화한다.
- 메모를 습관화한다.

말하기

말을 잘 한다는 것은 자신이 의도하는 것을 상대방에게 적극적으로 전달하는 것이다. 말을 잘하기 위해서는

- 듣기 좋은 음성으로,
- 호감이 가도록 메시지를 표현하여,
- 효과적으로 말하는 요령이 필요하다.

음성 요소

좋은 음성이란 발음이 정확하고 억양과 속도가 적당하여 밝고 친근감을 주는 목소리를 말한다. 타고난 음성의 질을 바꾸기는 어렵지만 음성의 분위기는 훈련에 의해 교정이 가능하다. 음성은 말하는 사람의 감정을 전달하는 것이므로 밝고 편안한 감정을 음성에 담아내려고 노력하면 음성의 결이 변화될 수 있다.

속도

- 대화할 때 적당한 말의 속도는 100~120단어 정도다.
- 속도가 너무 빠르면 상대방을 긴장시키고 반대로 너무 느리면 답답하고 정확성과 지식이 부족하다는 느낌을 받게 된다.
- 병원에서는 정확성과 효율성이 동시에 이루어져야 하는데 많은 내용을 전달하기보다는 좀 느리더라도 정확한 의사 전달이 더 중요하다.

억양

- 억양은 소리의 높낮이, 빠르기, 크기가 모여서 이루어내는 소리의 리듬이다.
- 억양은 음성의 표정과 같아서 단조로운 억양은 무표정한 얼굴과 같고 리듬을 타는 억양은 리듬과 함께 표정을 전달하는 것과 같다. 상대방의 상황에 맞게 소리를 크고 작게, 빠르거나 느리게, 또는 높거나 낮게 조절할 때 의미를 더 잘 전달할 수 있다.

발음

- 발음은 정확한 의사 전달에 필수적인 요소로 평소에 연습을 통하여 정확하게 구사할 수 있다.

효과적인 표현

경어법과 호칭

- 상대방을 부를 때에는 병원의 전문적인 이미지를 잘 나타내는 호칭을 쓴다.

  예) - (외부고객) 고객님, (이름) 님, (내부고객) 씨, 선생(님), 실장(님)

  - 야, 언니는 절대 안 됨.

상대방을 높이는 말씨

- "~입니다. ~하십니까?" (다까체)
- "~하세요." (요조체)
- '다까체'와 '요조체'의 비율은 6:4 정도가 적당하다.

보통 어휘	존대 어휘	보통 어휘	존대 어휘
말	말씀	먹다	잡수시다
밥	진지	자다	주무시다
집	댁	골내다	노하시다
성질	성품	있다	계시다
숟가락	간자	~이, ~가	께서
말하다	여쭙다		

나보다 높은 사람을 더 높은 사람에게 이야기할 때

그 사람을 낮춰서 말한다(압존법).

품위 있는 표현

- 말은 사람의 인격뿐 아니라 병원의 품격을 대변한다.
- 은어나 속어, 된소리 발음, 상소리, 과장된 표현, 지나친 농담은 지양한다.

긍정적인 표현

- 부정적인 표현은 상대방에게 거부감을 줄 수 있다.

  예) 절대 금연!!! → 복도 왼쪽에 흡연실이 있습니다.

- 부정적인 표현이 불가피할 경우 긍정적인 것을 말하고 부정적인 것을 말한다.

  예) 새로 산 신발인가 봐요. 참 잘 어울려요. 하지만 근무할 땐 약간 불편하실 것 같아요.

청유형의 표현

- 명령형은 상대방에게 거부감을 주므로 "죄송하지만(양해) ~해주시겠습니까?"라고 자신의 의견을 적절히 제시한다.

  예) 보험증 주세요. → 번거로우시겠지만, 보험증 주시겠어요?

완곡한 표현

- 고객의 자존심을 상하게 하거나 또 다른 불만이 생기지 않게 하기 위해 꼭 필요한 표현이다.

  예) 진료비를 안 내셨어요. → 진료비를 내셨는지 확인 부탁드립니다.

구체적인 표현

- 막연하고 모호한 표현 대신 구체적이고 알아듣기 쉬운 표현을 한다.

  예) 알아보고 연락드릴 테니 잠깐 기다려 주십시오.
  → 제가 담당 부서에 알아보고 연락드리겠습니다.
  약 10분 정도 기다려 주시겠습니까?

칭찬 화법 연습

칭찬은 이해관계가 없다고 생각하는 사람한테 들었을 때 더 맛이 나기도 한다. 그래서 칭찬의 효과는 의외의 상황에서 그것도 예상치 못했던 사람에게서 들었을 때 효과가 크다. 사람은 자기를 좋아하는 자를 좋아한다. 속이 들여다보이는 칭찬도 듣는 사람을 즐겁게 한다.

구체적으로 한다.

모호하고 추상적인 칭찬에 비해 구체적이고 분명한 칭찬이 상대의 마음을 움직인다. "자네는 괜찮은 사람이야"보다는 "자네의 제안서는 간결하고 설득력 있어"라고 했을 때 더 효과적인 칭찬이다. 또한 칭찬에 대한 신뢰성을 줄 수 있다.

간결하게 한다.

말이 길어지면 처리해야 할 정보가 많아진다. 진지하고 간결하게 칭찬하는 것이 더 깊은 인상을 주며 기억에도 오래 남는다.

남 앞에서 제삼자에게 칭찬을 한다.

사람들은 누구나 자기를 자랑하고 싶어 한다. 단지 쑥스럽고 어색해서, 그리고 속

호감 가는 사람들의 커뮤니케이션 기법

- 말투가 부드럽고 화를 잘 내지 않는다.
- 남의 험담을 하지 않으며, 실수를 하더라도 심하게 꾸짖지 않는다.
- 상대방의 좋은 점을 인정하려고 노력한다.
- 주위 사람들의 도움을 받고 있다는 인식을 가지고 있다.
- 자신의 지식이나 능력을 과시하지 않는다.
- 남의 이야기를 잘 들어주며, 도중에 상대방의 이야기를 가로막지 않는다.
- 상대방의 입장에서 생각한다.
- 공치사를 하지 않는다.
- 자신보다 약한 사람에게 친절하다.
- 필요 이상으로 강하게 말하지 않는다.
- 상대방의 마음에 상처를 주는 행동이나 말은 하지 않는다.
- 자부심이 있다.
- 한번 한 약속은 반드시 지킨다.
- 적극적인 사고 방식을 가지고 있다.
- 심술궂지 않다.

보일까 봐 자제할 뿐이다. 남 앞에서 칭찬을 하거나 제삼자에게 간접적으로 칭찬을 전달하는 것은 칭찬받는 기쁨과 자랑하고 싶은 욕심 두 가지를 모두 충족시킬 수 있다.

사소한 것을 칭찬한다.

칭찬에 인색하게 되는 것은 사소한 장점을 무시하기 때문이다. 남들이 보지 못하는 사소한 장점들을 찾아 칭찬을 해주었을 때 의외로 효과가 있다.

당사자 주변 인물을 칭찬한다.

집에서 미워하는 마음을 갖고도 남이 욕하면 듣기 싫다. 자존심은 자신의 능력이나 외모뿐 아니라 자기가 속한 집단이 가치있다고 여겨질 때도 고양된다. 듣는 사람은 분명 자신이 칭찬받지 않았음에도 흐뭇한 기분이 든다.

| 단계별 대화의 기술 |

단계별 대화기술	특 징	대화의 예
1 단계 인사말을 하라	초면이면 통성명을 하고 명함을 교환한다. 초면이 아니면, 상대방이 기억을 더듬을 수 있는 인사말을 하는 것이 좋다.	"ㅇㅇㅇ입니다. 안녕하십니까?" 또는 "매우 바쁘시지요?" "언제 어느 때 어디서 뵌 적이 있는 ㅇㅇㅇ입니다."
2 단계 친숙한 분위기를 만들어라	처음 5분 이내에 날씨나 자연현상에 대한 이야기로 긴장을 푼다.	"요즘 날씨가 ㅇㅇ하네요."
3 단계 대화의 목적과 뜻을 말하라	일반적 이야기가 아니라 찾아온 이유를 말한다.	"ㅇㅇㅇ 때문에 들렀습니다."
4 단계 서로의 신뢰감을 확인하라	상대방을 너그럽게 만드는 단계이다.	"지난번 일로 저희 하는 일에 매우 도움이 되었습니다."
5 단계 계기를 만들어라	자연스럽게 본론으로 진입하도록 연결시킨다.	"그런 것이 이번에도 필요하여……"
6 단계 본론에 진입하고 본격적인 대화에 들어가라	본론에서 진지하게 대화가 되도록 한다.	
7 단계 최종적인 조정과 확인을 하라	최종적으로 서로의 목적을 이루었는지 확인한다.	
8 단계 감사의 인사를 하고 마무리하라	목적이 달성되지 않았더라도 감사하다고 인사하여 다음의 기회가 생길 수 있도록 한다.	

"잘 치료되고 있어요."라는 칭찬 한마디

증세를 들은 후에는 진단 내용과 치료방침을 설명한다. 당뇨병이나 고혈압 등 특별한 자각증세가 없는 경우 생활 개선을 요구해야 하겠는데 환자에게 설득력있는 표현은 어떤 것일까.

흔히 하는 표현이 "그렇게 하시면 결국 눈이 멀게 돼요", "식생활을 바꾸지 않으면 뇌졸중이 생겨요"와 같은 위협적인 말이다. 그러나 이러한 말에 환자는 낙담하거나 반발하게 되므로 오히려 조그마한 일에도 칭찬하는 것이 효과적이다.

04 상황별 커뮤니케이션

말은 말하는 사람의 생각과 인품을 나타내는 가장 쉽고도 어려운 표현 수단이다. "말 한마디로 천 냥 빚을 갚는다"는 속담처럼 말이란 때에 따라서 약이 될 수도 독이 될 수도 있는 것이다.

더욱이 상대가 심리적으로 불안정하고 예민해져 있는 상황에서 효과적으로 응대하기 위한 올바른 언어 구사는 일상생활에서의 대화와는 달리, 좀 더 신중하고 계획된 치료적 언어로 표현되어야 할 것이다. 즉, 환자나 가족과의 대화는 나의 이미지를 표현하는 것이 주목적이 아니라 나의 이미지를 통하여 환자나 가족에게 편안함과 신뢰감을 주는 데 그 목적이 있다고 할 수 있다.

상황별 접근법

연령에 따른 접근법

소아

어린이 사이에서 유행하는 게임이나 어린이가 선호하는 장난감 등을 화제로 올려 대화를 유도한다. 지나치게 아이 취급하는 것은 특히 남자 어린이의 경우는 역효과를 가져온다.

청소년

급격한 변화의 시기이며 자아의식이 늘기 때문에 자존심을 세워주고, 그들 사이의 유행어를 함께 사용하며 대화를 유도한다. 학교나 성적에 관한 부담이 되는 이야기보다는 연예, 스포츠, 오락과 관련된 가벼운 대화로 친밀감을 느끼도록 한다. 지시적인 언어 사용은 역효과를 가져온다.

신세대

모든 신세대를 다 같이 취급해서는 안되며 개인적 성격을 끝까지 살피고 응대한다. 보편적으로는 단문으로 짧게 이야기를 시작하며 강요하거나 교과서적인 말을 피한다. 대체적으로 신세대 불만 고객은 요목조목 따지거나 다혈질인 경우가 많다. 의심이 많아 요목조목 따지는 고객의 경우 너무 자세한 설명이나 친절보다는 명확한 증거나 근거를 제시하여 스스로 확신을 갖도록 유도한다.

명령형은 피하고 반드시 쿠션어를 사용한 공손한 응대가 되도록 한다.

장년층

30세 전후에서 40대 초반의 사람들로 사회 전반을 주도해 나가는 사람이며 상대방의 얘기를 열심히 듣고 있다는 자세를 보여주면 좋다. 질문 형식의 이야기로 고객이 무엇을 생각하고 있는지를 파악하면 좋다.

중년층

40대 후반에서 60대 전반의 사람들을 말하며, 이들과의 대화 시에는 매너에 특히 신경을 쓰도록 한다. 가령 고객의 말이 적합하지 않더라도 바로 되받는 일이 없도록 한다. 일단은 고객의 말을 끝까지 경청한 후 반론을 제기한다. 상대방이 자기 자랑을 할 경우 맞장구를 쳐 주는 것도 좋다. 고객이 의견을 준 경우, 상대방의 말이 많은 도움이 되었음을 표시하는 간단한 인사말을 건네는 것이 좋다.

노년층

노인들은 오히려 노인 취급을 당하거나 노인처럼 불리는 것을 싫어하시기 때문에 천천히 조용하게 얘기하는 것이 좋다. 특히 노인을 아무것도 모른다고 생각하는 말이나 반말을 하는 것은 삼가야 한다.

이해도가 다소 없으셔서 재차 같은 질문을 하실 경우에는 나의 아버지, 어머니를 모시는 기분으로 응대한다.

호감을 주는 언어적 접근법

환자나 가족으로부터 호감을 받을 수 있게 말하는 방법은 언제나 상대방의 입장에 서서 그를 존중한다는 자세에서 시작된다. 일상생활에서도 아무리 서로 다른 의견을 가졌다 할지라도 서로의 공통점을 찾아내려고 노력하면 서로 화합할 수 있는 대화를 할 수 있다. 몸과 마음이 힘들어서 우리 병원을 찾아온 환자와 가족을 내 가족이라고 생각하고 이야기를 시작하며 가족에게 다가서야 한다.

교양있게 이야기한다

같은 말이라도 기분 좋게 받아들일 수 있는 언어를 쓸 줄 아는 사람이 있는가 하면 본래의 뜻은 아니지만 뒷맛이 나쁜 여운을 남기게 말을 하는 사람이 있다. 그 사람이 쓰는 말씨에 따라 인품이나 교양이 반영된다는 사실에 항상 유의해야 한다. 환자와 그 가족을 진심으로 존중하는 마음과 태도를 보이며, 섬기는 모습을 보이려고 노력한다.

의학용어보다는 쉬운 용어로 설명한다

말은 사실대로 이야기하는 것이 원칙이 될 수 있지만, 상황에 따라서는 조금은 미화하여 이야기하는 것이 듣기도 좋고, 예의에 어긋나지 않는 경우도 있다. 자기의 지식을 과장시킨 외국어나 전문용어를 지나치게 구사하는 것도 상대방의 처지를 생각하지 않은 요령없는 자기만의 만족에 지나지 않는다. 대부분의 환자나 가족은 병원에서 사용하는 전문용어를 모른다는 사실을 알아야 한다. 상대의 눈높이에 맞추어 이해할 수 있도록 예를 들어가며 가능한 한 쉽게 이야기한다.

재치있게 이야기한다

상황에 따른 적절하고 재치있는 말은 생활의 활력소이며, 감정을 순화시킬 수 있는 청량제의 역할을 한다. 회복되어 가는 환자, 생각보다 많이 좋아진 환자 등등, 다양한 상황에서 의료종사자의 재치있는 말은 상대에게 더욱 효과적일 수 있다.

상황에 맞게 이야기한다

말하는 사람은 적극적인 태도를 갖고 듣는 사람에게 이롭지 못한 내용은 피한다. 또한 상대방의 반응을 보고 흥미가 없어 보이는 이야기는 빨리 끝맺는다. 항상 상황에 부응할 수 있는 화제의 선택에 신중을 기해야 한다. 현재 병원을 찾는 환자나 가족이 느끼는 가장 큰 괴로움이 무엇인가를 감지하고 여러 상황에 맞추어 화제를 선택해서 접근한다.

성실하게 관심을 표명한다

인간은 자기에게 관심을 가져 주는 사람에게 관심을 갖는다. 호감을 얻으려면 관심을 끌기 위해 노력하기보다 내가 먼저 순수한 관심을 갖는 것이 옳고 빠른 길이다. 관심을 보이면 아무리 바쁜 사람이라도 주의를 기울이게 되고 협력도 이루어진다. 환자와 가족이 관심을 가진 문제에 대해 성실하게 답변하며 접근한다.

듣는 태도의 성실성을 갖는다

인간의 심리란 누구나 자기의 말에 귀를 기울여 주고, 자아를 만족시켜 줄 사람을 찾고 있다. 진심으로 흥미를 갖고 상대방의 이야기에 귀를 기울이면 상대방은 즐거울 것이고 자신의 중요함을 느끼게 될 것이다. 흥미있게 듣는 태도는 누구에게나 줄 수 있는 최고의 찬사와 같다.

진실하게 칭찬을 해준다

나로 인하여 상대가 기뻐하면 나에게 큰 즐거움이 되고 상대도 자기의 자존감이 형성되어 될 수 있는 한 나를 돕게 된다.

설득을 위한 언어적 접근법

논쟁을 피한다

어떤 경우에도 논쟁을 피하는 것이 좋다. 가령 논쟁에서 자신이 이겼다고 하더라도 결국 자기가 큰 패배를 한 것이 된다.

결점을 들추지 않는다

남의 마음을 바꾸는 것은 가장 좋은 조건에서도 매우 어려운 일이다. 일부러 나서서 그 조건을 악화시킬 필요는 없다. 그것은 마치 손발을 스스로 묶는 것과도 같은 것이다.

온화하게 대화를 한다

상대를 억지로 자기의 의견에 따라오게 할 수는 없다. 그러나 온화한 태도로 이야기하면 상대의 마음을 바꿀 수 있다.

상대의 입장에서 생각한다

상대의 생각과 행동에는 그만한 이유가 있을 것이다. 따라서 그 이유를 찾아내야 한다. 그러면 상대의 행동, 나아가서는 상대를 파악할 수 있는 열쇠까지 얻을 수 있게 된다.

이해를 위한 설명을 통한 접근법

병에 대한 설명

환자를 대할 때는 미소를 잃지 않는다. 항상 당신을 도와줄 마음의 자세가 되어 있다는 잔잔한 웃음으로 표정 관리를 해야 한다. 이러한 신뢰감을 주는 미소는 만들어지는 것이며 평소 거울을 보며 연습을 해야 할 정도로 중요하다. 마음은 그렇지 않은데 자신도 모르게 딱딱해 보이는 사람이 의외로 많다.

- 설명을 할 때는 영어 등 전문용어를 피한다. 사람에 따라서는 통상적으로 쓰이는 용어가 더 익숙할 때가 있다(예: 뇌경색보다는 중풍이 이해가 잘 된다).

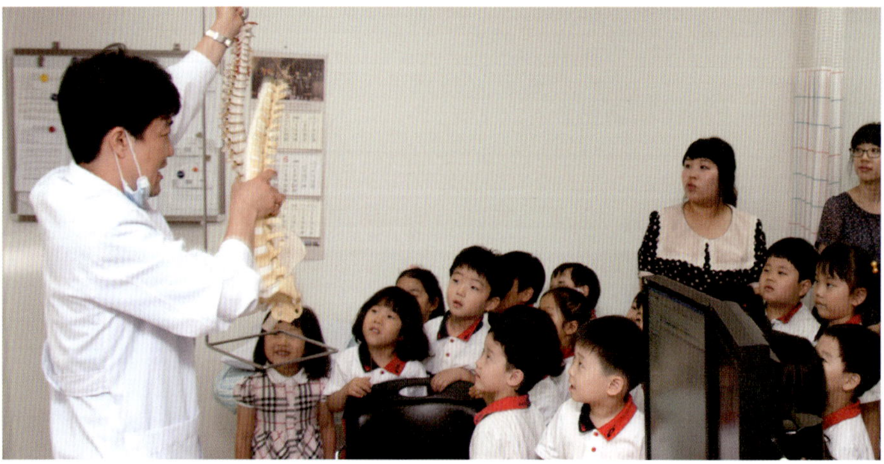

- 환자나 가족에게 병명을 가르쳐 주어야 한다. 병명을 모른 채 치료방법을 설명하면 환자는 왜 이런 치료를 받는지 알지 못해 불신으로 이어진다.
- 인체 모형이나 그림, 사진 등을 갖추어 놓고 설명할 때 활용한다. 벽에 인체와 질병 도감을 갖추어 놓거나 슬라이드를 설치한 의사가 있다. 의사가 자리에서 일어나 열심히 설명하는 모습은 아무리 의도적이라고 할지라도 환자와 가족을 감동시킨다.
- 환자에 따라 의학 지식, 이해력이 천차만별이므로 같은 내용이라도 이해도에 따라 그림, 표 등을 활용할 수 있다. 책상에 항상 설명을 위한 메모지를 마련하는 것도 요령이다. 제약회사가 제공하는 교육 도구나 팸플릿을 적극 활용하고 제공한다.
- 중요한 설명을 할 때는 첫째, 둘째 하는 식으로 열거하면 기억하기 좋다. 또 생명과 관련이 있는 질병일 경우 '이런 경우도 있을 수 있다'는 식으로 완곡한 표현을 쓴다.
- 설명을 마친 후엔 '더 물어보실 것 없습니까' 하는 식으로 환자의 마지막 궁금증까지 해소시킨다. 여기에 '더 궁금한 점이 있으시면 언제라도 연락해 주세요'라고 전화 번호나 E-mail 주소를 알려주는 것도 신뢰를 형성하는 좋은 방법이다.

검사에 대한 설명

환자는 치료보다 진단을 위한 검사를 받을 때 스트레스를 더 받는다고 한다. 어떤 진단이 나올지, 입원을 해야 하는지, 앞으로 검사비는 얼마나 나올지 불안하기 때문이다. 따라서 검사를 받기 전에 충분한 설명으로 이러한 불안감을 해소시켜 줘야 환자는 병원과 의사에게 신뢰감을 갖는다.

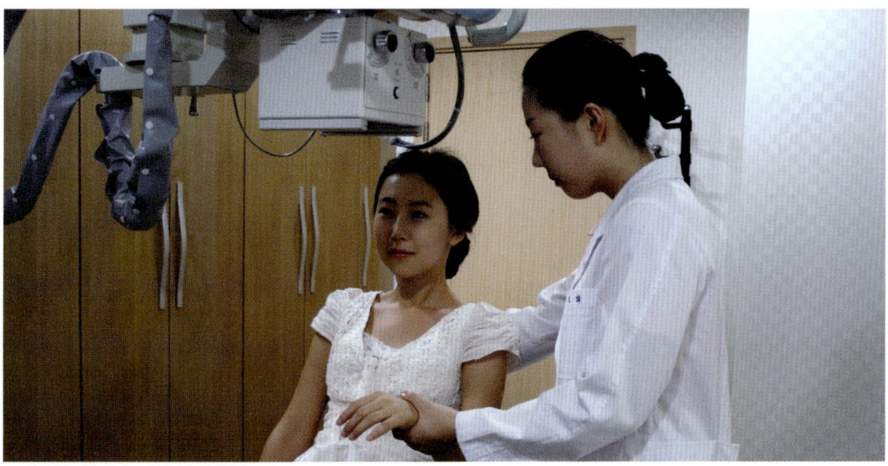

- 검사가 왜 필요한지 알아듣기 쉽게 설명한다.
- 검사는 어떤 절차로 진행되고 시간은 얼마나 걸리며 통증이 있는지 설명한다.
- 검사를 한 경우와 하지 않은 경우의 장단점을 열거한다.
- 검사 전에 해야 할 일, 그리고 검사 후 주의사항, 예상되는 증상과 대처법 등, 사전에 이러한 내용의 안내장을 만들어 제공하면 편리하다.
- MRI 등 고액의 검사를 시행할 때는 검사의 필요성과 가격이 비싼 이유를 강조한다.
- 검사 결과가 나오면 이를 복사해 환자에게 건네주고 설명한다.
- X선 필름이나 내시경 사진 등을 이용하여 시각에 호소한다.
- 다음 차례에는 어떤 검사가 치료에 필요한지 그리고 앞으로 환자가 해야 할 일들을 설명한다.

투약 시의 설명

우리나라 대부분의 병원에서는 투약 행위를 단순히 지시한 약을 전달해 주는 것으로 생각한다. 복용 시간이나 방법은 물론 음식 및 다른 약과 병용 시 주의사항 등 중요성이 간과되고 있는 것이다. 의약 분업이 시작되면서 외래 환자에 대한 복약 지도는 사라졌지만 입원 환자와 퇴원 환자를 대상으로 한 투약 교육은 여전히 병원의 몫이다.

약에 대해 충분히 설명을 해줄 경우, 약을 지시대로 복용하는 비율이 그렇지 않은 경우에 비해 훨씬 높다는 통계도 나와 있다.

- 첫 회 투약할 때는 병에 대한 설명과 복용 목적, 효과, 그리고 예후에 어떤 영향을 주는지 충분히 이해시킨다.
- 약을 먹고 나타날 수 있는 부작용에 대해 설명한다. 항생제에 의한 설사, 기관지 확장제에 의한 손떨림 등, 또 함께 먹어서는 안될 음식 등도 알려준다.
- 부작용이 일어났을 때 어떻게 대처해야 하는지 구체적으로 설명한다. 투약을 중지해야 할지, 횟수를 줄여야 할지 등
- 증세에 변화가 있으면 약을 바꿀 가능성이 있다는 사실을 밝힌다.
- 복용량을 지키는 것이 중요하다는 사실을 강조한다. 약 봉투에 1일 4회를 4일 1회로 잘못 기재해서 의료 사고를 일으킨 경우도 있다. 또 받은 약을 다 복용했을 경우 병원에 다시 올 필요가 있는지 미리 설명한다.

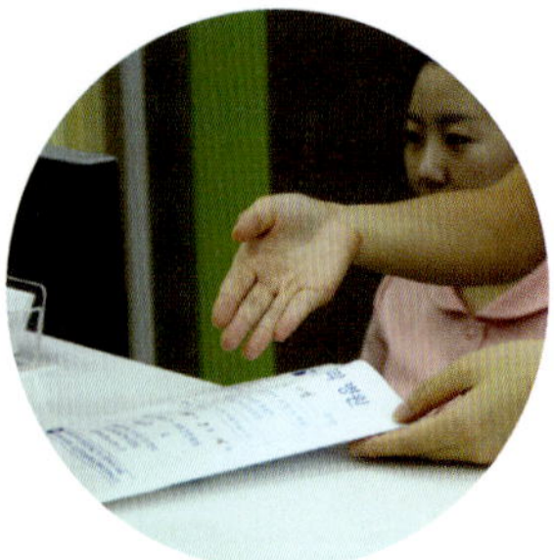

- 어린이의 경우 부모에게 복용법이나 횟수는 물론 어떻게 하면 아이에게 거부감을 주지 않고 약을 먹일 수 있는지 설명한다.
- 고령 환자의 경우 이해를 못하거나 기억을 못하는 수가 있으므로 중요한 것은 적어 준다.

비언어적 접근법

시각적 방법

- 미소짓기
- 몸을 환자 쪽으로 가까이 기대기
- 동의한다는 의미로 고개를 끄덕이기
- 관심을 보여주기(입을 꼭 다물고 시선을 집중해 준다)
- 신뢰감을 보여주는 몸짓(양팔을 벌리고 환영한다)
- 눈을 마주친다.
- 개방적인 자세를 취한다(팔짱을 끼거나 다리를 꼬지 않는다).

앞에 제시된 모든 행위들이 '나는 상대방이 말하는 모든 것을 수용한다'는 것을 의미하며 또한 이 모든 행위들이 환자를 안심시키는 데에 이용되어야 한다. 우리는 이런 모든 것들을 한꺼번에 배워 모두 할 수 있으리라고는 기대하지 않는다. 그러나 이러한 상징적인 행동들이 의사소통 기술의 한 부분으로 자리잡을 수 있도록 많은 훈련을 해야 한다.

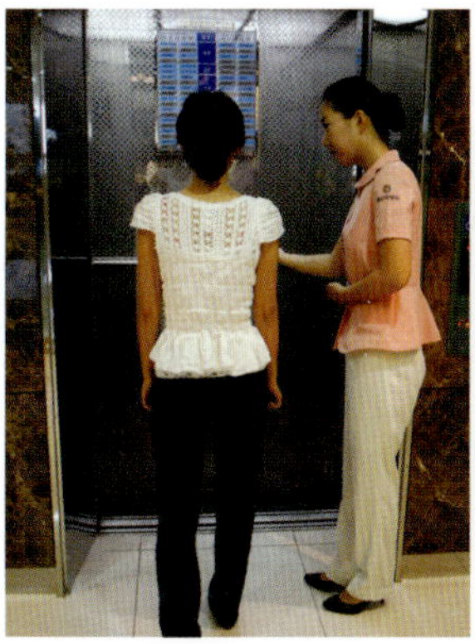
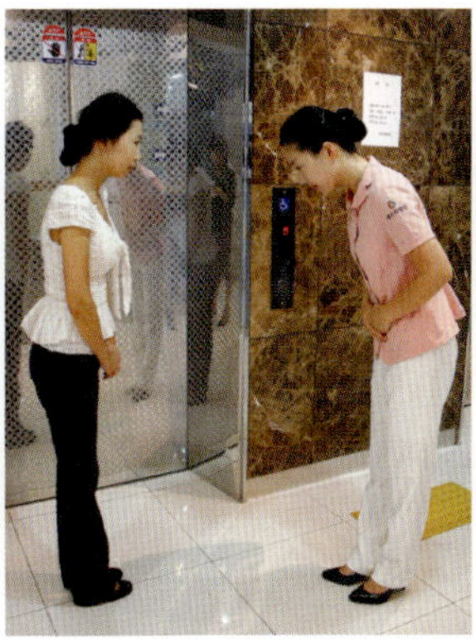
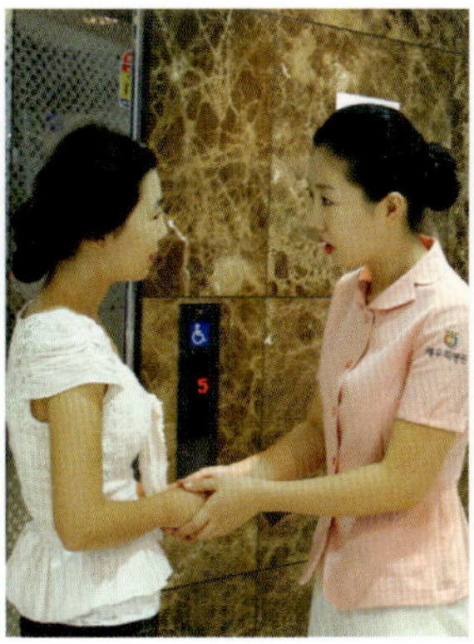
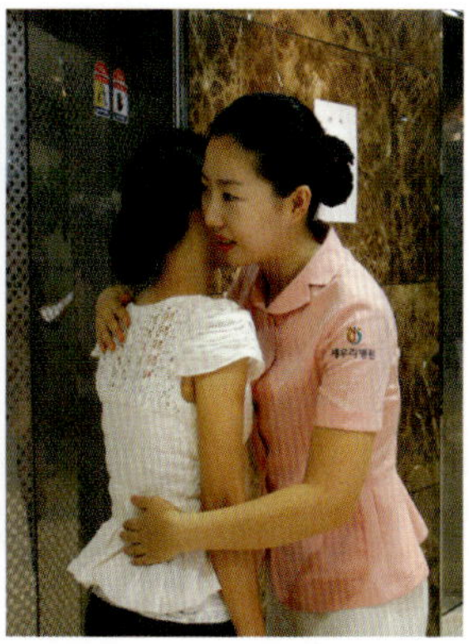

청각적 방법

- 음 um-humm 의 사용
- 부드러운 목소리, 어조
- 편안한 말의 속도
- 상대방이 말하는 것을 끝내도록 허용함.

운동 감각적 방법

운동 감각적 형태의 안심시키기는 접촉 touch 이다. 접촉 지각을 갖는 많은 방법들이 있다. 부드럽고 안심시키는 접촉 지각은 비언어적 안심을 전달해 줄 수 있다.

- 안녕하고 인사하며 손을 흔들기
- 전박 또는 상완을 접촉하기
- 의사소통하는 동안 환자 손을 잡기
- 상대방의 한쪽 옆 - 팔이나 어깨를 끌어안기
- 가볍게 포옹하기(적절한 시간과 장소에) : 반대 성의 환자에게는 오해를 불러 일으킬 수 있으므로 주의해야 한다.

치료적 커뮤니케이션

의사가 진료를 할 때 구사하는 언어는 단순한 예의가 아니라 진료의 기술 중 하나다. 환자에게 상처를 주거나 알아듣기 어려운 설명을 함으로써 발길을 돌리게 하는 것은 역시 진료기술이 미숙한 것을 의미한다. 환자의 치료 의욕을 북돋우고 의사를 신뢰하게 만든 '말 한마디'를 소개한다면,

쉽지 않은 표현 "오래 기다리셨죠!"

의사에게 환자는 매일 찾아오는 수많은 사람 중 하나지만 환자로서는 병원의 복잡한 절차, 그리고 오랜 대기시간 끝에 만나는 사람이다. 게다가 통증, 증세에 대한 불안함, 의료비에 대한 걱정 등 의사를 기다리는 시간은 더욱 지루하고 불쾌하게 느껴질 수밖에 없다.

이때 "오래 기다리셨죠!"라는 말 한마디는 환자의 긴장을 풀어주고 의사에게 인간

간호사의 말 한마디

교통사고를 당해 수술을 네 번이나 해야 했던 어떤 환자의 이야기다.

2년간에 걸친 길고 지루한 입원생활을 하는 동안 그는 정상적인 사회생활의 감각을 완전히 잊어버렸다. 그리운 가족의 사진으로 한쪽 벽면을 메운 입원실은 그에게는 생활의 일부처럼 느껴졌다.

사회복귀에 대한 자신감도 떨어졌고 무엇보다도 정상적으로 생활할 수 없을 것 같은 불안감이 가장 고통스러웠다고 한다. 매번 수술실에 들어갈 때마다 마치 죽으러 들어가는 것 같아 마음은 암담하기 그지 없었다. 그때마다 '이젠 내 모든 것이 마지막이 되는 건 아닐까?'하는 비관적인 생각뿐이었다. 그러나 환자의 절망적인 기분과는 달리 병원 직원들은 기계적으로 업무 보듯 그를 대하곤 했다.

수술대 위에 올려놓고서도 그들끼리 웃으며 농담을 주고받기도 하는데 그때마다 소외감과 비참함을 느꼈다고 한다. 비록 유능한 의사일지라도 수술하는 마음과 손길에 사랑이 담겨 있지 않은 것 같아 불안한 마음을 떨쳐버릴 수 없었다고 한다. 그에게 절실했던 것은 수술 자체보다도 용기를 주는 한마디 말이었다. 그러나 모두 약속이나 한 듯 격려의 말 한마디에 인색해 있었다.

환자의 기분을 위로해 주고 이해해 주기보다는 의무감만으로 일하는 직원들의 태도가 못마땅했다. 인간적으로 대해 주는 사람은 없다고 생각한 그는 병원 직원에 대한 기대는 거의 포기하다시피 했다.

시간이 되면 주사를 놓으러 간호사가 찾아오고 혈압을 재고 식사가 나오고 의사의 회진이 실시되고…. 그래서 대부분의 시간은 혼자 누워 책을 읽거나 잠을 청하는 것으로 보내게 되었다.

그러던 어느 날 어떤 간호사가 새로 그를 담당하게 되었다. 하루는 그가 몹시 아파서 괴로워하고 있을 때 그 간호사가 다가왔다. 계속 고통스러워하는 모습을 보더니 그녀도 몹시 아파하는 표정을 짓는 것이었다.

"이렇게 아파서 어떻게 해요? 제가 곧 진통제를 놓아드릴 테니 조금만 참아보세요"하며 금방이라도 울음을 터뜨릴 것 같은 그녀의 모습에서 처음엔 다소 의아한 생각이 들었지만 곧 그녀의 따뜻한 마음을 읽어내고는 한없는 고마움을 느끼게 되었다.

그녀는 그의 이마를 짚어보고 땀도 닦아 주었다. 어머니의 손길에서나 느꼈음직한 정성과 온기를 간호사에게서 느끼는 순간 비록 몸은 고통스러웠으나 과거에 비해 하루하루가 훨씬 견디기 수월했다.

밤이 깊었는데도 "어떠세요? 많이 아프지는 않으세요?" 하고 조용히 한마디 건네고 나가는 모습을 보는 것은 유일한 즐거움이었고 희망이었다고 한다. 환자는 간호사의 말 한마디에서 큰 힘을 느낀 것이다.

그러나 아직도 병원에는 말 한마디에 인색한 사람들이 많다. 슬리퍼를 끌고 들어와서는 혈압을 재는데 "얼마입니까?"라고 물어보면 다만 "정상"이라고만 말한다. 구체적으로 "105인데요. 정상입니다"라고 말하는 것조차 힘든 일일까?

또 병실을 들어오는 직원들은 자신이 담당한 환자만 만나고는 그냥 나가곤 하는데 병실 안에 있는 다른 환자들에게도 시선을 주었으면 좋겠다. 모처럼 한마디 건네고 싶었던 다른 환자들은 그 기회를 놓치는 경우가 많기 때문이다.

환자들에게는 치료만큼이나 사랑과 관심이 필요하다는 사실을 병원 관계자들은 잊어서는 안된다.

출처 : 김세광, 매너도 경쟁력이다, 한뜻, 1997. p.120-122

병원에 대한 신뢰는 메모 한 줄에서부터

어떤 병원에서 가장 친절한 사람으로 뽑힌 직원이 있었다. 그 사람은 다름 아닌 병원식당에서 일하는 아주머니였다.

그 아주머니의 친절이란 딱히 눈에 띄는 것이 아니었다. 환자에게 “맛있게 드셨습니까?”하고 물어본다거나 “맛있게 드십시오” 하며 물을 떠다 주는 일 같은 것은 예사로운 일이었고, 제대로 식사를 할 수 없는 환자를 옆에서 도와준다든가 하는 일도 유별난 것은 아니었다.

그러나 정작 그 아주머니가 친절하다는 소리를 듣는 까닭은 다른 데 있었다. 그 아주머니는 환자가 먹고 난 식기를 보고 환자의 상태를 일일이 메모하고 있었다. 그 메모지 속에는 ‘734 장영호 밥만(먹었음)’ ‘543 김지숙 반찬만(먹었음)’하고 적혀 있었다.

병원 영양사의 컴퓨터 디스켓 속에는 아주머니가 메모지에 적었던 내용들이 그대로 기록되어 있었다. 환자의 식사 상태를 적은 다음 환자가 무엇을 좋아하고 무엇을 싫어하는지를 다음 식사 준비 때 참고한다는 것이다.

그 식당 아주머니가 이용했던 메모 방법은 곧 병원 전체 직원이 사용하게 되었고 그러한 메모의 효과는 금방 나타났다.

어떤 환자가 배가 아프다고 어떤 간호사에게 이야기했는데 곧 교대시간이 되어 다른 간호사로 바뀌었다.

그 방에 들어가는 간호사는 예전 같으면 처음부터 “어디가 아프십니까?” 하는 식이었는데 지금은 “배는 좀 어떠세요?” 하고 말하게 되었다.

메모의 효과인 것이다.

아주머니의 메모 하나로 병원의 간호과, 진료과, 영양과 등 각 부서 간의 업무 협조가 종전보다 훨씬 원활하게 진행되고 있었다. 경비절감의 효과도 있었지만 의사나 간호사들 역시 그러한 기록 덕분에 환자의 진료에 큰 도움이 됐기 때문이었다.

그 이후로 환자들은 자기가 싫어하는 식단이 바뀌는 것을 보고 병원 직원들이 음식에까지도 배려하고 있다는 사실을 느끼게 되었다.

병원식당 아주머니의 메모 한 줄에서부터 고객의 병원에 대한 신뢰는 자연스럽게 생겨난 것이다.

출처 : 김세광, 매너도 경쟁력이다, 한뜻, 1997. p.33-35

적인 호감을 갖게 하는 계기가 될 수 있다. 환자를 쳐다보지도 않고 사무적으로 대하는 것과 상냥한 말로 진료를 시작하는 것은 완전히 다른 결과를 가져올 수 있다.

증세의 원인을 찾아가는 “짚이는 데는 없으신가요?”

진료의 시작은 환자의 하소연을 듣는 것에서 시작되는데 이를 귀찮게 여기는 의사가 많다. 아무리 우리의 의료 수가 구조가 의사에게 많은 환자를 보기 위하여 시간 절약을 강요하지만 마음가짐부터 환자의 표현을 거부하는 것은 곤란하다.

진료의 순서를 LEARN으로 정해 실천하는 것을 권유하는 의사가 있다.

LEARN이란 Listen (경청), Explain (설명), Acknowledge (파악), Recommend (추정), Negotiate (대화)의 앞머리를 딴 것으로 나름대로 설득력이 있다.

환자가 말하는 조금 듣고 성급하게 자신의 해석을 장황하게 설명하는 것은 금물이다. 어떤 경우라도 환자의 언어로 증상을 듣는 것이 중요하다. 무엇보다 듣는 방법에도 요령이 있다. 천천히 말하는 과정에서 환자는 결국 자신의 얘기를 하게 되고 그 가운데 치료 방침과 유용한 정보가 생긴다.

비치료적 커뮤니케이션

학문적인 열의가 넘치는 사람이 실수하는 경우

주치의가 60대 환자를 앞에 두고 "야, 이거 희귀한 질병인데. 이제까지 본 적이 없어 한번쯤 진찰해 보고 싶었는데"라며 흥분한다. 또 가까이 있는 수련의들을 불러 X선 사진을 가리키며 "이것 봐, 여기야" 하며 상기된 표정을 짓는다. 이때 환자는 실험 대상이 된 듯한 느낌을 받을 뿐 아니라 의사를 원망하는 마음을 갖는다.

흥미 본위의 말이 빚는 실수

종양 환자의 CT영상을 보며 "와~ 대단하군" 하며 감탄사를 내뱉는다. 또 독신 여성에게 "왜 결혼을 안 하시는지요?"라든가 환자를 사이에 두고 "몇 년 전에 이 병으로 어느 유명한 배우가 죽었지" 하며 자신의 박식함을 내세우려는 태도를 보여서도 안된다.

고지식하게 의학지식을 나열하는 경우

의학적 지식을 그대로 전달하는 것이 좋겠다고 생각하는 의사들이 많다. 주로 젊은 의사들이 이런 주장을 하는 경우를 많이 본다. "이런 증상은 폐암일 수 있는데 이미 증상이 나타날 정도면 상당히 진행될 수 있으며 생존율도 크게 낮다", "B형 간염은 전체 환자의 몇 퍼센트에서 간경변이나 간암으로 갈 수 있으니 조심하시오" 등 진찰이나 확진 전에 이런저런 설명을 하면 환자나 보호자는 불안해하면서도 내심 반발한다.

고압적이고 권위적인 발언

"왜 지시한 대로 지키지 않지요? 분명히 말씀드렸을 텐데요."

이렇게 강요한다고 환자의 고집을 꺾을 수는 없다. 특히 술이나 담배 등 오랜 습관이 몸에 밴 환자는 자신의 잘못된 행동을 숨기거나 자신을 이해해 줄 것 같은 의사를 찾아 떠난다.

더욱이 환자의 질문에 설명 대신 "그런 건 몰라도 돼요. 시키는 대로 하세요"라고 하면 환자는 의사와 거리감을 갖는다.

환자의 성격 탓으로 돌리는 말

식욕도 없고 두통과 만성 소화불량에 시달리는 환자에게 "검사에는 아무런 이상이 없어요. 너무 예민하신 것 아닙니까?", "신경 쓰지 마세요. 마음이 병이 되는 거예요" 또는 "이 약이 듣지 않을 리가 없는데"와 같은 말은 성의 없는 진찰로 보이기 쉽다. 심지어 '마음 탓'으로 돌리는 의사는 실력이 없는 것으로 여기거나 '이 의사는 나를 이해하지 못하는구나' 생각하며 다른 병원을 찾게 될 것이다.

환자의 자존심을 건드리는 경우

"어린아이도 아닌데 어떻게 그런 행동을 할 수 있죠?"라든가 "가난한 사람에게 많이 나타나는 질환이에요"와 같이 상대방의 약점을 들춰내는 말은 금물이다. 뚱뚱하다거나 신체적인 결함을 진료와 상관없이 무심코 내뱉었을 때 환자는 자신을 무시하는 의사의 태도에 심한 불쾌감을 느낀다.

무성의한 답변

대부분 환자의 걱정을 과소평가하는 데서 나타난다. 예를 들면, 간 기능 수치를 물어오는 환자에게 설명 대신 "이 수치는 별 것 아니니 걱정할 것 없어요"와 같은 말은 환자가 알고 싶은 부분을 감추고 무성의하게 취급받는 듯한 인상을 준다. 또 위통을 호소하는 환자에게 "가벼운 위염이니까 검사는 불필요하다"고 말한다. 그러나 환자는 계속 위암이 아닐까 하며 걱정한다. 의사는 환자의 불안을 무시하고 괜찮다는 사실만 강조하지만 실은 이 환자는 주변에서 친구와 가족을 두 명이나 위암으로 잃었기 때문에 의사의 말에 쉽게 수긍하지 않는 것이다.

심각한 표정이나 혼잣말에도 환자는 불안

X선 필름을 보며 "으음~" 하며 고개를 갸우뚱한다. 의사의 일거수일투족을 보며 진단

결과를 기다리는 환자에게 이러한 표현 방식은 짧은 시간이지만 불길한 예감을 준다. 또, 이후에는 괜찮은 얘기를 들어도 믿지 않게 된다.

겁을 주려는 듯한 표현

기침이 심한 아이를 데리고 온 어린이 환자의 부모에게 "이렇게 되도록 내버려뒀단 말이에요?"라고 말하는 의사가 많다. 또 비만아의 부모에게 "아이의 식사습관에 관심을 가져 주세요"라고 하는 말 등은 의사로서는 환자에 대한 부모의 성의를 촉구하는 말로 생각될 수 있지만 환자를 불안하게 하고 자존심을 건드린다는 점에서 앞의 경우와 같다.

환자를 위협해서 치료 효과를 높이려는 생각은 '환자를 절벽에 떨어뜨려 놓고 기어오르라고 말하는 것과 같다'고 할 정도로 좌절감과 두려움을 준다.

무조건 안심시키려는 태도

"의사에게 맡겨 주십시오"와 같은 말은 의존성이 강한 환자에게는 도움이 될지 모르지만 요즘같이 의료정보에 목마른 환자들에게는 오히려 의구심만 키운다.

"...일지도 모르겠다"라든가 전문용어를 나열하는 것과 같은 태도 역시 환자의 알고 싶은 욕구를 충족시킬 수가 없다.

여성을 대할 때는 더욱 신중해야

여성의 심리나 반응은 남자들보다 강하고 빠르기 때문에 상처받기 쉽다. 잦은 하복통과 월경통을 호소하는 20대 여성 환자에게 "자궁 내막증인데 잘 치료하지 않으면 불임이 되기 쉽습니다. 가능하면 빨리 결혼하여 아이를 낳도록 하세요" 의사로서는 친절하게 한 충고가 당사자로서는 여성으로서의 성性 역할을 못한다는 불안을 증폭시킨다. 자궁암 환자를 보다 자신도 모르게 "어휴, 냄새!" 하며 얼굴을 찡그린다거나 "폐경 후 여성에게 이제 자궁은 필요 없겠죠" 라고 말하는 것도 여성에게 상처를 주는 말이다.

환자의 현재 상황을 고려

아무리 설명을 충실하게 잘 해주었다고 생각해도 환자의 기억에 남지 않는 경우가 있다. 예컨대 암에 걸렸다는 사실을 알게 되었을 때, 환자는 당황하여 의사의 설명이 잘 들리지 않는다. 심각한 내용일수록 차근차근 반복해서 말하는 것이 좋다.

05 감성 커뮤니케이션

감성이란

감성이란 말과 비슷한 것으로는 '감각' 이나 '관능' 등과 같은 단어들이 있다.

감각이란 외계의 물리적 특성에 대해서 신체의 센서가 감지하는 정도를 말하는 것이다. 가령 음압(소리 높이) 에너지라는 물리적 특성에 고막이라는 센서가 움직여서 소리라는 감각을 만드는데 이것이 청각이다.

관능이란 말은 검사란 용어와 연결되어서 관능검사란 말로 많이 사용된다. 관능검사란 '인간의 감각을 이용해서 검사를 실시하여 평가하는 방식'을 말한다.

감성이란 '외부로부터의 감각자극에 대한 반응' 으로 외부로부터의 감각정보에 대하여 직관적 intuitive 이고 순간적 반사적, reflective 으로 발생되는 심리적 체험으로 쾌적함, 고급감, 불쾌감, 불편함 등의 복합적인 것이다. 또 감성은 복합적이고 종합적인 느낌으로 명확한 표현이 어려운 Ambiguous 동시에 개인과 환경변화에 따라 다양하게 변화되는 특성이 있다.

개인의 감성에 영향을 미치는 요인은 개인적인 사항 이외에도 사회적, 문화적 요인이 중요한 비중을 차지한다. 개인적인 감성을 이해하기 위해서는 개인이 속한 사회와 문화에 대한 이해가 필수적이며 동시에 현대의 개인생활과 의식에서 큰 비중을 차지하고 있는 과학기술의 영향도 놓쳐서는 안 된다.

인간의 생활에서 논리적 사고와 의사결정, 감정의 발생, 행동 등 모든 부분에 깊숙히 영향을 미치고 있다. 빌 할랄 교수는 "이제 농업과 산업, 그리고 서비스 · 정보IT 혁명에 이은 4번째 변화가 시작되고 있다"며 "이 시대를 사는 사람들은 단순반복적인 육체적, 정신적 노동에서 벗어나 꿈과 이상, 도덕, 철학 같은 정신적 가치를 추구하게 될 것"이라고 전망한다.

인공지능이나 발전된 IT기술, 로보틱스 등은 인간을 단순반복적인 육체, 정신노동에서 벗어나게 해줄 것이라며 이제 보다 정신적인 것, 도덕, 철학, 신념 같은 분야에 사람들이 매달리고, 이는 또 다른 차원의 문명을 만들게 된다는 것이다. 생활 속에 로봇이 거의 모든 것을 해결해 줄 것이고 인간은 더 이상 할 일이 없어지게 될지도 모른다.

그러나 제아무리 진화된 기계라 할지라도 인간을 넘지 못하는 것은 분명히 있다. 바로 인간과 인간 간의 감정 · 의식 · 마인드가 버무려진 말 · 대화 · 커뮤니케이션일 것이다. 더욱더 그 중요성은 커질 것이고 한마디 한마디가 소중해질 것이다.

커뮤니케이션은 콘텐츠와 스타일로 이루어진다.

하버드 대학 심리학과 하워드 가드너 교수는 과학적으로 커뮤니케이션에 대해 이렇게 말했다. "사람들이 논리적으로 생각할 때에는 이성을 지배하는 좌뇌가 작동한다. 하지만 최종 의사결정을 할 때에는 감성을 지배하는 우뇌가 작동한다."

생각은 논리로 하지만 구매 결정이나 이성적 결정이라고 부르는 결론에서는 반드시 논리에 따르는 것은 아니다.

또 다른 미래학자 롤프 옌센은 21세기를 드림 소사이어티라고 정의했다. 드림 소사이어티는 한마디로 꿈과 감성이 지배하는 사회이다. 그는 또 1인당 국내총생산이 만 5천 달러를 넘는 나라의 소비자들에게 상품의 기능은 더 이상 중요하지 않다고 강조했는데 이는 무슨 말인가? 결국 기업의 부는 상품의 기능적인 측면을 통해 이루어지는 것이 아니라 소비자의 감성을 자극함으로써 이룰 수밖에 없다는 것이다.

콘텐츠와 스타일을 중요시하고 감성에 의해 인간관계가 이루어진다. 감성적으로 이해되지 않고 통하지 않을 때에는 서로 다른 외계인처럼 무색하고 어색해지는 감성 커뮤니케이션 시대가 온 것이다.

감성 커뮤니케이션을 위한 기본 조건

커뮤니케이션 과정에서 장애요인과 장벽이 항상 존재하기 마련이다. 그러나 이러한 장애요인과 장벽을 인식하고 있을 때 모든 장애요인을 제거하는 것은 불가능한 일이지만 최소화시킬 수는 있다.

말하는 사람의 욕구 수준 파악

듣는 사람은 메시지를 받아들이는 상대방의 욕구 수준을 파악하여 그 계층에 맞는 메시지를 전달하는 방법을 찾아야 한다. 즉, 듣는 사람은 말하는 사람의 능력과 잠재능력 그리고 열망하는 욕구 차원에서 핵심을 파악한 후 말하는 사람의 능력과 욕구수준에 일치하고 만족할 수 있는 메시지를 전달할 때 성공적인 커뮤니케이션을 이룰 수 있다.

적극적 경청과 감정이입

말하는 사람 간에 주의 깊은 경청과 감정이입법의 사용은 커뮤니케이션의 장애요인을 극복할 수 있다. 즉, 정중한 경청태도의 표명은 감정이입이나 이해도를 증진시켜 발생되는 장애요인을 쉽게 제거 또는 감소시킬 수 있다. 특히 경청의 장점은 감정이입을 가능하게 하거나 다른 사람의 견해나 관점을 이해할 수 있다.

말하는 사람에 맞는 최적의 용어, 방법 선택

커뮤니케이션을 시도할 때 듣는 사람은 일방적인 커뮤니케이션의 전달자가 되지 말고, 말하는 사람의 교육수준과 나이 또는 성격의 조건을 파악하고 평가한 후에 최적의 용어와 방법을 선택하여야 한다. 말하는 사람은 듣는 사람이 자신의 의도가 무엇인지를 파악하지 못하면 피드백을 요구하게 된다.

메시지의 반복전달

듣는 사람은 말하는 사람에게 메시지 내용을 반복해서 전달하여 확인함으로써 커뮤니케이션의 장애를 극복할 수 있다. 직설적인 반복은 말하는 사람을 괴롭히거나 피로하게 만들 수 있기 때문에 여러 가지 방법으로 같은 내용을 설명하는 것이 현명하다. 문서나 공문을 보내고 다시 전화로 확인하는 방법이 좋은 예가 된다.

사실과 감정의 조화

메시지를 너무 많이 자주 듣게 되면 사실을 들을 수 없고 감정을 무시할 수 있다. 감정을 무시할 경우에는 메시지에 대한 의미의 진실과 의향을 빠뜨릴 수 있다. 그 결과 커뮤니케이션 장벽이 발생하게 된다.

방어적 커뮤니케이션의 최소화

방어적 커뮤니케이션defensive communication은 말하는 사람이 자신을 보호하는 방법으로 메시지를 받는 것을 의미한다. 그러므로 방어적 커뮤니케이션에서 듣는 사람은 메시지를 말하는 사람이 긍정적으로 받아들이도록 해야 한다.

정보 정리와 분리

정보의 홍수는 커뮤니케이션의 장애요인으로 작용하고 있다. 그러므로 정보를 주의 깊게 정리하고 분류하여 과중한 정보의 고통을 줄여야 한다. 과중한 정보를 줄이는 방법은 다양한 정보의 내용을 신속하게 파악하는 빠른 독서력과 예리하고 과감하게 정리, 분리하는 해결능력이다.

편견 배제

선입견은 개인에게 처음 받아들여진 정보에 의하여 형성되는 기본적 태도를 뜻한다. 즉, 선입견은 사실과 다른 내용으로 검증과정을 거치지 않고 미리 판단하는 견해이다. 이러한 선입견이나 편견을 갖고 커뮤니케이션을 하게 되면 효과를 기대하기 어렵다. 특히 편견이나 선입견을 갖는 단어를 사용하는 것도 바람직하지 못하며 적절한 단어나 언어를 사용하여야 하는 것도 하나의 기법이다.

감성 커뮤니케이션에 영향을 미치는 요소

환경에 관련되는 신호나 암시로는 방안의 색상이나 기온 및 가구 정돈을 들 수 있다. 즉, 환경조성을 위한 벽지색상의 선택과 실내온도나 제반기구 정돈이 간접적으로 비언어적 커뮤니케이션의 효과를 결정한다.

예를 들면, 정돈된 큰 책상에 앉아 있는 사람은 정돈되지 못한 작은 책상에 앉아 있는 사람보다 더 권력이 있어 보인다. 따라서 언어적 커뮤니케이션에서 적절한 용어를 명확하게 전달하여 목적을 달성하는 것과 같이 비언어적 커뮤니케이션은 완벽한 환경조성과 기구 및 집기의 안정적인 정돈으로 커뮤니케이션의 효과를 낼 수 있다.

듣는 사람과 말하는 사람 간의 거리

커뮤니케이션 과정에서 듣는 사람과 말하는 사람의 거리에 따라 의미전달의 상대적인 접근도를 판단할 수 있다. 즉, 적극적인 태도로 메시지를 전달할 때에는 신체적으로 가장 접근된 상태에서 이루어진다. 문화적 차이가 있는데, 예를 들어, 프랑스의 남성들은 영국의 남성보다 접근된 상태에서 대화를 하는 적극적인 태도를 취한다.

친밀한 거리 intimate distance | 가까운 친구나 연인 사이에서 메시지를 전달할 때 실제적인 접촉거리를 친밀한 거리로 정의한다. 이때에 실제거리는 가깝게는 0~6인치 멀리는 6~18인치로 속삭일 수 있는 거리를 유지하면 된다.

개인적 거리 personal distance | 일반적인 대인관계에서 대화나 토론을 다정하게 주고받는 자연적인 거리로 정의된다. 이는 개인이 사생활에 감정을 유지하거나 또는 야구코치가 심판에게 달려가 고함을 칠 정도의 거리를 의미하며, 이때의 신체적 거리는 1.5~4피트가 적당하다.

사회적 거리 social distance | 사회생활에서 처음 대하는 낯선 사람과 메시지를 주고받을 때의 거리를 사회적 거리라고 한다. 일반적으로 상점이나 백화점에서 상품을 살 때나 택시운전사와 대화 시의 거리를 뜻하며, 이 때 가장 바람직한 거리는 4~8피트이다.

공적 거리 public distance | 공적인 커뮤니케이팅 과정에서 상호 이해 가능한 거리를 공적 거리로 정의한다. 큰 회의장에서 세미나를 하거나 강의실에서 수강생에게 강의할 때의 거리를 의미하며, 이때에 다만 장소와 청중이 조성하는 분위기에 따라 차이는 있겠지만 일반적으로 적당한 거리영역은 12피트 이상이 적당하다.

자세

감성 커뮤니케이션에서 사용하는 언어가 문자적인 표현이라면 커뮤니케이션에서의 자세는 비언어적 표현이라고 할 수 있다. 커뮤니케이션에서 자세는 전달된 감성적 언어를 더욱 강조할 수 있으며 듣는 자세 또한 감성적 언어에 대한 피드백 역할을 한다. 특히 감성적 언어를 많이 사용하는 커뮤니케이션에서는 꼿꼿하거나 반듯한 자세 또는 서 있거나 앉아 있을 때, 정면을 대하는 태도 등은 전달하는 메시지의 내용과는 상반되는 장애 요인으로 변질된다. 예를 들어, 팔짱을 끼거나 발을 꼬고 앉은 자세로 "당신이 참 힘들어서 내 마음이 안스럽다" 라는 말을 할 경우에 이는 마치 상대방을 조롱하는 말로 이해될 것이다. 감성 커뮤니케이션에서 공적인 자세보다는 편안하고 안정감을 주는 자세나 아늑하고 부드러운 이미지를 갖는 환경에서 그 진가를 발휘하게 된다.

몸짓, 눈짓, 표정

감성 커뮤니케이션에서는 신체적 언어 body language 인 몸짓 또한 커다란 의미의 언어가 된다. 몸짓으로 듣는 사람에게 메시지를 전달하는 방법은 메시지가 오해나 왜곡된 상태로 변화하며 전달되지 않도록 유의해야 한다. 특히 동 · 서양이 문화적 차이로 메시지 전달에 차이나 오해가 발생될 가능성이 있기 때문에 주의할 필요가 있다.

또한 머리를 끄덕이는 행위와 안면의 표정 및 눈의 신호 등도 신체를 이용한 감성적 언어가 될 수 있는데 머리를 상하로 천천히 움직이는 것은 긍정적인 신호이고, 상하로 움직이기는 하지만 속도가 빠를 경우는 이미 다 알고 있는 말이니 듣기 싫고 짜증이 난다는 신호이기도 하다. 좌우로 천천히 움직일 때에는 부정적인 신호를 표시하는 방법이며, 마찬가지로 속도가 빠를 경우는 "이제 질렸다", "생각하기도 싫다" 는 기분을 표현하는 신호로 받아들여진다. 얼굴에서 보이는 표정은 수신된 정보의 내용을 기본적으로 나타내게 되는데, 그 정도는 개인의 표현차이와 감정차이에 따라 상이하다. 특히 눈을 깜박이는 것 blinking 도 메시지를 전달하고 상호이해를 표시하는 방법으로 이용된다. 머리를 끄덕이는 행위, 안면의 표정, 눈의 신호 등은 말하는 사람과 듣는 사람의 상호 대면관계에서만 커뮤니케이팅이 이루어지므로 상호 대면관계의 중요성과 신중성이 전달과 이해의 효과를 증대시킬 수 있다. 얼굴의 표정은 상대방의 행복이나 감정 상태를 표현할 뿐 아니라 상태를 판단할 수 있기 때문에 감성 커뮤니케이션의 주요한 도구가 되기도 한다.

음성의 고조

음성의 고조는 말하는 사람의 감정과 중요도 및 긴급함에 따라 달라지기 때문에 상황을 표현하는 목소리는 힘의 통제로 음량의 고조를 조절한다. 감성 커뮤니케이션에서는 음성의 고조만 갖고도 직접적인 표현을 이해할 수 있다. 노여움은 큰소리로 높은 음량에 빠른 속도로 표현되고, 권태는 음성의 고조가 단조로울 때 나타나며, 기쁨은 흥분된 큰소리에 높은 음량은 물론이고 표현은 빠른 속도로 나타난다. 감성을 이해하고 전달하는 음성은 대부분 낮고 차분하며 속도 또한 빠르지 않은 것이 특징이다. 커뮤니케이션에서는 일반적으로 음성의 고조를 효과적으로 조정하게 되면 표현의 품위유지뿐 아니라 전달의 효과 증대 및 발신자의 이미지를 부각시킬 수 있다.

외모

개인의 외적 인상은 메시지를 전달하는 데 중요한 역할을 한다. 초면인 경우에는 개인의 외모에 따라 현혹 효과 halo effect : 후광효과 를 나타내는 경우가 있다. 취업희망자가 면접할 때 세심하게 몸과 의복을 단정하게 하는 경우가 좋은 예가 된다. 특히 바람직한 사람의 외모는 높은 임금으로 출발해서 후에 임금증가의 효과를 보는 경우도 있다.

감성 언어(감정을 전하는 오감 언어)

언어에도 '오감' 이 있다.

환자 및 많은 사람들과의 효과적인 커뮤니케이션을 위하여 병원 근무자의 언어는 '물 흐르듯' 해야 하며 커뮤니케이션의 대상 대부분이 심리적, 신체적으로 고통을 가지고 있는 환자임을 감안, 느낌이 있는 메시지 전달 방식의 언어 습관이 훈련되어야 한다. 그 표현에 있어 '오감'의 요소가 깃든 말과 단어의 선정으로 환자에게 정서적 안정감을 주고, 대화 시에는 대화 자체를 즐기는 분위기로 유도가 되어야 한다.

오감 언어의 예

- 병원 밖에 하늘이 푸르다.
  → 병원 밖에 나가보니 바다가 하늘로 올라간 듯 푸르다.

- 배가 아프군요.
  → 손으로 배를 움켜쥐고 있는 걸 보니 배가 많이 아프군요.

- 소독약 냄새가 났다.
  → 6살 때 예방주사를 맞으러 갔던 병원에서 맡았던 싸르르한 소독약 냄새가 났다.

- 우리 병원 의자는 안락의자입니다.
  → 우리 병원 의자는 솜이불처럼 포근한 안락의자입니다.

- 힘이 없어 보인다.
  → 고개가 꺾인 허수아비처럼 힘이 없어 보인다.

- 병원 식당의 김치가 맛있다.
  → 병원 식당의 김치가 아삭아삭 소리가 나게 씹히는 게 너무 맛있다.

감성을 해치는 언어

명령 · 지시 · 강요

- "수술실로 보내시오"
- "이것은 하지 마시오" 등

경고 · 권고 · 협박

- "만약 하지 않으면 그때는....."
- "..... 하는 게 좋을 거요, 그렇지 않으면....." 등

훈계 · 설교

- "당신은 마땅히 이것을 해야만 합니다"
- "... 하는 것이 당신의 책임이오" 등

충고 · 제안 · 해결방법 제시

- "내가 당신이라면....."
- "내가 당신에게 충고하겠는데....."

논리적인 설득 · 강의 · 논쟁

- "당신이 왜 틀렸나 하면....."
- "문제점은...."
- "경험에 의하면...하오" 등

판단 · 비판 · 비난

- "당신은 ...를 신중히 고려하지 않고 있어"
- "당신의 생각은 옳지 않소" 등

마음을 움직이는 감성 커뮤니케이션 전략

칭찬 화법

칭찬하기는 모든 인간 경영에서 가장 중요한 요소이며 특히 마음을 여는 데 더없이 강력한 도구이다. 특히 병원과 같이 자신의 맡은 일만 완전하게 소화하기도 어려운 근무 환경에서 칭찬이란 어쩌면 낯설고 멋적은 이야기가 될 수 있다. 병원의 특성상 생명이 오가는 환자를 돌보는 입장에 있는 직원들은 있는 그대로 이야기하기에 익숙해졌기에, 칭찬하기란 커뮤니케이션에서 가장 취약한 부분이 아닌가 싶다. 그러나 어쨌든 칭찬하기는 듣는 사람에게 가장 빠르게 마음으로 다가갈 수 있는 지름길이다. 특히 칭찬은 이해관계가 없다고 생각하는 사람한테 들었을 때 예상 밖의 상황에서 그 맛이 더 나기도 한다. 그래서 칭찬의 효과는 의외의 상황에서, 그것도 예상치 못했던 사람에게서 들었을 때 효과가 크다.

커뮤니케이션에서 칭찬을 도구로 활용함으로써 직장에서 업무와 관련하여 얻을 수 있는 효과는 이러한 것들이 있다.

- 긍정적 행동을 인정해 줄 수 있다.
- 훌륭한 성과를 유지시킬 수 있다.
- 훌륭한 성과를 강화할 수 있다.
- 자긍심을 갖도록 도울 수 있다.
- 직무 성과를 강화할 수 있다.

- 직무 성과에 대해 긍정적인 기분을 느끼도록 할 수 있다.
- 계속적으로 일을 수행하도록 동기 부여를 할 수 있다.

그러나 무엇보다 중요한 효과는 효과적인 칭찬법을 써야만 사람을 끌어당긴다는 것이다. 아무리 좋은 칭찬의 말도 효과적인 방법이 아닐 때에는 오히려 역효과를 가져올 수 있다.

예를 들어서, 어린아이에게 해야 하는 칭찬의 말을 병원의 동료에게 사용했다면 이는 칭찬이 아닌 빈정거림으로 이해될 것이다. 그렇다면 병원에서 함께 근무하는 직장 동료 간의 가장 바람직하고 마음을 열 수 있는 효과적인 칭찬법은 무엇인가? 커뮤니케이션 기법과 관련하여 다음과 같은 것들을 효과적인 칭찬법으로 제시할 수 있다.

첫째, 구체적으로 한다.

모호하고 추상적인 칭찬에 비해 구체적이고 분명한 칭찬이 상대의 마음을 움직인다.

"자네는 괜찮은 사람이야" 보다는

"자네의 병상 가동률 증진방안 제안서는 간결하고 설득력 있어"

라고 했을 때 더 효과적인 칭찬이다. 또한 칭찬에 대한 신뢰성을 줄 수 있다.

둘째, 간결하게 한다.

말이 길어지면 처리해야 할 정보가 많아진다. 진지하고 간결하게 칭찬하는 것이 더 깊은 인상을 주며 기억에도 오래 남는다.

셋째, 남 앞에서 제삼자에게 칭찬을 한다.

"어제 과장님이 000씨 없을 때 이렇게 말씀하시더라. 000씨가 이달의 친절 직원 수상자가 된 것은 우리 영상의학과의 자랑이지. 덕분에 우리 부서도 더 활기가 돌고 000씨가 선두주자 역할을 한 셈이야." 이런 칭찬을 제3자를 통해서 전해 들었을 때 듣는 사람의 기분을 생각해 보자. 사람은 누구나 자기를 자랑하고 싶어한다. 단지 쑥스럽고 어색해서, 그리고 속보일까봐 자제할 뿐이다. 남 앞에서 칭찬을 하거나 제삼자에게 간접적으로 칭찬을 전달하는 것은 칭찬받는 기쁨과 자랑하고 싶은 욕심 두 가지를 모두 충족시킬 수 있다.

넷째, 사소한 것을 칭찬한다.

칭찬에 인색하게 되는 것은 사소한 감정을 무시하기 때문이다. 남들이 보지 못하는 사소한 장점들을 찾아 칭찬을 해 주었을 때 의외로 효과가 있다.

다섯째, 당사자가 속한 부서를 칭찬한다.

"진단 검사팀은 우리 병원에서 컴플레인이 없기로 유명한 부서지요~ 다른 부서한테 그 비법을 좀 전해주시지요" 라는 한 부서에 대한 칭찬은 그 부서의 구성원을 모두 만족시킨다. 자존심은 자신의 능력이나 외모뿐 아니라 자기가 속한 집단이 가치 있다고 여겨질 때도 고양된다. 듣는 사람은 분명 자신이 칭찬받지 않았음에도 흐뭇한 기분이 들며 이를 유지하기 위해 더 많은 노력을 하게 된다.

문자 커뮤니케이션

감성 커뮤니케이션에서 마음을 열게 하는 효과적인 방법 중의 하나는 순식간에 마음을 움직이는 것이다. 문자를 이용한 커뮤니케이션은 경계심을 풀어 주고 특히 어색한 사이에서 감정을 전달하여 마음을 표현할 수 있는 좋은 방법이다. 병원의 회식이 끝나고 집으로 귀가하며 간간한 감사의 문자를 보내면 다음날 유난히 친밀감을 느끼게 되는 것이 사실이다. 또는 개인적인 사정으로 자리에 참석하지 못한 경우, 회식이 진행되는 시간에 죄송하다는 문자를 보내는 센스는 또 다른 친밀감을 느끼게 한다. 그러나 이러한 모든 도구에 반드시 기본적으로 지켜야 할 예의가 있다. 문자 이외에 팩스나 이메일의 경우도 보이지 않는 상태에서 이루어지는 커뮤니케이션이기 때문에 더욱 예의를 지켜 활용한다면 몇 배 이상의 효과를 얻을 수 있다.

팩스매너

특히 다른 부서나 다른 협력 병원에 팩스를 보낼 때는 제목, 받는 사람, 보내는 사람, 표지를 포함한 전체 매수를 기록한 표지를 함께 보내며 정확성을 기할 수 있다.

인터넷과 이메일

인터넷이나 이메일로 고객의 편지나 질문에 응답할 때는 문의해 준 데 대한 감사의 인사말과 함께 문의 사항에 대해 간결하고 정확하게 응답을 하고 개별 고객을 배려하는 따뜻한 인사말로 마무리하고 응답자의 소속, 성명, 이메일 주소를 밝힌다.

감성적 언어로 다가가는 법

말은 말하는 사람의 생각과 인품을 나타내는 가장 쉽고도 어려운 표현 수단이다. "말 한마디로 천냥 빚을 갚는다" 라는 속담처럼 말이란 때에 따라서 약이 될 수도 독이 될 수도 있는 것이다. 더욱이 상대가 심리적으로 불안정하고 예민해져 있는 상황에서 효과적으로 응대하기 위한 올바른 언어구사는 일상생활에서의 대화와는 달리, 좀 더 신중하고 계획된 치료적 언어로 표현되어야 할 것이다. 즉, 환자나 가족과의 대화는 나의 이미지를 표현하기 위한 것이 주목적이 아니라 나의 이미지를 통하여 환자나 가족에게 편안함과 신뢰감을 주는 데 그 목적이 있다고 할 수 있다.

직장 내 동료라 할지라도 신경이 예민해져 있는 환자나 그 가족을 대하는 환경에 처해 있다 보니 그곳에서 근무하는 동료 역시 시간이 갈수록 소진되고 편안하고 안정된 모습보다는 불안정하고 환자나 가족 못지않게 신경이 예민해지는 것이 사실이다. 외래는 외래대로, 병동은 병동대로 편안하게 앉아서 식사 한번 할 수 없으며 원무과나 병원 로비의 접수처는 늘 불평을 토로하는 사람, 진료 부서를 찾아가기 위해 쉬지 않고 질문하는 고객들, 이러한 것들이 병원에 근무하는 사람의 입장에서는 다른 직장과 달리 근무 환경의 심한 스트레스 요인인 셈이다. 그러기 때문에 동료끼리의 감성적 커뮤니케이션은 더욱 중요하며 그 효과도 더 크게 진가를 발휘할 수 있다.

감성은 사람을 움직이게 하는 엄청난 힘을 가지고 있다. 감성은 상대와의 공감대를 만들어내기 때문이다.

"나는 우리 병원의 새로운 모습을 기대합니다. 이 모습은 바로 여러분의 새로운 모습이라고 생각합니다. 지금까지는 우리가 최고의 병원이라고 말할 수 없었지만 이제 나는 여러분과 함께 하기 때문에 조급하고 두렵지 않습니다. 지금부터 하나씩 기다리며 앞으로 나아가겠습니다."

이렇게 월례회에서 병원의 변화를 위한 스피치를 듣는 순간 듣는 사람의 마음은 흔들릴 것이다. 특히 계획된 업무 지침에 의해 끊임없이 쉬지 않고 수행해야 하는 병원 업무의 특징을 본다면 그러한 느낌은 어쩌면 신선할 것이다.

대상에 따라 감성적으로 접근하는 법

같은 감성적 접근이라 할지라도 연령대에 따라 요령이 있다.

젊은 신세대의 경우 모든 신세대를 다 같이 취급해서는 안되며 개인적 성격을 끝까지 살피고 응대한다. 보편적으로는 단문식으로 짧게 이야기를 시작하며 강요하거나 교과서적인 말을 피한다. 대체적으로 신세대 불만 고객은 요목조목 따지거나 다혈질인 경우가 많다. 의심이 많아 요목조목 따지는 고객의 경우 너무 자세한 설명이나 친절보다는 명확한 증거나 근거를 제시하여 스스로 확신을 갖도록 유도한다. 또한 신입사원이나 병원에 실습 나온 학생들에게도 명령형은 피하고 반드시 쿠션어를 사용한 공손한 응대가 되도록 한다.

장년층의 경우 30세 전후에서 40대 초반의 사람들로 사회전반을 주도해 나가는 사람이며 상대방의 애기를 열심히 듣고 있다는 자세를 보여주면 좋다. 질문형식의 이야기로 고객이 무엇을 생각하고 있는지를 파악하면 좋다. 직장 동료의 경우 에너지가 넘치고 의욕에 차 있는 경우가 대부분이므로 진행하고 있는 업무에 대하여 격려를 아끼지 않으며 직장의 선배라면 잘못하여 실수가 발생하지 않도록 속도를 조절하여 줄 필요가 있다.

40대 후반에서 60대 전반의 장년층은 대화 시에 매너에 특히 신경을 쓰도록 한다. 가령 고객의 말이 적합하지 않더라도 바로 되받아치는 일은 조심한다. 일단은 고객의 말을 끝까지 경청한 후 반론을 제기한다. 상대방이 자기 자랑을 할 경우 맞장구를 쳐주는 것도 좋다. 고객이 당사를 위해 의견을 주신 경우에는 상대방의 말이 많은 도움이 되었음을 표시하는 간단한 인사말을 건네는 것이 좋다. 직장 동료와의 관계에서는 대부분 상급자 역할을 하고 있는 상황이므로 관리자로서의 어려움을 이해하고 책임감에서 오는 심리적 부담감을 이해하는 노력을 기울여야 한다.

병원의 고객이 노년층이라면 노인취급을 당하거나 노인처럼 불리는 것을 싫어하시기 때문에 천천히 조용하게 얘기하는 것이 좋다.

이해의 속도가 느리고 재차 같은 질문을 하는 경우가 많으므로 노인의 속도에 맞추어 응대하는 것이 중요하다.

설득을 위한 감성적 언어 접근법

논쟁을 피한다

어떤 경우에도 논쟁을 피하는 것이 좋다. 가령 논쟁에서 자기가 이겼다고 하더라도 결국 자기가 큰 패배를 한 것이 된다.

결점을 들추지 않는다

남의 마음을 바꾸는 것은 가장 좋은 조건 아래에서도 매우 어려운 일이다. 일부러 나서서 그 조건을 악화시킬 필요는 없다. 그것은 마치 손발을 스스로 묶는 것과도 같은 것이다.

요령 듣는 사람에게 부담을 주는 표현은 최소화하고 혜택을 베푸는 표현은 최대화한다.

아량 말하는 사람 자신에게 혜택이 될 수 있는 말은 최소화하고 자신의 의무를 강조하는 표현은 최대화한다.

칭찬 듣는 사람에 대한 비난은 최소화하고 칭찬은 최대화한다.

겸양 말하는 사람 자신을 칭찬하는 표현은 최소화한다.

동의 듣는 사람의 의견과 다른 것은 최소화하고 의견이 같은 것은 최대화한다.

동정 듣는 사람과 말하는 사람 사이의 나쁜 감정은 최소화하고 공감적인 동정은 최대화한다.

매너 말을 할 때 부적절하게 끼어들거나 부적절하게 침묵하지 않는다.

온화하게 대화를 한다

상대를 억지로 자기의 의견에 따라오게 할 수 있는 이는 없다. 그러나 온화한 태도로 이야기하면 상대의 마음을 바꿀 수 있다.

상대의 입장에서 생각한다

상대의 생각과 행동에는 그만한 이유가 있을 것이다. 따라서 그 이유를 찾아내야 한다. 그러면 상대의 행동, 나아가서는 상대를 파악할 수 있는 열쇠까지 얻을 수가 있게 된다.

감성 커뮤니케이션을 위해 마음을 열기 위한 전략들을 알아보았다. 지금까지의 이야기를 종합하면 어떤 상황이든 커뮤니케이션에서 항상 염두에 두어야 할 기본적 원칙이 있으며 이러한 원칙들을 리치 Leech 는 말의 원칙으로 제시하였다.

참/고/문/헌

1. 홍기선, 인간 커뮤니케이션, 나남출판, 2002
2. 차배근, 커뮤니케이션학개론 상, 세영사, 1983, p.17
3. 임종만, 윤천성, 임은진, 정미영, 서비스 이론, 2003
4. E. B. Flippo, Principles of Personal Management, NY, McGraw Hill, 1971, p.260-261에서 요약
5. 유기현, 조직행동론, 무역경영사, 2000, p.380-383
6. W. B. Randolf, Understanding and Managing Organizational Behavior, Homewood, Illinois :Richard D. Irwin, Inc., 1985, p.348-350
7. 이황우, 경찰행정학, 법문사, 1998, p.167-168
8. 박연호, 인간관계론, 박영사, 1988, p.272
9. 최해진, 행동과학론, 한나라 출판사, 1996, p.254-263
10. R. V. Farace, P. R. Monge and H.M. Russel, Communicating and Organizing, Califonia, Addison-Wesely Publishing Company, 1977, p.128
11. 이황우, 경찰행정학, 법문사, 1998
12. 박연호, 이상국, 현대행정관리론, 박영사, 1999, p.74
13. 홍기선, 커뮤니케이션론, 나남출판, 1991
14. R. V. Farace, P. R. Monge and H.M. Russel, Communicating and Organizing, Califonia, Addison-Wesely Publishing Company, 1977, p.142-145
15. 최해진, 행동과학론, 한나라 출판사, 1996, p.254-263
16. 차배근, 커뮤니케이션학개론 상, 세영사, 1983, p.44
17. R. L. Applbaum, Fundamental Concept in Human Communication, San Francisco Canfiel Press, 1973, P.34
18. 서판수, 의사의 커뮤니케이션 스타일이 환자만족에 미치는 영향에 관한 연구, 2002, p.11
19. 김진하, 서비스종사자의 비언어적 커뮤니케이션이 고객 서비스 만족도에 미치는 영향, 대전대학교 석사학위, 2005, p.9
20. C. H. Dodd, Dynamic of Intercultural Communication, Brown Company Pub., 1982, p.14
21. M. Argyle, Bodily Communication, NY. International Univ. Press, 1975, p.211-212
22. 박상화, 문화간 비즈니스 커뮤니케이션 장애요인에 관한 연구, 계명대학교 대학원 박사학위 논문, 2001, p.62 중 Dale G. Leathers, p.33-34 재발췌
23. 김진하, 대전대학교석사학위논문, 2005, p.13

24. C. H. Dodd, Dynamic of Intercultural Communication, Brown Company Pub., 1982, p.222-223
25. 이종화, 커뮤니케이션과 조직관리론, 전예원, 1990, p.133-134
26. Robert W. Lucas, 고객서비스 어떻게 할 것인가, 석정, 2002
27. G. L. Tragger, Paralanguage: A First Approximation, Study in Linguistics 13, 1958 p.1-12 박상화에서 재발췌
28. 강길호, 김현주, 커뮤니케이션과 인간, 서울: 한나래, 1995, p.131
29. 정근원, 인간의 행동과 커뮤니케이션, 민문사, 1994, p.152-154
30. Rubin, R. B. Communication competence. In: G. M. Phillips & J. T. Wood (Eds), Speech communication: Essays to commemorate the 75th anniversary of the sppech Communication Association. Carbondale: Southern Illinois University, 1990, p.94
31. 양태종, 고대의 수사학 정의들에 대하여, 독일학 연구 1권, 동아대학교독일학연구소, 1984, p.103-107
32. 장해순, 갈등관리전략에 대한 상호인식과 커뮤니케이션 능력이 상호관계에 미치는 영향, 경희대학교 대학원 박사학위논문, 2003, p.20
33. 장해순, 경희대학교대학원 박사학위논문, 2003, p.27-30
34. 권정선 외, 병원코디네이터실무, 한국보건의료교육센터, 2007, p.162-163
35. 권정선 외, 병원코디네이터실무, 한국보건의료교육센터, 2007, p.164-165
36. 윤혜상, 의료환경에서의 의사소통 및 인간관계, 청구문화사, 2000, p.141-151
37. Howard Wsitzkin, Doctor-Patient communication : Clinical Implications of Social Scientific Research, Journal of the American Medical Association, 1984, p.2441-2446
38. Gray M. Communicating with Elderly People, in Doctor-Patient Communication, edited by D. Pendleton and J. Hasler, NY. : Academic Press, 1983
39. Waitkin, Information Giving in Medical Care, Journal of Health and Social Behavior, 1985, p.81-101
40. Charles R. Berger, Beyond Initial Interaction: Uncertainty, Understanding, and Development of Interpersonal Relationships:, in Language and Social Psychology, edited by H. giles and R. st. Clair, 1979
41. Zeev Ben-Sira, The Function of the Professional's Affective Behavior in Client Satisfaction : A Revised Approach to Social Interaction Theory, Journal of Health and Social Behavior, Vol.17, 1976, p.3-11
42. 대화의 원칙, 이민규, 2006

Chapter 6

성격 진단 및 행동 유형분석

성격 및 행동유형 분석

원활한 커뮤니케이션 communication 을 위해서는 먼저 행동유형에 따른 커뮤니케이션 유형을 이해하는 것이 필요하다. 대부분의 직장인들은 직장 내의 수직 또는 수평적 인간관계에서 스트레스를 받고 있으며 특히 병원경영이 고객중심경영 방식으로 전환되면서 의료기관을 이용하는 고객과의 접촉에 신중을 기하고 있고, 또한 많은 어려움을 겪고 있다. 대인관계에서의 스트레스란 의료기관을 이용하는 외부고객은 물론 함께 일하는 내부고객들도 다양한 성격과 특성을 가지고 있어 이에 따른 대처가 스트레스로 나타나는 것이다. 따라서 원활한 대인관계를 위해서도 성격적 특성 파악이 중요하다 할 수 있다.

성격 특성과 관련하여 MBTI Katharine Cook Briggs, Issbel Briggs Myers 에 의한 성격 유형 분류나 DISC William Mouston Marston, 1928 행동유형모델은 이와 같은 다양한 성격 특성의 모델을 제시하고 그에 따른 커뮤니케이션을 보여주고 있다.

01
성격 심리검사 MBTI

MBTI의 개념

MBTI 란

MBTI Myers-Briggs Type Indicator 는 C. G. Jung의 심리 유형론을 근거로 하여 Katharine Cook Briggs와 Isabel Briggs Myers가 보다 쉽고 일상생활에 유용하게 활용할 수 있도록 고안한 자기보고식 성격 유형 선호 지표를 말한다.

융의 심리 유형론은 인간 행동이 그 다양성으로 인해 종잡을 수 없는 것 같아도 사실은 아주 질서정연하고 일관된 경향이 있다는 데서 출발하였다. 또한 인간 행동의 다양성은 개인이 인식 perception 하고 판단 judgement 하는 특징이 다르기 때문이라고 보았다.

MBTI는 인식과 판단에 대한 융 C.G.Jung 의 심리적 기능 이론, 그리고 인식과 판단의 향방을 결정짓는 융 C.G.Jung 의 태도 이론을 바탕으로 하여 제작되었다. 또한 개인이 쉽게 응답할 수 있는 자기보고 self report 문항을 통해 인식하고 판단할 때의 각자 선호하는 경향을 찾고, 이러한 선호 경향들이 하나하나 또는 여러 개가 합쳐져서 인간의 행동에 어떠한 영향을 미치는가를 파악하여 실생활에 응용할 수 있도록 제작된 심리검사다.

MBTI의 역사

MBTI는 1900년~1975년에 걸쳐 Katharine Cook Briggs와 Isabel Briggs Myers에 의해 개발되었다. 사람들의 차이점과 갈등을 이해하고자 하는 그들의 노력은 자서전 연구를 통한 성격 분류로 시작되었다. 1921년 C. G. Jung의 Psychological Type 이론을 접하면서 인간 관찰에 대한 본격적인 연구가 시작되었다.

이 후 MBTI Form A, B, C, D, E를 거쳐 1962년 Form F가 미국 ETS Educational Testing Service에 의해 출판되었고 1975년 Form G를 개발하여 미국 CPP에서 출판, 현재에 이르러 Form K, M, Q 등이 개발되어 있다. 한국의 MBTI 역사는 1988년~1990년 심혜숙, 김정택 박사에 의해 미국 CPP와 MBTI 한국판 표준화에 대한 법적 계약이 체결되어 MBTI Form G 표준화 작업이 완성되었으며 1990년 6월과 2002년에는 MBTI Form K 표준화 등 지속적인 활동이 이루어지고 있다.

MBTI의 기초 이론 : 심리 유형론

융의 심리 유형론을 경험적으로 검증하여 실생활에 적용하기 위해 만들어진 MBTI에서는 인식 과정을 감각 S:Sensing 과 직관 N:iNtuition 으로 구분하고 사물, 사람, 사건, 생각들을 인식하게 될 때 나타나는 차이점을 이해할 수 있도록 해주며 판단 과정은 사고 T:Thinking 와 감정 F:Feeling 으로 구분하여 우리가 인식한 바에 의거해서 결론을 이끌어내는 방법들 간의 차이점을 알 수 있도록 해준다. 그리고 이러한 기능을 사용할 때 어떤 태도를 취하느냐에 따라 외향 E:Extraversion 과 내향 I:Intraversion 및 판단 J:Judging 과 인식 P:Perceiving 으로 구분하여 심리적으로 흐르는 에너지의 방향 및 생활양식들을 이해할 수 있도록 한다. 즉, 융의 심리 유형론 요점은 각 개인이 외부로부터 정보를 수집하는 인식기능과 수집한 정보에 근거해서 행동을 위한 결정을 내리는 판단기능에 있어서 개인이 선호하는 방법이 근본적으로 다르다는 이론이다.

MBTI의 4가지 선호 경향

선호 경향이란 융의 심리 유형론에 따르면, 교육이나 환경의 영향을 받기 이전에 이미

인간에게 잠재되어 있는 선천적 심리 경향을 말하며, 성격의 기능을 사고와 감정, 감각과 직관, 외향성과 내향성으로 설명하였다. 여기에 Katharine Cook Briggs와 Isabel Briggs Myers 자매가 행동의 선택 방식에 판단형과 인식형을 추가함으로써 네 가지 선호 경향이 만들어졌다. 개인은 자신의 기질과 성향에 따라 아래의 네 가지 이분 척도에 따라 둘 중 하나의 범주에 속하게 된다.

MBTI의 16가지 유형도표

MBTI 검사는 모두 95문항으로 이루어져 있으며 4가지 척도의 관점에서 인간을 이해하며 그 결과는

- **에너지의 방향(주의 초점)** | E (외향) - I (내향)
- **인식기능(정보 수집 방법)** | S (감각) - N (직관)
- **판단기능(판단 결정 유형)** | T (사고) - F (감정)
- **이행양식(생활양식)** | J (판단) - P (인식)

에서 개인이 선호하는 네 가지 선호 지표로 나타난다. 이러한 결과는 머리글자로 이루어진 네 개의 영어 알파벳으로 표시되어 결과 프로파일에 제시된다. 그러므로 MBTI의 성격 유형은 16가지로 나누어지게 된다. 이는 혈액형 8가지와 기질론 4가지보다 훨씬 그 적용도와 타당도가 높은 통계수치다.

Myers와 Briggs가 고안한 이 도표는 생각이 많은 내향성은 도표의 위쪽 두 줄에, 적극적이고 활동적인 외향성은 도표의 아래쪽 두 줄에, 감각형은 도표의 왼쪽 두 줄에, 직관형은 도표의 오른쪽 두 줄에 배치하였고, 분석적이고 논리적인 사고형은 도표의 왼편과 오른편에 배치하고, 관계 지향적인 감정형은 도표의 중앙에 배치시켰다.

정리 정돈을 잘하는 판단형은 도표의 아래위로 배치하고, 개방적이며 때로는 즉흥적인 인식형은 도표의 가운데로 모아 놓았다. 이 유형 도표는 사람들 사이의 상호작용을 쉽게 이해할 수 있도록 해줌으로써 서로가 서로를 더 잘 알 수 있는 세상을 만드는 데 도움을 주고 있다.

| MBTI의 네 가지 선호 경향 |

선호 지표	외향형(Extraversion)	내향형(Introversion)
설명	폭넓은 대인관계를 유지하며 사교적이며 정열적이고 활동적이다.	깊이 있는 대인관계를 유지하며 조용하고 신중하며 이해한 다음에 경험한다.
대표적 표현	- 떠들썩한 몸짓에 말이 많다. - 거의 언제나 활기에 넘친다. - 말하면서 생각한다. - 말이 빠르고 목소리가 크다. - 한곳에 집중하지 못한다. - 화제를 신속하게 바꾼다. - 여러 사람과 어울리는 것을 좋아한다. - 주인공이 되고 싶어 한다. - 행동이 앞서고 나중에 생각한다. - 남의 이야기 중간에 끼어들어 결론을 내린다.	- 차분하고 절제된 행동에 말이 적은 편이다. - 대부분의 경우 신중하다. - 생각하고 나서 말한다. - 느릿하고 조용하게 말한다. - 집중력이 뛰어난 편이다. - 한 번에 한 가지 주제를 다룬다. - 혼자서 시간 보내는 것을 좋아한다. - 무대 뒤에 있기를 좋아한다. - 상당히 조심스럽고 주춤대는 편이다. - 곧바로 본론부터 대화한다.
선호 지표	감각형(Sensing)	직관형(iNtuition)
설명	오감에 의존하여 실제의 경험을 중시하며 지금, 현재에 초점을 맞추고 정확, 철저히 일처리한다.	육감 내지 영감에 의존하며 미래 지향적이고 가능성과 의미를 추구하며 신속, 비약적으로 일처리한다.
대표적 표현	- 분명한 언어를 사용한다. - 생각이 단계별로 이어진다. - 실제의 사례를 구체적으로 표현한다. - 현실적인 면을 중요하게 여긴다. - 실질적이며 반복적인 일을 잘한다. - 과거사를 정확히 기억한다. - 현실에 적응을 잘한다. - 길눈이 밝은 편이다. - 세세한 것, 사실적인 기억을 잘한다.	- 복잡한 복문을 사용한다. - 우회적으로 생각하면서 건너뛴다. - 상징적, 은유적 표현을 선호한다. - 정신적인 면을 중요하게 여긴다. - 창의성을 요하는 일에 끌린다. - 미래를 전망하는 편이다. - 반복적인 일상 적응이 힘들다. - 길눈이 어두운 편이다. - 전반적, 보편적 관점에서 말한다.

선호 지표	사고형(Thinking)	감정형(Feeling)
설명	진실과 사실에 주 관심을 갖고 논리적이고 분석적이며 객관적으로 판단한다.	사람과 관계에 주 관심을 갖고 상황적이며 정상을 참작한 설명을 한다.
대표적 표현	- 타인에게 냉정하고 거리를 둔다. - 무정한 사람처럼 보인다. - 요령이 없고 퉁명스럽다. - 상당히 사무적으로 보인다. - 논쟁과 토론에 흥미를 느낀다. - 둔감한 편이다. - 핵심에 곧바로 접근한다. - 불편한 시간인지 묻지 않는다. - 감정을 억제하고 무미건조하다. - 칭찬에 인색하다. - 상당히 단정적인 편이다.	- 타인에게 따뜻하고 우호적인 행동 - 민감하게 반응한다. - 친절하면서 외교적이다. - 사교적 예절을 잘 지킨다. - 논쟁, 갈등, 대립을 피한다. - 쉽게 마음의 상처를 받는다. - 처음에는 잡담으로 시작한다. - 불편한 시간인지 묻는다. - 감상적이고 쉽게 흥분한다. - 칭찬에 관대하다. - 단정적으로 말하지 않는다.

선호 지표	판단형(Judging)	인식형(Perceiving)
설명	분명한 목적과 방향이 있으며 기한을 엄수하고 철저히 사전 계획하고 체계적이다.	목적과 방향은 변화 가능하고 상황에 따라 일정이 달라지며 자율적이고 융통성이 있다.
대표적 표현	- 관습과 전통을 중시한다. - 체계적, 단계적이다. - 책임을 맡고 관리하기를 좋아한다. - 결정 내리기를 좋아하고 신속히 결정한다. - 단언적이고 의사 표현이 분명하다. - 성실하다. - 외모를 중시한다. - 자동차 내부가 깨끗한 편이다. - 목표를 세우고 달성한다. - 규칙과 제도를 좋아한다. - 권한이 부여되는 직업을 찾는다.	- 관습과 전통을 벗어나려 한다. - 순간 몰입형이다. - 적응력이 뛰어나다. - 우유부단하며 결정을 뒤로 미룬다. - 의사 표현이 분명하지 않다. - 끼가 있다. - 편안한 옷차림을 좋아한다. - 자동차 내부가 어수선하다. - 큰 목표 아래 작은 목표를 자주 바꾼다. - 규칙과 제도가 갑갑하다. - 흥미있는 직업을 찾는다.

| MBTI의 16가지 성격 유형 |

ISTJ	ISFJ	INFJ	INTJ
세상의 소금형	임금 뒤편의 권력형	예언자형	과학자형
한번 시작한 일을 끝까지 해내는 형	성실하고 온화하며 협조를 잘하는 형	사람과 관련된 뛰어난 통찰력이 있는 형	전체적인 부분을 조합하여 비전을 제시하는 형
ISTP	**ISFP**	**INFP**	**INTP**
백과사전형	성인군자형	잔다르크형	아이디어뱅크형
논리적으로 뛰어난 상황 적응력이 있는 형	따뜻한 감성이 있는 겸손한 형	이상적인 세상을 만들어가는 형	비평적인 관점이 있는 뛰어난 형
ESTP	**ESFP**	**ENFP**	**ENTP**
수완 좋은 활동가형	사교적인 유형	스파크형	발명가형
친구, 운동, 음식 등 다양한 활동을 선호하는 형	분위기를 고조시키는 우호적인 형	열정적으로 새로운 관계를 만드는 형	풍부한 상상력을 가지고 새로운 것에 도전하는 형
ESTJ	**ESFJ**	**ENFJ**	**ENTJ**
사업가형	친선도모형	언변능숙형	지도자형
사무적 · 실용적 · 현실적으로 일을 많이 하는 형	친절과 현실감을 바탕으로 타인에게 봉사하는 형	타인의 성장을 도모하고 협동하는 형	비전을 가지고 삶을 활력적으로 이끌어가는 형

출처 : 한국심리검사연구소 (KPTK), http://www.kptk.com.index.html에서 인용

16가지 성격 특성

| 16가지 성격 유형의 개괄적 특성 |

ISTJ (세상의 소금형)	- 신중하고 조용하며 집중력이 강하고 매사에 철저하며 사리 분별력이 뛰어나다. - 구체적, 체계적, 사실적, 논리적, 현실적인 성격을 띠고 있으며, 신뢰할 만하다. - 만사를 체계적으로 조직화하려고 하며 책임감이 강하다. - 성취해야 한다고 생각하는 일이면 주위의 시선에 아랑곳하지 않고 꾸준하고 건실하게 추진해 나간다.
ISFJ (임금 뒤편의 권력형)	- 조용하고 차분하며 친근하고 책임감이 있으며 헌신적이다. - 맡은 일에 헌신적이며, 어떤 계획의 추진이나 집단에 안정감을 준다. - 매사에 철저하고 성실하고 정확하다. - 기계분야에는 관심이 적다. - 필요하면 세세한 면까지도 잘 처리해 나간다. - 충실하고 동정심이 많고 타인의 감정에 민감하다.
INFJ (예언자형)	- 인내심이 많고 통찰력과 직관력이 뛰어나며 양심이 바르고 화합을 추구한다. - 인내심이 많고 독창적이며 필요하거나 원하는 일이라면 끝까지 이루려고 한다. - 자기 일에 최선의 노력을 다한다. - 타인에게 말없이 영향력을 미치며, 양심이 바르고 다른 사람에게 따뜻한 관심을 가지고 있다. - 확고부동한 원리원칙을 중시한다.
INTJ (과학자형)	- 사고가 독창적이며 창의력과 비판 분석력이 뛰어나며 내적 신념이 강하다. - 대체로 독창적이며 자기 아이디어나 목표를 달성하는 데 강한 추진력을 가지고 있다. - 관심을 끄는 일이라면 남의 도움이 있든 없든 계획하고 추진해 나가는 능력이 뛰어나다. - 회의적, 비판적, 독립적이고 확고부동하며 때로는 고집스러울 때도 있다.

ISTP (백과사전형)	- 조용하고 과묵하고 절제된 호기심으로 인생을 관찰하며 상황을 파악하는 민감성과 도구를 다루는 뛰어난 능력이 있다. - 차분한 방관자다. - 조용하고 과묵하며, 절제된 호기심을 가지고 인생을 관찰하고 분석한다. - 때로는 예기치 않게 유머 감각을 나타내기도 한다. - 대체로 인간관계에 관심이 없고, 기계가 어떻게 왜 작동하는지 흥미가 많다. - 논리적인 원칙에 따라 사실을 조직화하기를 좋아한다.
ISFP (성인군자형)	- 말없이 다정하고 온화하며 친절하고 연기력이 뛰어나며 겸손하다. - 친절하고 민감하며 자기 능력을 뽐내지 않고 겸손하다. - 의견의 충돌을 피하고 자기 견해나 가치를 타인에게 강요하지 않는다. - 남 앞에 서서 주도해 나가며 기본에 충실히 따르는 편이다. - 일하는 데에도 여유가 있다.
INFP (잔다르크형)	- 정열적이고 충실하며 목가적이고, 낭만적이며 내적 신념이 깊다. - 정열적이고 충실하나 상대방을 잘 알기 전까지는 이를 드러내지 않는 편이다. - 학습, 아이디어, 언어, 자기 독립적인 일에 관심이 많다. - 어떻게 하든 이루어내기는 하지만 일을 지나치게 많이 벌이려는 경향을 가지고 있다. - 남에게 친근하기는 하지만, 많은 사람들을 동시에 만족시키려는 부담을 가지고 있다. - 물질적 요소나 물리적 환경에는 별 관심이 없다.
INTP (아이디어뱅크형)	- 조용하고 과묵하며 논리와 분석으로 문제를 해결하기 좋아한다. - 주로 자기 아이디어에 관심이 많으나, 사람들의 모임이나 잡담에는 관심이 없다. - 관심의 종류가 뚜렷하므로 자기의 지적 호기심을 활용할 수 있는 분야에서 능력을 발휘할 수 있다. - 조용하고 과묵하며 논리와 분석으로 문제를 해결하기 좋아한다. - 과묵하나 관심이 있는 분야에 대해서는 말을 잘하며 이해가 빠르고 높은 직관력으로 통찰하는 재능과 지적 호기심이 많다.
ESTP (수완 좋은 활동가형)	- 현실적인 문제해결에 능하며 적응력이 강하고 관용적이다. - 근심이 없고 어떤 일이든 즐길 줄 안다. - 기계 다루는 일이나 운동을 좋아하고 친구 사귀기를 좋아한다. - 적응력이 강하고 관용적이며 보수적인 가치관을 가지고 있다. - 긴 설명을 싫어한다. - 기계의 분해 또는 조립과 같은 실제적인 일을 다루는 데 능하다.

ESFP (사교적인 유형)	- 사교적이고 활동적이며 수용적이고 친절하며 낙천적이다. - 사교적이고 태평스럽고 수용적이고 친절하며, 만사를 즐기는 형이기 때문에 다른 사람들로 하여금 일에 재미를 느끼게 한다. - 운동을 좋아하고 주위에서 벌어지는 일에 관심이 많아 끼어들기 좋아한다. - 추상적인 이론보다는 구체적인 사실을 잘 기억하는 편이다.
ENFP (스파크형)	- 따뜻하고 정열적이고 활기에 넘치며 재능이 많고 상상력이 풍부하다. - 관심이 있는 일이라면 어떤 일이든지 척척 해낸다. - 어려운 일이라도 해결을 잘하면 항상 남을 도와줄 자세를 갖추고 있다. - 자기 능력을 과시한 나머지 미리 준비하기보다 즉흥적으로 덤비는 경우가 많다. - 자기가 원하는 일이라면 어떠한 이유라도 갖다 붙이며 부단히 새로운 것을 찾아 나선다. - 따뜻하고 정열적이고 활기에 넘치며 재능이 많고 상상력이 풍부하다.
ENTP (발명가형)	- 민첩하고 독창적이며 안목이 넓으며 다방면에 관심과 재능이 많다. - 새로운 일을 시도하고 추진하려는 의욕이 넘치며, 새로운 문제나 복잡한 문제를 해결하는 능력이 뛰어나며 달변이다. 그러나 일상적이고 세부적인 면은 간과하기 쉽다. - 한 일에 관심을 가져도 부단히 새로운 것을 찾아나간다. - 자기가 원하는 일이면 논리적인 이유를 찾아내는 데 능하다.
ESTJ (사업가형)	- 구체적이고 현실적이고 사실적이며 활동을 조직화하고 주도해 나가는 지도력이 있다. - 기업 또는 기계에 재능을 타고난다. - 실용성이 없는 일에는 관심이 없으며 필요할 때 응용할 줄 안다. - 활동을 조직화하고 주도해 나가기를 좋아한다. - 타인의 감정이나 관점에 귀를 기울일 줄 알면 훌륭한 행정가가 될 수 있다.
ESFJ (친선도모형)	- 마음이 따뜻하고 이야기하기 좋아하고 양심 바르고 인화를 잘 이룬다. - 사람들에게 인기가 있고 양심 바르고 남을 돕는 데에 타고난 기질이 있으며 집단에서도 능동적인 구성원이다. - 조화를 중시하고 인화를 이루는 데 능하다. - 항상 남에게 잘 해주며, 격려나 칭찬을 들을 때 가장 신바람을 낸다. - 사람들에게 직접적이고 가시적인 영향을 줄 수 있는 일에 가장 관심이 많다. - 구체적이고 현실적이고 사실적이며 활동을 조직화하고 주도해 나가는 지도력이 있다.

ENFJ (언변능숙형)	- 따뜻하고 적극적이며 책임감이 강하고 사교성이 풍부하고 동정심이 많다. - 다른 사람들의 생각이나 의견을 중히 여기고, 다른 사람들의 감정에 맞추어 일을 처리하려고 한다. - 편안하고 능란하게 계획을 내놓거나 집단을 이끌어가는 능력이 있다. - 사교성이 풍부하고 인기있고 동정심이 많다. - 남의 칭찬이나 비판에 지나치게 민감하게 반응한다.
ENTJ (지도자형)	- 열성이 많고 솔직하고 단호하고 지도력과 통솔력이 있다. - 대중연설과 같이 추리와 지적담화가 요구되는 일이라면 어떤 것이든 능하다. - 보통 정보에 밝고 지식에 대한 관심과 욕구가 많다. - 때로는 실제의 자신보다 더 긍정적이거나 자신이 있는 사람으로 비칠 때도 있다.

출처 : 한국심리검사연구소, MBTI PROFILE 16가지 유형해석에서 일부요약

성격 유형별 개선점

| 16가지 성격 유형별 개발해야 할 점 |

ISTJ (세상의 소금형)	- 얼굴 표정이 변화가 없어서 사람들을 처음 대할 때 힘들 수 있기 때문에 먼저 말을 붙이고, 웃는 연습이 필요하다. - 평소에 꼭 필요한 말만 하기 때문에 분위기를 썰렁하게 만들 수 있으므로 유머가 필요하다. - 공휴일에 집에 있기보다는 가족과 함께 나들이가 필요하다.
ISFJ (임금 뒤편의 권력형)	- 술, 담배는 전혀 도움이 되지 않는다. - 술은 마시지 않으면서 노래방 가서 큰 목소리로 노래 부르고 춤추는 것이 필요하다. - 에어로빅 같은 활발한 운동이 성격개조에 좋다.
INFJ (예언자형)	- 현실감을 키울 필요가 있다. - 웃는 연습이 필요하다(항상 심각해 보일 수 있다). - 가슴에 묻어 두지 말고 풀어내는 것이 필요하다.

INTJ (과학자형)	- 의도적으로 가족 오락이나 게임시간을 갖는 것이 필요하다. - 타인의 의견에 대해서도 경청하는 자세가 필요하다. - 혼자 일하기보다는 의도적으로 팀을 통해서 함께 하는 것이 필요하다.
ISTP (백과사전형)	- 타인에 대해서 의도적으로 관심을 갖는 것이 필요하다. - 화가 난 얼굴이 창백하게 보일 수 있으므로 얼굴 관리에 신경쓰는 것이 필요하다. - 함께 하는 일을 하면서 오락시간을 갖는 것이 필요하다.
ISFP (성인군자형)	- 적극적인 사고와 적극적인 행동이 필요하다. - 자기를 드러내는 연습이 필요하다. - 즐거움에 대한 호기심을 자제하고 우선순위에 맞춰 일하는 연습이 필요하다.
INFP (잔다르크형)	- 현실과 이상을 구분하는 능력이 필요하다. - 대인관계에서 가치관에 맞지 않는 것이라도 융통성을 보일 필요가 있다. - 꾸준함을 기르기 위해서 아주 작은 일부터 통제력을 갖는 것이 필요하다.
INTP (아이디어뱅크형)	- 타인의 노력을 인정하는 태도가 필요하다. - 팀으로 하는 일에 적극적으로 뛰어들 필요가 있다. - 생각보다 종이에 적고 정리해 보는 연습이 필요하다.
ESTP (수완 좋은 활동가형)	- 직설적인 말보다는 배려하는 말이 필요하다. - 정신세계에 대해서 관심을 가질 필요가 있다. - 일을 벌이기보다는 마무리짓는 데 노력을 기울일 필요가 있다.
ESFP (사교적인 유형)	- 관계를 끊고 맺는 것을 개발할 필요가 있다. - 계획성있는 일처리 방식이 필요하다. - 가끔 혼자서 자기의 내면을 성찰하는 시간이 필요하다.

ENFP (스파크형)	- 감정의 기복을 이겨내기 위해서 꾸준한 운동이 필요하다. - 좋아하는 일만 하기보다 우선순위에 맞추어서 하는 것이 필요하다. - 상대방의 말에 대한 객관화 작업이 필요하다. - 규칙적이고 체계적일 필요가 있다. - 현실에 충실해야 한다. - 인내심을 길러야 한다.
ENTP (발명가형)	- 말을 할 때 저 사람이 어떻게 느낄까 먼저 생각하는 것이 필요하다. - 인내심을 갖고 일을 마무리하는 것이 필요하다. - 타인에 대한 칭찬, 격려, 인정이 필요하다.
ESTJ (사업가형)	- 지나치게 일 중심적이기 때문에 가족에게 소홀할 수 있으므로 사람 중심적인 생활이 필요하다. - 급하게 결정하기 전에 여러 상황을 생각할 필요가 있다. - 타인의 정서적인 면에 관심을 가질 필요가 있다.
ESFJ (친선도모형)	- 가족들에게서 독립할 필요가 있다. - 타인의 일을 때로는 냉정하게 생각하는 여유가 필요하다. - 잔걱정을 줄이기 위해서 걱정을 객관화시켜 볼 필요가 있다.
ENFJ (언변능숙형)	- 현실적인 일과 세부사항에 대한 관심이 필요하다. - 인간관계를 중요시하다가 큰일을 소홀히 할 수 있다. - 타인의 말에 대해서 객관적인 작업이 필요하다.
ENTJ (지도자형)	- 속단, 속결하는 타입으로, 배려하기보다는 강압적으로 하기 쉬우므로 직설적인 말을 삼갈 필요가 있다. - 타인의 말을 적극적으로 경청할 필요가 있다. - 일 중심보다 사람 중심의 생활이 필요하다.

출처 : 한국심리검사연구소, MBTI PROFILE 16가지 유형해석에서 일부요약

02 DISC Dominance, Influence, Steadiness, Conscientiousness

DISC의 개념

DISC의 정의

일반적으로 사람들은 태어나서부터 성장하여 현재에 이르기까지 자기 나름대로의 독특한 동기 요인에 의해 선택적으로 일정한 방식으로 행동을 취하게 된다.

그것은 하나의 경향을 이루게 되어 자신이 일하고 있거나 생활하고 있는 환경에서 아주 편안한 상태로 자연스럽게 그러한 행동을 하게 된다.

우리는 그것을 행동 패턴 behavior pattern 또는 행동 스타일 behavior style 이라고 한다.

DISC는 1928년 미국 콜롬비아대학 심리학 교수인 William Mouston Marston 박사에 의해 만들어진 독자적인 행동 유형 모델로서 인간의 행동 유형(성격)을 구성하는 핵심 4개 요소인 Dominance, Influence, Steadiness, Conscientiousness의 약자다.

DISC의 역사와 PPS Personal Profile System

환경에 대한 인간의 인식으로부터 인간 행동을 이론화한 William Mouston Marston 박사의 연구 결과를 토대로 미국의 Carlson Learning사와 잔 가이어 John Geier 박사의 연구팀이 공동으로 개발한 독특한 개인 개발 도구이며, 개인 행동 유형 진단 도구인 PPS Personal Profile System 를 개발하였다.

이 프로그램은 1992년에 한국에 도입되어 활용되었고, PPS는 네 가지 기본 행동 DISC와 열다섯 가지의 전형적 행동 유형을 제시하여 인간의 행동을 이해하는 손쉬운 안내를 제공하고 있다.

DISC 진단의 활용

- 자신의 행동 유형과 강점을 발견하고 이를 활용할 수 있다.
- 타인의 행동을 이해하고 효과적으로 다른 사람과 상호작용할 수 있다.
- 자신에게 맞는 갈등 관리, 대인관계 유지 방법, 학습 방법을 발견할 수 있다.

DISC 행동유형 분석

| DISC 행동유형 특성 |

Dominance (주도형)	Influence (사교형)
결과를 성취하기 위해 장애를 극복함으로써 스스로 환경을 조성한다.	다른 사람을 설득하거나 영향을 미침으로써 스스로 환경을 조성한다.
- 남을 지배하고자 한다. - 신속히 행동을 한다. - 적극적으로 의견을 주장한다. - 주도권을 잡고 싶어한다. - 경쟁심이 왕성하다. - 큰소리로 말한다. - 결단이 빠르다.	- 농담을 즐긴다. - 친해지기 쉽다. - 표정이 풍부하다. - 제스처를 많이 쓴다. - 시끌시끌하다. - 활발히 행동한다. - 자유로이 행동한다.

Conscientiousness (신중형)	Steadiness (안정형)
업무의 질과 정확성을 높이기 위해 기존의 환경 안에서 신중하게 일한다.	과업을 수행하기 위해서 다른 사람과 협력한다.
- 남에게 양보한다. - 서서히 행동한다. - 의견 개진이나 주장에 신중하다. - 주도권을 상대방에게 넘긴다. - 남에게 협력적이다. - 조용하고 부드럽게 말한다. - 결단이 느리다.	- 속마음을 탁 터놓지 않는다. - 감정을 겉으로 나타내지 않는다. - 제스처가 작다. - 조용하다. - 침착하다. - 반응을 하지 않는다.

| DISC 행동 유형별 행동 전략 |

Dominance (주도형)	Influence (사교형)
D 결과를 성취하기 위해 장애를 극복함으로써 스스로 환경을 조성한다.	I 다른 사람을 설득하거나 영향을 미침으로써 스스로 환경을 조성한다.
- 다른 사람의 도움이 필요하다는 것을 이해한다. - 실제 경험에 근거한 기술을 이용한다. - 어떤 결정을 내린 이유에 대해 먼저 말로써 표현한다. - 일하는 속도를 조절하고 여유를 갖는다.	- D나 S가 중간선 아래에 있다면 시간 관리에 신경을 쓴다. - 의사 결정에서 객관성을 유지한다. - 타인을 보다 현실적으로 평가한다. - 우선순위와 마감일을 명확히 한다.
Conscientiousness (신중형)	**Steadiness (안정형)**
C 업무의 품질과 정확성을 높이기 위해 기존의 환경 안에서 신중하게 일한다.	S 과업을 수행하기 위해서 다른 사람과 협력한다.
- 주의깊은 계획을 필요로 하는 일을 맡는다. - 직무 기술과 수행 목표를 정확히 하는 일을 한다. - 업적 성취만큼이나 사람들의 개인적 가치를 존중한다. - 갈등 상황에 대해 인내심을 기른다.	- 변화를 우선적으로 고려한다. - 자신의 가치를 자각한다. - 자신이 전체에 어떻게 기여하는지 안다. - 자신과 유사한 능력과 성실함을 보이는 사람과 일한다. - 창의적인 면을 격려한다.

출처 : http://www.idisc.co.kr/01/01_04.asp

행동 유형별 특성 및 개선책

주도형 Dominance

주도형인 사람은 일에 강한 관심을 갖고 있으며 솔선수범하고 결과나 성과에 높은 가치를 둔다. 주도권을 잡아 새로운 과제에 도전하거나, 목표 달성을 위해 최대한의 노력을 경주한다. 행동은 신속하고, 기회를 활용하여 자기의 의지를 관철시킨다. 혼자서 일을 하거나 남을 움직여 일을 하는 것을 좋아한다. 경쟁심도 왕성하다. 대인관계는 담백한 편이고, 일 이외의 교제라든가, 세상 돌아가는 이야기 등을 좋아하지 않는다.

구분	내용	
특 징	- 결과를 얻기를 원한다. - 즉시 일하기를 좋아한다. - 업무를 담당하기를 원한다. - 도전적이고 새로운 기회를 좋아한다.	- 일을 추진하고 승진 기회를 원한다. - 변화를 유발하고 모험을 즐긴다. - 광범위한 운영을 원한다.
약 점	- 남에 대한 배려가 부족하다. - 억지를 부린다. - 말투가 억세다. - 지나치게 자기 중심적이다.	- 표정이 부족하고 목소리가 풍부하지 못하다. - 무리한 목표라도 도전한다. - 냉정하다.
강 점	- 도전을 통하여 기회를 창출한다. - 사람이나 상황을 자신의 취향대로 움직인다. - 변화를 위한 새로운 시도를 한다.	
보완점	- 경과에 심사숙고할 시간적 여유를 갖는다. - 다른 사람의 의견을 존중하고 의사소통 시 예의를 지킨다. - 상호 협상 능력을 키운다. - 결론보다 과정을 설명한다. - 다른 사람의 노력을 인정해 준다.	
자기 개발을 위한 조언	- 일의 속도를 조절하는 방법을 배우고 언제 어떻게 휴식할 것인가도 생각한다. - 자신뿐만 아니라 다른 사람의 요구도 함께 파악하고 수용한다. - 일을 수용하는 방식과 한계의 중요성을 수용한다.	

사교형 Influence

사교형인 사람은 매사에 적극적인 모습을 가지고 있으며, 자신은 물론 남도 잘 부추긴다. 사교적으로 이야기하기를 즐기고, 늘 주변에 활발한 분위기를 조성해 낸다. 주변 사람들과 커뮤니케이션을 많이 하면서 일을 추진해 나가지만, 주도권을 잡는 데도 관심을 기울여, 창조적인 것을 찾아 위험을 무릅쓰고 문제 해결에 도전한다.

특 징	- 사람과 어울리기를 좋아한다. - 일하는 동안 재미있게 일을 진행한다. - 사람들이 말하도록 도와준다. - 사소한 일의 책임에서 벗어나기 원한다.
약 점	- 본제에서 벗어나기 쉽다. - 시간관념이 희박하다. - 감정에 좌우된다. - 기분이 변하기 쉽다(싫증나기 쉽다). - 체계적이지 못하다. - 차근차근 접근하기를 싫어한다. - 매사에 논리적인 것을 싫어한다.
강 점	- 감정 표현이 섬세하다. - 생각이나 느낌을 말로 표현한다. - 유머, 농담을 잘한다. - 회의, 토의에서 말을 통하여 관심을 끈다.
보완점	- 과제를 완수할 때 과정을 구조화한다. - 단호하게 지시하는 능력을 개발한다. - 타인의 부정적인 시각을 배려한다. - 중요한 업무는 일관성 있게 마무리한다. - 자신의 시간 관리를 평가해 본다. - 다른 사람의 노력을 인정해 준다.
자기 개발을 위한 조언	- 조직적이고 체계적으로 일을 수행하는 방법을 배운다. - 언제, 어떻게 좀더 확고하게 지시적으로 행동해야 하는가를 이해한다. - 우선순위와 마감일에 따라 사람들과 함께 과업을 완수하는 것이 중요함을 수용한다.

안정형 Steadiness

안정형인 사람은 무엇보다도 집단적인 연관성을 중시한다. 옆에서 보노라면 차분한 가운데 부드럽고 성실하며 소극적이나, 따뜻한 감정 표현 때문에 가까이하기 쉬운 사람이라는 느낌이 든다. 팀워크를 중시하여 철저한 협력 아래 일을 추진해 가기를 좋아하지만 모험을 별로 하려 들지 않는다. 무엇보다도 책임을 다함께 지려고 한다. 인간관계를 쌓는 데 관심이 있으며, 결단할 때에는 주위 사람들로부터 지원을 요청한다.

특 징	- 다른 사람과 함께 일하기를 즐긴다. - 모든 사람이 자기 몫을 해주기를 바란다. - 일을 부드럽게 처리하기를 원한다. - 안정과 안전을 원한다. - 갈등 없는 환경을 원한다.
약 점	- 결단이 느리다. - 자기주장이 너무 적다. - 일에 대한 관심이 희박하다. - 남의 일에 너무 신경 쓴다. - 비약이나 모험을 시도하지도 않는다. - 신속하지 못하다. - 결론을 쉽게 내리지 못한다.
강 점	- 온건하다. - 다른 사람을 수용한다. - 결과를 예측할 수 있는 일을 한다.
보완점	- 예측 불가능한 상황에 대한 대처 능력을 개발한다. - 주관적인 결단력을 키운다. - 새로운 도전을 받아들여 본다. - 반복되는 일상 업무에 융통성을 가지고 좀더 효과를 높이기 위한 다양한 방법을 찾아본다.
자기 개발을 위한 조언	- 원하는 결과를 얻기 위해 언제 다른 사람에게 권한을 위임해야 하는가를 파악한다. - 책임을 진 사람에게 좀더 단호하게 대하는 방법을 이해한다. - 다른 사람의 다양한 방식을 포함한 새롭고 다른 것들을 배움을 통해 성장할 수 있다는 것을 인식한다.

신중형 Conscientiousness

신중형인 사람은 목표를 향해 착실히 추진해 나가는 과정에 높은 가치를 둔다. 행동은 언제나 냉정, 침착하고 차분하며, 소극적인 데다 규칙적인 반면 독립심이 강하다. 일에 있어서는 체계적이며 사실과 논리에 입각한 접근을 중시하고, 정보나 데이터를 수집, 분석하기를 좋아하며 모험은 최소한으로 하는 방법을 철저히 검토한다. 대인관계는 비즈니스맨답게 감정을 드러내지 않는다. 결단을 내릴 때는 확률이나 확증을 늘 염두에 두고 행한다.

특 징	- 업무 수행의 구체적 기준을 원한다. - 정확한 것을 좋아한다. - 기준을 높게 세우고 그 기준에 맞추기를 좋아한다. - 분석하고 평가할 기회를 원한다. - 일할 때 논리적이고 체계적인 접근 방식을 좋아한다.
약 점	- 유연성이 부족하다. - 결단을 내리는 데 시간이 걸린다. - 박력이 부족하다. - 혼자 일을 한다. - 보수적이다. - 사교성이 결여되어 있다.
강 점	- 분석을 잘한다. - 업무 수행 비판(자신과 타인) 능력이 있다. - 자신의 업무 수행에 관한 질문에 방어 자세를 취한다. - 사람과 상황에 논리적으로 접근한다.
보완점	- 업무 수행 시간과 업무 완성도의 균형을 유지한다. - 자신의 업무 평가에 대한 비판을 수용한다. - 자기 감정을 표현하고 정보를 공유한다. - 업무 기준의 협상을 위해 노력한다. - 자신의 완고함을 피한다.
자기 개발을 위한 조언	- 갈등과 인간의 불완전성에 대한 관대함을 배운다. - 상호 이익에 관해 다른 사람과 자신의 견해를 보다 직접적으로 의사소통해 본다. - 자기 존중감을 수용한다.

행동 유형에 따른 접근법

행동 유형별 모드

다양한 사람들을 접촉하는 의료 환경 내에서 매끄러운 의사소통을 위해서는 상대방의 유형을 감지하는 능력이 많은 도움을 준다. 이상 네 가지 성격 유형의 기본적인 필요조건과 사고 패턴에 대한 지식을 의사소통에 응용할 수 있다면 내 앞에 다가온 고객에게 더욱 섬세하고 만족스런 맞춤형 의료서비스를 제공할 수 있을 것이다.

| 성격 유형별 모드 |

	듣고 싶은 답변	특징적 색	성격 모드
D	- 무엇? - 무엇이 핵심인가?	초록색 녹색 신호등처럼 그들의 핏속엔 '전진!'의 신호가 흐른다. 또한 녹색은 현대인의 강력한 필수품인 '돈'의 색깔이다.	"내 사전에 불가능이란 없다!"
I	- 누가? - 누가 갈 것인가?	빨강색 가시적인 색들 중에서 가장 밝은 색답게 빨강색은 화려하다. 군중 속에서 쉽게 눈에 띈다.	"세상은 넓고 할 일은 많다."
S	- 어떻게? - 어떻게 하길 원하는가?	푸른색 부드럽고 안정적인 하늘색처럼 편하게 바라볼 수 있으며, 세상 어디로 가든 변함이 없다.	"우리는 하나"
C	- 왜? - 왜 하길 원하는가?	노랑색 경고등처럼 그들은 "조심해! 내가 너라면 두 번 체크하겠어"라고 말하는 듯하다.	"돌다리도 두드려 보고 건너라."

유형별 다양한 대응 방법

상 황	유형의 대응 방법	
의사소통	주도형	- 바로 핵심적인 말로 들어감 - 다른 주제로 넘어가기 전에 의견이 일치된 부분을 말함 - 자신의 의견과 일치하는 부분만 듣는 경향
	사교형	- 사교적이고 자유로우며 열정적인 반응 - 제한된 시간 안에 주제를 벗어나지 않도록 방향 제시 - 부정적인 정보를 피함
	안정형	- 내성적이고 수동적인 대화 - 비공식적이고 꾸준하고 편안한 토론 - 질문할 충분한 시간과 논리적 정보 제시
	신중형	- 정확한 일 처리와 품질을 인정 - 논리적, 체계적 접근
칭 찬	주도형	- 성취, 결과, 경과 등을 간결하게 직접 말함
	사교형	- 사교능력, 언변, 긍정적인 태도에 대해 열정적이고 공개적으로 칭찬
	안정형	- 꾸준한 결과와 협조적이고 온화함에 따뜻한 말로 칭찬
	신중형	- 비공식적으로 논리적, 효율적이고 정확한 업무 처리 능력에 대해 정확, 간결하게 칭찬
동기부여	주도형	- 독립적으로 일할 수 있는 기회 제공 - 다른 사람을 감독하는 것 허용 - 목적 달성에 대한 의견 제시 - 도전하고 성공할 수 있는 기회 제공
	사교형	- 긍정적이고 열정적인 상호 접촉 기회 제공 - 자율적인 토론기회 제공 - 세세한 일에 대한 후속조치 - 가시화하고 인정받을 수 있는 기회 제공
	안정형	- 상호 협조적인 관계 설명 - 지속적이고 예측 가능한 업무수행을 인정 - 확실한 결과에 대한 협조
	신중형	- 질 높은 결과에 대한 후원 - 논리적 체계적 노력 제공

행동 유형별 접근 전략

D형(주도형) Dominance

- 명료하며 구체적이고 간략히 핵심을 말하라.
- 이들과의 시간을 효율적으로 사용하라.
- 일에 관해 이야기하라. 모든 필요조건, 목표, 보조 자료 등을 잘 준비하라.
- 논리적으로 사실을 제시하라.
  → 효율적이고 간결하게 프리젠테이션을 하라.
- 구체적으로 질문하라('무엇'에 관해).
- 의사결정을 하기 위한 핵심적인 대안과 선택안을 제공하라.
- 성공적이며, 효과적으로 선택하기 위한 사실과 특징을 제시하라.
- 동의하지 않는다면 사람이 아니라 사실을 문제 삼으라.
- 목표와 결과를 언급함으로써 설득하라.
- 일이 끝난 뒤에 호의적으로 헤어지라.

I형(사교형) Influence

- 미리 잘 준비하고 시간을 정확히 지키라.
- 직접적이고 직선적으로 접근하되 공격하지 말라.
- 일에 관해 집중하라.
- 그들의 논리적이고 체계적인 접근을 지지하라.
- 당신이 한 어떤 제안의 장단점을 밝혀 신뢰감을 주라.
- 그들의 노력이 성과를 얻도록 하라.
- 구체적인 것들을 제시하고, 할 수 있다고 말한 것은 반드시 하라. 시간을 갖되 일관된 모습을 보이라.
- 체계적으로 실행하기 위한 계획을 끄집어내라.
- 동의하지 않는다면 당신의 입장을 체계적으로 설명하고 의견을 구하라.
- '왜' 에 관해 질문하라.
- 당신의 행동을 그들이 충분히 예측할 수 있도록 정확하고 실제적인 모습을 보이라.
- 확고하면서, 구체적이고 실제적인 증거를 제시하라.
- 오랜 시간에 걸쳐 확신을 주고 선택하게 하라.

S형(안정형) Steadiness

- 감정, 직관, 기대 등을 나누라.
- 빠르면서도 동시에 친근감을 느낄 수 있는 시간을 충분히 가지라.
- 관계를 형성하고 사귈 수 있는 시간을 확보해 두라.
- 사람과 그들의 목적에 관해 이야기하라.
- 흥미를 돋우는 의견을 나누라.
- 지나치게 세부사항을 이야기하지 말라.
  → 그런 것들을 적어서 주라.
- 사람들에 관한 의견과 아이디어에 관해 질문하라.
- 행동으로 옮길 수 있는 아이디어를 제공하라.
- 구체적으로 질문하라('누구'에 관해).
- 그들이 중요하고, 유명한 사람이라고 느낄 수 있도록 해주라.
- 위험을 기꺼이 감수하도록 구체적이고 직접적인 동기와 인센티브를 주라.
- 계속적으로 관계를 유지하고, 격의 없이 지내라.

C형(신중형) Conscientiousness

- 사적인 이야기를 간단히 언급하여 서로에게 관심을 가질 수 있는 시간을 가지라.
- 인간적으로 진정한 관심을 보이라. 공통점을 찾으라. 그리고 진솔하고 개방적으로 이야기하라.
- 참을성있게 개인적인 목표를 끌어내고, 그 목표를 성취할 수 있도록 그들을 도우라. 경청하라.
- 부드럽고 비위협적으로 이야기하라. '어떻게'에 관한 질문을 사용하여 그들의 의견을 끌어내라.
- 쉽게 동의한다면 불만족스러울 수 있는 잠재 영역을 찾아라.
- 동의하지 않는다면, 감정을 상하게 했거나 개인적인 영역을 침범하지 않았는지 살피라.
- 체계적이면서 친근감있게 하라.
- 그들의 결정이 위험을 최소화하고 더 큰 이익을 얻게 할 것이라는 확신을 제공하라.
- 구체적인 확신을 가지고, 명확하고 구체적인 해결안을 제시하라.

타인의 행동유형 파악

주도형 →	빠른속도	↓ 사교형
- 능률적임 - 큰소리로 말함 - WHAT 질문을 함 - 결과에 초점을 둠 - 세세한 것을 피하고 중요한 것에 초점을 둠	자기 중심적 질문보다는 말하기를 좋아함 무슨 일을 하느냐에 관심을 둠 변화와 도전을 좋아함	- 친근하고 격려하는 대화 - WHO에 관한 질문 - 이야기를 좋아함 - 다른 사람을 즐겁게 함 - 너무 세세한 것을 싫어함
사실과 데이터를 강조함	D I	이야기하기, 재미를 좋아함
다른 사람에 대해 쉽게 반응하지 않음		다른 사람의 일에 잘 반응함
말이 없음		말이 많음
개인적 감정을 드러내지 않음	C S	개인적인 감정을 표현함
과업 지향적임		사람 지향적임
신중형 ↑	여유있는 느린 속도	← 안정형
- 정확함 - 말이 적음 - WHY의 질문 - 장, 단점을 제시함 - 체계적인 설명에 초점을 둠 - 기준 위반을 피함	협력적, 팀으로 일하기를 좋아함 말하기보다는 질문함 변화나 위험 감수를 주저함 일을 어떻게 하느냐에 관심을 보임	- 친근하고 지지적임 - HOW의 질문 - 변화가 도입될 때 인내력을 보임 - 증명된 사실을 강조함

출처 : 국제매너센타, 연수교재, 2004

| DISC유형 진단 |

성격 유형 진단(personal profile system : PPS)은 마스턴(W. M. Marston)의 연구결과를 토대로 가이어(J. Geier)가 개발한 행동유형 진단도구다. 네 가지 기본행동과 열다섯 가지 전형적인 행동유형을 제시하여 인간행동을 쉽게 이해할 수 있게 되어 있다.

다음에 표현된 각 단어 중에서 자신을 표현하는 말에 가장 가까운 것부터 4점, 3점, 2점, 거리가 먼 것에는 1점의 순으로 점수화하십시오(각각의 ( )에 4, 3, 2, 1의 점수로 표시).

←————————————→

4 3 2 1

1. 사교적인	( )	5. 열정적인	( )
2. 지지적인	( )	6. 협력적인	( )
3. 실제적인	( )	7. 체계적인	( )
4. 활동적인	( )	8. 경쟁적인	( )
9. 유연한	( )	13. 융통성 있는	( )
10. 부드러운	( )	14. 수용적인	( )
11. 집요한	( )	15. 원리원칙	( )
12. 강력한	( )	16. 결단력 있는	( )
17. 사람 중심의	( )	21. 인정, 칭찬	( )
18. 과정 중심의	( )	22. 조화, 수용	( )
19. 자료 중심의	( )	23. 안전, 정보	( )
20. 성과 중심의	( )	24. 성취, 결과	( )

| DISC모델의 유형별 점수분포 |

해당 번호의 점수를 모두 더하여 ( ) 속에 점수를 적으십시오. 합한 점수 4개의 합계 점수가 60점이 되는지 확인하여 주십시오.

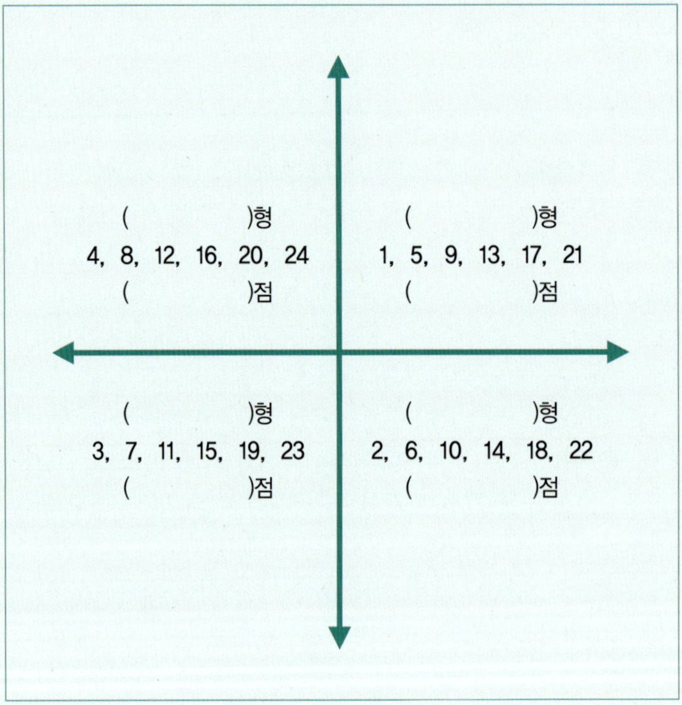

참 / 고 / 문 / 헌

1. 최정윤, 심리검사의 이해, 시그마프레스, 2005, p.132-138
2. 양춘희, 비즈니스커뮤니케이션, 북코리아, 2004, p.158
3. 양춘희, 비즈니스커뮤니케이션, 북코리아, 2004, p.159-163 요약

Chapter 7

불만 고객 응대

01
불만 고객의 개념

병원에서 일하는 의료종사자들은 환자나 가족으로부터 자주 불평을 듣게 된다. 이것은 특히 자신들이 제공하는 서비스에 고객이 고마움을 느낄 것이라고 기대하는 초보 의료종사자에게는 상당히 당황스러운 일이다. 사실 대부분의 환자들은 의료종사자의 관심과 도움에 대해 고마움을 느끼고 있다.

그렇지만 여러 가지 이유로 인해 병원에서는 다양한 불평들이 보다 빈번하게 일어난다. 의료서비스 제공자로는 의사, 간호사, 물리치료사, 약사, 원무행정직원 그 외에도 여러 부서의 전담 직원 support staffs 등이 포함되며 이 의료서비스 제공자들은 환자나 가족의 불평 complaints 에 피할 수 없이 대처해야 할 상황이다.

불평 complaint 의 어원

Webster 사전에서는 불평을 "통증, 슬픔과 불편감의 표현인 동시에 비난과 책임을 묻는 방법"으로 정의내리고 있다. Webster 사전의 불평에 대한 정의가 매우 단순하고 간단하지만 사실 병원에서는 환자나 그 가족이 의료종사자에게 이야기하는 대부분의 이야기를 컴플레인 complaint 이라는 용어로 사용하고 있다. 그러나 가장 중요한 것은 이러한 불평이 언어로 명백히 표현되지 않는다는 점이며 더구나 언어로 표현된 불평이 환자의 가장 중요한 관심사가 아니라는 점이다. 환자의 불평 이면에 숨어 있는 의미와 환자의 심리를 이해하고 찾아내는 것이 불평에 효과적으로 대처하는 방법이다. 경영학에서 연구되어 온 일반적인 불평에 대한 정의는 고객만족 · 불만족의 개념으로 불평 행동을 정의하였는데, Alicke (1992) 등은 불평 행동을 불만 discontent, 불만족 dissatisfaction, 항의 protest, 불쾌감 resentment 또는 유감 regret 의 표현이라고 정의하였으며, Fornell and Westbrook (1979)은 불평을 불공정한 판매 관행에 직면했을 때, 제품에 실망했을 때, 그리고 기업의 행동에 불만이 있을 때 그런 사람의 감정을 알 수 있게 하는 수단이라고 정의하였다.

Mowen (1990)은 소비자 불평 행동을 소비자의 제품이나 서비스에 대한 불만족에 의해 야기된 공개적인 행동으로 정의하였다.

소비자 불평 행동에 대해 학자에 따라 서로 다른 정의를 내리고 있으나 다음과 같은 공통점이 있다.

첫째, 소비자의 불평 행동은 인지된 불만족에 대한 느낌이나 감정으로부터 발생한다는 점이다. 소비자가 불만족을 느끼지 않는다면 소비자의 구매 후 반응은 불평 행동으로 나타나지 않을 것이다. 그러므로 불평 행동은 소비자의 불만족에 대한 반응이라고 정의할 수 있다.

둘째, 소비자의 불평 행동 반응은 일반적으로 크게 두 가지 범주, 즉 행동적인 범주와 비행동적인 범주로 나누어 볼 수 있다는 점이다. 전통적으로 행동적인 반응이 불평 행동 연구의 초점이 되어 왔는데, 이는 불평의 표현을 전달하는 일부 또는 전체의 행동으로 개념화될 수 있다. 이때 이러한 행동은 개념적으로 생산자 또는 판매자에 대한 직접적인 행동만을 의미하는 것은 아니다. 행동적인 범주에는 정부 기관이나 사법적인 대응 혹은 친구나 친지에 대한 부정적인 구전도 포함하는 광범위한 범주라 할 수 있는 것이다.

불평의 원인과 중요성

일반적인 고객 불만의 원인

- 고객과의 충분한 커뮤니케이션 부족
- 인식된 서비스 품질의 수준 이하
- 직원 또는 고객의 부주의

고객의 기본적 기대 욕구

- 기억되기를 바라는 욕구
- 중요한 사람으로 인식되고 싶은 욕구
- 칭찬받고 존경받고 싶은 욕구
- 환영받고 싶은 욕구
- 편안해지고 싶은 욕구
- 기대와 욕구를 수용해 주기 바라는 욕구

불만의 세부 원인은 명확하게 정립된 바 없으나, 일반적으로 불만은 제품/서비스의 주요 속성이 기대에 미치지 못하는 경우에 발생하는 감정적 반응이라고 할 수 있다. 서비스의 경우 불만을 야기하는 상황은 서비스 실패 service failure 로 정의된다.

서비스 실패의 상황은 관점에 따라 다양하게 정의되지만 호텔, 레스토랑, 그리고 항공사에서 고객 불만족을 야기하는 종업원의 행동으로 서비스 실패의 상황을 서비스 전달 시스템의 실패, 고객 요구에 대한 종업원의 처리 실패, 부주의하거나 필요치 않은 종업원의 행동에 따른 실패로 분류한다.

또한 서비스 실패를 상황에 따라 분류하게 되면, 크게 결과의 실패와 프로세스의 실패로 분류할 수 있다. 결과의 실패는 핵심서비스를 제공하지 못하였거나, 고객의 요구를 정확히 파악하지 못한 경우에 발생하게 된다. 프로세스의 실패는 서비스가 제공되는 프로세스에 관련된 것으로, 서비스 제공 프로세스의 실패나 절차적 결함이 있는 경우에 발생하게 된다.

서비스 품질의 개념적 특성은 고객의 인식을 사용하여 측정되며, 태도와 유사한 개념으로, 구체적인 속성이라기보다는 추상적이고 다차원적인 개념이다. 또한 서비스 품질은 결과뿐만 아니라 과정에 대한 평가이다. 서비스 품질의 평가는 서비스 제공 시점에서 상호작용의 과정과 서비스 구매 후 평가로서 이루어지는 인식된 품질이라고 할 수 있다. 인식된 품질은 객관적이거나 실질적인 품질과 다르며, 구체적인 제품 품질보다는 높은 추상성을 의미하고, 태도와 유사한 개념이다. 즉, 서비스 품질은 실체에 대하여 소비자가 판단한 보편적 우월성이라는 개념을 포함한다. 즉, 인식된 서비스 품질이란 서비스와 관련된 전반적인 판단이나 태도라고 정의하고 있다.

서비스업에서는 종업원과 고객이 직접 상호작용을 하여 불만족한 상황을 회복하지만, 제조업에서는 고객이 불만족의 발생을 기업에 알릴 때와 실제로 불만족을 처리하는 두 경우에서 고객과 종업원의 상호작용이 발생한다.

| 서비스 실패의 분류 |

분 류	내 용
전달시스템의 실패	약속된 서비스의 이해 불가능, 서비스 지연, 기타 핵심 서비스의 실패 등
종업원 처리 실패	- 고객화된 서비스 요청에 대한 반응 - 고객의 선호 서비스에 대한 종업원의 반응 - 고객의 실수 인정에 대한 종업원의 반응 등
필요치 않은 종업원 행동	- 고객에 대한 필요 이상의 관심, 일탈적 행동 - 특정 문화 규범에 따른 행동 - 편견에 의한 고객 평가 등

병원 고객의 불만 원인

Skipper는 불만을 야기하지 않는 효과적이고 효율적인 의료서비스 제공을 위한 주요 요점은 환자의 의료서비스 요구에 대한 정확한 지각이며 이것은 개별화된 상황 확인 및 의사소통에서 이루어진다고 하였다.

환자의 불만과 관련된 여러 연구에서 환자에 대한 간호사들의 불친절 경험에서 가장 두드러지게 나타나는 현상은 '환자의 인격을 존중하지 않거나, 환자를 무시하는 행위, 그리고 환자에 대한 배려가 없으며 환자에게 정보를 제공하지 않거나 책임을 다하지 않는 행위'로 나타났다. 불친절 원인은 근무환경, 가정환경, 간호사의 인성, 안녕 상태, 지식과 경험의 부족, 자신감의 부족 등으로 나타났고, 불친절 행위가 가져오는 결과는 환자와 간호사 모두 부정적 감정을 경험하며 이러한 불친절 행위는 환자의 회복에도 부정적 영향을 미치고 있으며 간호사의 경우에는 직업 포기로 연결된다고 하였다.

반면, 간호사들은 하루의 근무시간 중 언제 가장 불친절하다고 생각하는지에 대한 질문에 대해 간호사와 환자 모두 환자들이 많이 와서 감당하기 어려울 때라고 하였다. 불친절 행위에 대한 연구에서 환자들은 "환자들이 호소하는 불만을 무시한다"가 가장 높았으며 간호사는 "어린 환자에게 반말을 사용한다"가 가장 높게 나타났다. 또 환자 입장에서는 "환자들의 호소를 즉시 들어주지 않는다"가 불만의 높은 요인이었고,

간호사의 경우 "자신이 싫어하는 환자에게는 가보기를 꺼려한다"로 불만 고객에 대한 응대를 표현했다. 환자는 간호사들이 "병실 문을 닫지 않고 나올 때"에서 무관심하다고 하였고 간호사는 "환자에게 여러 번 설명해도 알아듣지 못할 때 화를 낸다"가 가장 높은 응대법으로 나타났다.

일반적으로 병원에서 발생하는 고객 불만의 원인은 다음과 같다.

- 진료에 대한 충분한 설명을 못 들었을 때
- 다른 고객과 차별 대우할 때
- 진료 예약 시간보다 진료가 늦을 때
- 비싼 검사만을 권유할 때
- 원하는 의사의 진료가 되지 않을 때
- 병원 직원의 말투가 반말조일 때
- 안내가 느릴 때
- 주차 시설, 교통 편의가 불편할 때
- 병원 내부가 지저분하고 질서가 없을 때
- 종업원이 떠드는 소리가 시끄러울 때

고객 불만 처리의 중요성

기업들은 고객의 불평을 효과적으로 처리해 주는 것이 하나의 독립적이며 핵심적인 서비스임을 알아야 한다. 즉, 불평을 처리하는 것 자체가 제품/서비스에 부가된 서비스가 아니라 수익을 증가시켜 주는 수익 활동이라는 것이다. 사람들은 제품/서비스에 대하여 불평을 하였을 때, 그 불평이 만족스럽게 처리되면 약 75%가 같은 상표의 상품을 구매한다. 반면에, 불만족하면서도 불평을 하지 않는 고객의 3분의 2는 다른 상표로 전환하는 모습을 보인다. 이와 같은 수치들은 고객 불평관리의 중요성을 말해 준다.

병원에서도 마찬가지로 불만을 제기하는 고객을 잘 응대하면 영원한 고객으로 만들 수 있으며, 고객의 유치율이 높아져 병원의 이익에 기여하게 되며 병원에 대한 좋지 않은 평판도 반대로 좋은 평판으로 홍보할 수 있다. 병원 입장에서는 1차적으로 고객의 불만을 처리할 수 있는 기회를 갖게 되므로 시간과 법적인 비용을 절약할 수 있다.

불만 고객의 행동 유형

행동 유형

- 침묵한다.
- 조용히 다른 곳으로 거래처(병원)를 옮긴다.
- 다른 사람들에게 자신의 좋지 않은 경험을 이야기한다.
- 병원에 자신의 불만사항을 이야기한다.
- 신문이나 소비자 보호원, 법률 기관에 자신의 불만사항을 공식적으로 제기한다.

표현의 강도

- 소프트 클레임 : 불편함
- 일반 클레임 : 불편함 + 불쾌함
- 하드 클레임 : 불쾌감 >>> 불편함

불만 고객이 바라는 것

- 내가 화난 기분을 알아주란 말이야.
- 빨리 사과하란 말이야.
- 내가 화난 이유를 알긴 아는 거야?
- 잘못을 바로잡겠다는 약속을 해줘.

고객 불평 행동의 측정 항목 Bearden & Teel

- 가족 / 친구에게 경고
- 경영층에 불평하고 다시 서비스 / 제화를 제공받음
- 생산자와 접촉
- 고객 상담실 또는 사적 소비자 단체에 접촉
- 사법적 행동을 취함

출처 : Bearden, William O., and Jesse E Teel (1983), Selected Determinants of Consumer Satisfaction and Complaint Reports, Journal of Marketing Research, Vol.20(Feb)

불만을 표시하지 않는 이유

증거를 대기가 어렵다 | 항의를 해도 쉽게 불량의 근거를 입증시킬 수 없고, 공연히 번거롭기만 하다. 더욱이 서비스에 대한 불만이 대부분인데 증거를 대기가 애매하다.

빨리 잊고 싶다 | 불쾌한 경험을 말해 봐야 더 불쾌해지므로 말하기 싫다. 항의해 봐야 고작 형식적인 사과밖에 못 받을 것이다. 다른 곳에서 구매하면 된다.

누군가를 비난해야 한다 | 서비스에 대한 불만이 대부분인데 그러자면 누군가를 비난해야 한다. 불량 서비스를 항의하려면 특정인을 공격해야 하고 본인의 성격과 교양만 손상될 뿐이다.

고객의 불만 처리 과정

원칙

Williams (1990)는 고객의 불평을 처리하는 데 있어 실제로 사용할 수 있는 원칙을 제시하였다. 그는 불평 처리 시스템은 다음과 같은 원칙을 지켜야 한다고 하였다.

- 접근이 쉬워야 하고 널리 알려져 있어야 한다.
- 이해하기 쉽고 이용하기 쉬워야 한다.
- 처리가 신속하고, 처리 일정이 정해져 있어야 하며 처리 과정이 공개되어야 한다.
- 충분하고 공정하여야 한다.
- 고객의 비밀을 존중해 주어야 한다.
- 제기된 모든 문제를 공개하고, 효과적인 반응과 적절한 보상을 해야 한다.
- 경영자에게 정보를 제공해 주어야 한다.

| 고객 불만 처리의 원칙 |

방 법	원 칙
원인 파악의 원칙	클레임의 원인을 정확히 알아야 한다.
신속 해결의 원칙	가능한 한 빠른 시간에 해결해야 병원 입장에서도 바람직하다.
우선 사과의 원칙	클레임을 건 고객은 우선 화가 나 있는 상태라는 것을 기억한다.
불논쟁의 원칙	병원측의 잘못이 아니더라도 고객의 말꼬리를 잡거나 트집을 잡지 말아야 한다.

불만 처리 전략 방안

불만 처리는 고객 불평에 대하여 책임을 지고 반응하여 Williams, 1999 이를 해소해주는 기업의 활동으로, 여러 연구들에서 고객의 기대에 부응하지 못하는 제품 / 서비스의 문제에 효과적으로 대응하여 만족시키는 활동을 의미한다. 서비스에서 고객 불만의 처리는 서비스 회복으로 나타난다. 서비스 회복 service recovery 이란 서비스 공급자가 불만족을 해결하기 위하여 취하는 행위 혹은 서비스 실패와 같이 조악한 서비스 품질에 대한 반응 등으로 정의된다.

서비스 불만 처리를 위한 전략 방안의 효과를 비교한 연구에서, 사과가 가장 비효과적이며, 보상과 수정이 결합되었을 때, 고객의 충성도가 유의하게 증가한다고 하였다. 비록, 사과가 비효과적이라고는 하나, 개인적인 상황에서는 사과가 가장 효과적일 수 있다. 따라서 사과는 가장 기본적이며 필수적인 방안이다.

보상은 여러 연구에서 가장 효과적인 방법으로 나타나고 있지만, 이러한 전략 방안은 상황에 따라 유연하게 사용되어야 한다.

기업의 불만 처리 방안의 선택에서는 불평 고객의 감정 상태도 고려할 필요가 있다. 기업의 회복 노력에 대한 고객의 평가 및 고객만족은 고객의 감정 상태에 따라서 변화하기도 한다. 그들은 기업의 회복 노력을 4가지(사과, 속도, 보상, 문제제기)로 파악하고, 이들에 대한 고객의 만족 평가는 고객의 감정에 따라 다르다고 하였다.

Complaint을 처리할 때의 자세

- 고객의 입장에서 성의있는 자세로 임한다.
- 문제점을 해명하거나 변명을 하지 않는다.
- 고객에게 동의를 해가면서 긍정적인 자세로 듣는다.
- 솔직하게 사과드린다.
- 설명은 사실대로 한다.
- 발생한 원인은 신속하게 처리한다.

Complaint 발생 즉시 대처 요령

- 끝까지 고객의 말을 겸손하게 듣는다.
- 성의있게 사과하여 고객의 불쾌감을 풀 수 있게 한다.
- 고객의 불평을 회피하거나 무마해서는 안된다.
- 사적인 감정 대립이 되지 않도록 분위기를 조절한다.
- 다른 고객에게까지 불편을 끼치지 않도록 주의한다.
- 고객의 불평을 잘 처리해서 회사의 이미지를 향상시킨다.
- 그 고객을 단골 고객으로 만든다.

불평 처리 단계

불평 처리의 기본 5단계

- 1단계 : 환영한다. 사유를 듣는다.
- 2단계 : 고객의 불만 원인을 분석한다.
- 3단계 : 해결책을 검토한다.
- 4단계 : 결과를 제시한다.
- 5단계 : 처리 결과를 검토한다.

| 고객 불만 처리 단계별 주요 행동 |

단 계	초 점	내 용
1단계	사유를 듣는다.	- 고객의 감정을 파악한다. - 끝까지 듣는다. - 반드시 메모한다. - 선입관을 버리고 겸허하게 듣는다. - 절대로 피하지 않는다.
2단계	원인을 규명한다.	- 업무적 측면 - 심리적 측면 - 복합적 측면
3단계	해결책을 강구한다.	- 신속한 응대 - 책임 한계의 명확화 - 예의있게 잘못을 시정 - 조기 진단
4단계	결과를 알려준다.	- 고객에게 해결책을 설명한다.
5단계	처리 결과를 검토한다.	- 처리 결과에 대한 피드백

| 불만 처리의 세부적 8단계 |

단 계	초 점	내 용
1단계	고객을 반긴다.	- 편하게 말하도록 분위기 조성 - 병원을 방문해 주셨음에 감사
2단계	진지하게 경청한다.	- 불만의 원인을 제대로 파악 - 진지한 경청 자체가 고객에게 기쁨
3단계	고객의 생각에 동의한다.	- 기회를 주셨음에 감사 - 고객의 생각을 공감
4단계	정중하게 사과한다.	- 불편을 드린 점에 정중한 사과
5단계	신속한 해결을 약속한다.	- 고객이 안심하도록 신속한 해결을 약속
6단계	고객의 해결책 요구를 파악한다.	- 질문을 통하여 필요한 정보 파악 - 고객이 원하는 최선의 해결책 파악 - 관련 부분에 구체적 정보를 전달
7단계	신속하게 처리한다.	- 가능한 현장에서 즉시 처리 - 부득이한 경우 가능한 신속처리
8단계	결과를 전달한다.	- 처리 경과 및 결과를 고객에게 통보 - 처리 후 사과와 감사의 인사 - 관련 부분에 정보 전달

고객을 화나게 하는 말

| 고객을 화나게 하는 응대 |

화나게 하는 응대 표현	고객의 느낌	평 가
- 잘 모르겠습니다. - 저는 담당이 아닙니다.	무관심	내 소관, 내 책임이 아니면 나와는 상관이 없다는 태도로서, 고객에 대한 책임감과 조직에 대한 소속감이 없는 직원의 경우에 나타나는 태도다.
- 누구나 다 그래요. - 다른 사람은 아무 말도 안 하는데요.	무 시	고객의 불만을 못 들은 체 하거나 별 것 아니라는 식, 그까짓 걸 가지고 그러느냐라는 식으로 대하는 태도다. 상대의 입장에서 문제를 바라보라.
- 무슨 일이신데요?	냉 담	고객을 귀찮고 성가신 존재로 취급하여 차갑고 퉁명스럽게 대하는 태도다. 고객은 우리가 존재할 수 있게 하는 가장 소중한 존재이다.
- 잘 모르시고 하는 말씀인데 - 전문가는 나예요.	거 만	고객을 무지하고 어리숙하게 보거나 투정을 부린다는 식으로 대하는 태도로서 의사 등 전문가들 사이에 많이 나타나는 태도다. 나보다 더 잘할 수 있으면 나에게 말하지도 않을 것이다.
- 어서 오십시오. - 네. - 아니요.	경직화	마음을 담지 않고 인사나 응대, 답변 등을 기계적이고 반복적으로 하여 고객을 대하는 태도를 말한다. 고객은 로봇을 상대하고 싶지 않을 것이다.
- 여기에서는 누구나 그렇게 합니다. - 그냥 다 그렇게 하고 있습니다.	규정 제일	항상 병원의 규정만을 내세우며 고객에게 준수토록 강요하거나, 자기는 규정대로 한다는 식의 태도를 말한다. 우리 병원 규정을 왜 고객이 준수해야 하는가?
- 누구한테 들었습니까? - 그쪽 부서 말을 들으면 안되지요.	발 뺌	자기의 업무 영역, 책임 한계만을 말하며 처리를 타 부문에 떠넘기는 태도를 말한다. 고객은 원무 행정의 관리자나 담당자가 아니다.

불만 처리 기법

MTP 기법

Man	- 응대하는 사람을 바꿔 준다. - 담당 직원에서 책임자, 코디네이터에서 실장 또는 원장으로 바꿔 응대하게 한다.
Time	- 시간을 바꿔 준다. - 고객이 진정할 때까지 기다린다. - 처음에는 대꾸를 하지 않고 잠잠히 듣는다. - 중간 중간에 고객에게 보고를 한다.
Place	- 장소를 바꿔 준다. - 조용한 장소로 옮긴다. 서 있을 때는 편안한 의자로 안내하여 앉도록 한다.

HEAT 기법

H hear them out	고객의 불만사항을 끝까지 들어 준다.
E empathize	선입견을 버리고, 고객의 불만을 충분히 듣고 공감해 주며 중요한 사항은 메모한다.
A apologize	정중히 사과한다.
T take responsibility	- 문제 해결책을 검토한다. - 자신이 파악한 문제의 원인이 맞는지 고객과 확인한다. - 문제의 해결방안을 검토하되 자신의 권한 밖인 경우에는 먼저 병원 측의 정책과 입장을 확인한다. 담당자와 의논을 하지만 자신이 책임지고 처리하도록 한다. 고객을 이리저리 돌리는 것은 절대 금물이다. - 친절, 신속하게 해결책을 전달하고 처리한다. - 이때는 해결책의 내용과 효과를 알기 쉽게 설명한다. - 고객이 세 가지를 요구했는데 그 중 한 가지만 가능한 경우에는 어려운 것을 먼저 정중하게 말하고 가능한 것을 나중에 책임지고 해결해 드리겠다고 설명한다. "좋은 생각이 있으시면 말씀해 주시겠습니까?" "저는 ~를 권해 드리고 싶습니다." "말씀해 주신 대로 처리하겠습니다. 이해해 주셔서 정말 감사합니다."

02 환자의 심리 상태에 대한 이해

환자의 심리 상태

불안과 공포

환자들은 건강에 문제가 있어 병원을 찾게 된다. 병원의 고객인 환자나 가족이 불평하는 대부분의 내용은 건강 문제와 관련된 불안과 공포의 표현과 관련된 것이다. 그래서

"이 병원의 음식은 늘 식어 있다."
"이 병원의 의사와 간호사는 매우 불친절하다."
"이 병원에서 일하는 사람들은 환자들에게 관심이 거의 없다."
"직원들은 쌀쌀맞고 손자뻘되는 의사들이 반말을 한다."
"뭐 그렇게 수속 절차가 복잡한가?"
등의 다양한 불평을 할 수 있다.

불평의 내용이 무엇이든, 고객의 불평은 곧 어떤 문제에 대처해 달라고 하는 도움 요청이나 부탁으로 간주되어야 한다.

심지어는 의료 기관에서의 병원성 감염 nosocominal infection 에 대한 지식이 보다 넓게 확산되면서 일부 환자들은 병원감염에 대한 불평도 하기 시작했다.

"의사나 간호사들은 전염성 질환을 가지고 있는 옆 침상 환자와 직접적인 접촉을 한 후에도 충분히 손을 씻지 않는다."

"기침을 너무 심하게 하는 환자와 같은 방을 쓸 수 없다."

"수술 후 얻게 된 병원감염증에 대한 의료비 지불을 할 만한 경제적 여유가 없다."

이미 환자에게 있는 건강문제 이외에 또 다른 건강문제를 얻게 되지 않을까? 하는 두려움은 한층 더 환자의 불안을 가중시킨다. 가끔 환자들은 병원성 감염에 대한 정확한 정보가 없으면서도 병원성 감염을 일으킬 것으로 생각되는 막연한 요인들에 대한 강박적인 불안감에 사로잡혀 있다.

관심에 대한 요구의 증가

인간관계 측면에서 본다면 불평하는 것은 타인과의 인간관계 형성의 기초를 만들며 인간관계 형성에 대한 요구에 대처해 가고자 하는 시도라고 할 수 있다. 또한 환자들은 소속감 belong 을 원하고 타인으로부터 인정받기를 원하고 있는데, 이때 환자의 불평이란 타인으로부터 인정받고자 하는 하나의 방법일 수도 있다.

"이 침대는 너무 딱딱해요."

"왜 그렇게 많은 질문들을 합니까?"와 같은 말들은 침대 또는 의료인에 대한 불평이라기보다는 그들과의 대화를 통해 의료인들로부터 인정을 받고자 하는 표현이라고 할 수 있다. 현명한 의료종사자라면 환자의 이러한 불평들을 다른 사람과 인간관계를 맺으면서 타인으로부터 관심과 주목을 받고자 하는 방법이라고 인식하고 이해해야 한다.

혼란

의료 환경에서 보이는 거의 모든 불평의 원인은 고객의 이해 부족에서 초래된다. 대부분의 환자와 가족들은 병원의 이질적인 환경, 여러 처치 절차들, 진단명의 의미 등을 이해하지 못한다. 이러한 이해 부족과 혼란한 심리를 표현하는 유일한 방법이 불평이다. 어떤 불평들은 이러한 이해 부족과 혼란을 보다 명확히 하고자 하는 표현으로 나타나기도 한다. 질병 자체에 대해 혼동하고 있는 환자들은 사실은 자신의 질병에 대한 정보를 얻고자 원하면서 의료종사자에 대해 불평을 할 수도 있다.

예를 들면,

"의사와 간호사들이 환자를 위해 무엇을 하고 있는지를 나는 모르고 있다"

"나를 실험 대상으로 생각하고 진료하는 것 같다"와 같은 말은 불평이라기보다는 오히려 정확한 정보를 요구하는 말들이다.

통제력의 상실

대부분의 환자는 질병으로 인하여 병원을 찾는 순간부터 무력감을 느끼고 자신의 신체에 일어나고 있는 변화를 조절할 수 없게 된다. 특히 입원환자들은 갑자기 입원 환자복으로 갈아입자마자 타인의 행동에 전적으로 의지하며 타인의 행동을 받아들이는 수용자가 되며, 환자 스스로는 부분적으로밖에 이해할 수 없는 여러 가지 지침에 따르라는 명령만을 일방적으로 받게 된다.

때로는 의료종사자를 위협하는 듯이 표현되는 말들은 사실 환자 입장에서는 이런 갑작스런 환경의 변화에 대해 조절감을 얻고자 하는 방법 중의 하나다. "병원시설이 불결해서 환자가 병을 얻어가게 생겼다"라는 말은 자신의 질병 관련 스트레스를 호소하는 말이다. 그러나 의료종사자들은 환자의 부정적 행위에만 초점을 두게 되거나 밑바탕에 흐르는 근본적인 문제보다는 표현된 불평에만 초점을 두게 된다.

질환에 따른 환자의 심리 변화

질환과 질병의 정의

- 질환이란 유기체 organism 의 기능이상 malfunction 을 의미하며 대개 의사에 의해 정의된다.
- 질병은 환자가 경험하는 병들었다는 주관적인 상태 morbid subjective state 를 뜻한다. 예로, 증상이 없는 고혈압의 경우는 질병이 아닌 질환이며, 환자는 불편감을 호소하지만 의사가 신체기관의 기능장해를 발견할 수 없는 경우는 질환이 없는 질병 상태라고 할 수 있다.

생물심리사회적 모형 Biopsychosocial Model

George Engel (1980)은 인간의 행동과 질병에 접근하는 데 있어 생물심리사회적 모형을 제안하였다. 질병의 해부학적, 구조적 그리고 분자생물학적 측면과 환자의 생물학적 기능에 대한 영향을 미치는 생물학적 체계, 질병을 경험하고 반응하는 데 있어, 정신 역동적 요인, 동기, 인격의 영향과 같은 심리적 체계, 그리고 질병의 표현과 경험에 대한 문화적, 환경적, 가족적 영향과 같은 사회적 체계를 통합적으로 고려할 필요가 있다. 이러한 서로 다른 체계가 상호 간에 영향을 주고받음을 이해해야 한다.

질병과 행동 유형

건강 관련 행동 유형

건강행동 Health behavior | 질병을 예방하거나 증상이 없는 상태에서 질병을 조기 발견하기 위한 목적으로 건강하다고 생각하는 사람이 건강을 목적으로 행하는 활동들을 말한다.

질병행동 Illness behavior | 스스로가 아프다고 느끼는 사람이 건강 상태를 확인하고 적절한 처치 방법을 찾기 위해 취하는 활동이다. 아프다는 경험에 대한 환자의 반응을 뜻하기도 한다.

환자 역할 Sick role | 자신 스스로가 아프다고 생각하는 사람들이 좋아지기 위해서 행하는 활동을 말한다. 주로 아픈 사람에게 사회가 부여하는 역할을 의미한다.

질병행동의 단계

Edward Suchman은 질병행동을 다섯 단계로 나누어 설명하였다.

1단계 | 증상 경험기 the symptom experience stage

무엇인가 잘못되었다는 결정이 내려진다.

2단계 | 환자 역할의 가정기 the assumption of the sick role stage

자신이 병들었고 전문적인 도움이 필요하다는 생각을 가진다.

3단계 | 의료기관 접촉기 the medical care contact stage

전문적 도움을 받아야겠다는 결정이 내려진다.

4단계 | 의존적 환자 역할기 the dependent-patient role stage

의사에게 통제권을 넘기고 지시되는 치료를 따르는 결정이 내려진다.

5단계 | 회복 혹은 재활기 the recovery or rehabilitation stage

환자 역할을 포기하는 결정을 한다.

질병행동의 결정인자

개인적 요인 intrapersonal factor

생물학적 요인 biological factors

- 나이 age
- 성별 sex

심리학적 요인 psychological factors

- 성격 personality style 과 습관 traits
- 과거 병력 past experience with illness
- 정신적 갈등 intrapsychic conflicts 과 방어기전 defense mechanisms
- 질병 발생 시 정서적 상태 emotional state

사회문화 sociocultural 및 사회경제적 요인 socioeconomic factor

- 사회적 지지효과
- 의료의 질과 효과
- 환자 patient 가족의 반응
- 건강 신념 health beliefs 과 태도 attitudes
- 직업 occupation 과 경제적 상태 economic status

질병 관련 요인 disease-related facor

- 신체 부위와 기능에 대한 주관적 인식
- 병리학적 특징
- 증상 symptoms 의 유형과 강도
- 질병의 중증도

물리적 환경적 요인 physical environmental factor

- 병원과 같은 물리적 환경의 특징

질병에 대한 대처 전략, 기전 Coping strategy or mechanism

전략 유형

정서적 전략 affective strategies

- 수동적으로 감정을 격리시키고 걱정하지 않으려 함
- 부정하고 웃어버리는 것
- 느낌과 반응을 타인과 공유하는 방식

행동적 전략 behavioral strategies

- 다른 활동에 전념하기
- 자기 자신에게 문제를 직면시키고 적절한 행동을 취하기
- 감정을 행동화 acting-out
- 이전의 스트레스에 효과가 있었던 활동을 다시 해보기
- 사람과 스트레스를 피하고 철퇴 withdrawal 하기

인지적 전략 cognitive strategies

- 정보를 얻어서 지식을 통해 조절해 보려는 시도
- 문제를 다시 정의해서 합리화하기
- 최악의 경우를 생각하고 준비하는 운명론

- 남을 탓하고 문제를 외부에서 찾는 투사 projection 와 외향화 externalization
- 권위자의 말에 순응하기
- 자기 자신을 탓하고 희생해야 한다고 생각하는 자기 학대

환자의 특성

질병을 잘 극복하는 환자들의 특성

- 문제 해결에 낙천적이며 좌절에도 불구하고 사기가 높다.
- 근본적이거나 이상적인 해결책을 찾기 전에, 당장 해결해야 되는 즉각적인 문제나 장해물에 초점을 맞추어 행동한다. 큰 문제를 해결 가능한 작은 문제로 나누어서 보려고 노력한다. 소위 실용주의자에 가깝다.
- 해결책을 선택할 때 가능한 많은 전략과 전술 중에서 고르며, 결코 배수의 진을 치지 않는다.
- 가능성이 있는 다양한 결과를 생각해 보고 나서 대응책을 세운다.
- 남의 제안에 대해 개방적이고 융통성이 있지만 최종 결정은 자신이 내린다.
- 판단력이 흐려지는 것을 피하기 위해 극단적인 감정을 피하려고 노력하며 매우 침착하다.

질병을 극복하지 못하는 환자들의 특성

- 스스로에 대한 기대가 지나치게 높고 경직된 시야를 가지고 있다. 판단의 기준에 융통성이 없고 타협하거나 남에게 도움을 구하는 것을 꺼린다.
- 어떤 상황에서는 어떻게 행동해야 한다는 식으로 견해가 절대적이고 좁아서 관용의 여지가 작다.
- 편견에 사로잡혀 있거나 그럴듯한 견해에 충동적으로 따르며 피암시성이 강하다.
- 지나치게 부정을 하거나 합리화를 사용하며, 당면한 문제에 대해 해결의 초점을 맞추지 못한다. 문제를 덮어두려고 한다.
- 차선책을 찾는 데 어려움이 있어서 수동적이며 스스로 행동을 개시하지 못한다.
- 충동적으로 결정하는 경향이 있다.

03
병원 내 불만 고객 응대

환자의 불평 complaint 에 대한 언어적 접근법

의료종사자들은 종종 환자들의 불평에 좌절을 하기도 한다. 환자에게 생명을 위협하는 중요한 문제 앞에서도 의료종사자는 환자의 사소한 불평을 받아주어야 한다. 물론, 환자가 비현실적이고 비난적이거나 또는 과장된 불평을 할 때에도 객관적 반응을 보이는 것은 상당히 어렵다. 환자의 불평에 적절히 대응해 가는 기술을 터득하기 위해서는 환자가 왜 불평하는가를 이해할 뿐 아니라 언제, 어떻게 환자의 불평을 받아주고 환자의 불평을 면밀히 검토하고 환자의 불평에 어떻게 반응해야 하는가에 대한 실제 정보를 얻어야 한다. 환자가 부당한 불평을 한다 할지라도 의료종사자는 환자에 대한 객관적 자세를 유지하고 감정적으로 반응을 보이지 않는 것이 가장 중요하다. 의료종사자는 환자의 불평이 대부분 유용하며 매우 긍정적으로 이용될 수 있다는 자세를 갖고 환자와 의료종사자의 상호작용에서 신뢰 관계를 구축해야 한다.

확실성과 신용은 서로의 신뢰관계에서 오게 된다. 환자가 의료종사자에게 여러 번 계속해서 도움을 요청하는 것은 쉬운 일이 아니며 또한, 환자 자신이 거절당하거나 무시당하는 것을 두려워한 나머지 마음속 깊이 있는 자신의 느낌을 표현할 수 없게 된다. 그러므로 의료종사자는 진심에서 우러난 신뢰와 민감성 그리고 관심을 환자에게 먼저 보여주어야 한다.

불평을 들어주기

환자의 불평을 들어주는 것은 매우 의미있고 중요한 일이다. 제공하는 업무에 열중해 있거나 바쁘다는 이유로 환자의 불평에 주목할 수 없는 의료종사자는 의미있는 요소를 놓치게 된다. 어떤 환자는 자신이 병원에서 맨 처음 만난 의료종사자에게 불평을 할 수도 있는데 환자의 불평을 처음으로 접하게 된 의료종사자는 마음의 문을 열고 환자에게 접근해야 한다. 환자의 불평에 귀를 기울일 수 있고 부정적 느낌을 해소하는 방식으로 환자의 불평에 반응하는 의료종사자는 환자에게 신뢰를 받을 수 있으며 보다 긍정적인 병원 환경을 조성할 수 있게 될 것이다.

불평을 받아들이는 데에 있어서 가장 중요한 것은 그 불평이 무엇을 의미하고 있으며, 진정으로 환자가 표현하고자 하는 메시지를 이해하는 것이다. 환자의 불평을 효과적으로 잘 받아들이려면 타인의 비평을 받아들이고 타인의 말에 열심히 귀를 기울일 수 있는 태도와 기술에 대한 훈련이 필요하다. 상대방에 대한 지나친 비난과 비평은 대개 상대방의 부정적이고 적대적인 태도를 유도하기 마련이다. 아량있는 태도란, 화내지 않고 진솔하고 보다 객관적인 태도로 불평 complaints 을 받아주는 것을 말한다. 의료종사자는 마음의 문을 활짝 열고 위협을 느끼지 않도록 충분히 불평하는 말에 귀를 기울이며, 성급히 방어하는 태도를 피해야 한다.

환자의 불평을 접한 경우는 환자의 불평에 주의깊게 귀를 기울이고 환자의 불평에 어떻게 반응하고 대처할까? 라는 생각보다는 환자가 말하고 있는 것에 관심을 집중해야 한다. 적극적인 경청 listening 은 환자에게 관심을 집중시키고 눈을 마주보고 eye contact, 환자가 말하고자 하는 내면에 깔린 느낌에 반응해 줌으로써 이루어진다. 불평에 귀 기울여 주는 경청 listening 만으로도 환자를 감동시키고 환자의 불안과 두려움을 감소시키는 효과를 가져올 수 있다.

불평한다는 것 자체가 자신의 불안을 감소시켜 주는 동시에 불안에 대처하는 하나의 방법이다. 환자들도 때때로 그들의 불평에 대한 해결책이 없음을 알고 있으면서도 누군가가 자신의 감정이나 느낌을 알아주었을 때 마음이 편해지게 된다. 예를 들면, 수술 스케줄이 계획되어 있는 환자에게 "수술 날짜가 다가오니 굉장히 걱정이 되시지요" 라는 의료팀의 말을 듣는 것만으로도 환자는 소외감과 불안감이 많이 사라지게 된다.

환자가 불평을 이야기할 때, 환자에게 동의할 수 있는 무엇인가를 찾아낼 수 있다는 것은 동일화 과정을 강화시키고 이해를 보여줄 수 있는 매우 중요한 기술이다. "가족들과 그렇게 오랫동안 헤어져 있는 것이 매우 어렵다는 것을 저는 알고 있습니다"라는 의료종사자의 말은 환자에게 자신이 갖고 있는 이 어려움은 누구나 갖고 있는 정상적인 느낌이라는 것을 깨닫게 해준다.

불평의 검토 및 행정적 책임

환자로부터 불평을 들은 의료종사자는 반응을 보이기 전에 그 불평에 대한 타당성을 검토해야 한다. 미성숙한 행동에 의해 취해진 조치는 불완전하고 완벽하지 못한 행동을 초래할 뿐 아니라 병원의 신용에도 손상을 미친다. 따라서 불평을 접한 경우 환자의 상황이 충분히 검토될 수 있도록 불평 상황에 처한 환자와 충분한 대화를 나누어야 한다.

가능하다면 관리자는 이런 불평과 직접적으로 관련되어 있는 당사자 모두에게 이런 불평사항이 접수되었음을 알려주어야 한다. 예를 들면, 환자가 물리 치료실에서 어떤 문제점을 가지고 있었다는 이야기를 했을 때 이러한 문제점을 행정관리부로 직접 알리기보다는 우선 이러한 문제점에 관련되어 있는 당사자에게 직접 알려야 한다.

적절한 명령체계를 따르는 것이 보다 짧은 시간 내에 문제 상황을 해결할 수 있게 해준다. 불평을 진지한 태도로 받아들인다는 것은 단지 즉각적인 어떤 조치를 요구하는 것만은 아니다.

불평에 대한 반응

불평에 대한 문제 해결 접근은 환자에게 내재한 의미를 파악하는 것이 기초가 되어야 한다. 여러 개의 불평이 동시에 존재할 때 불평 조치 순서는 우선 순위에 역점을 두고 이루어져야 한다. 의료종사자는 환자의 불평에 대한 효과적 반응을 위해 선택할 수 있는 여러 가지 방법으로 유연성 있는 대처를 해야 한다. 이러한 불평에 대한 적절한 반응 방법은 침묵, 주의깊은 경청, 수용감 전달 conveying acceptance 등의 어느 한 가지 기술만을 이용하기보다는 침묵, 주의깊은 경청, 수용감 등의 통합적 접근이 환자의 수용감을 키워주는 방법이 될 수 있다.

문화적 배경이 다른 환자에 대한 접근법

최근 들어 교통과 정보의 급속한 발전으로 각 문화권 간의 교류가 기하급수적으로 증가함에 따라 의료 환경에서도 환자나 가족은 타문화권에 속한 의료 환경에 들어와 치료를 받으며 두려움을 느낄 수도 있는데 이는 의료종사자가 환자보다 큰 힘 power 을 갖고 있으며 유리한 입장에 있고 환자와는 문화가 다르고 환자에 대해 감정이입적 태도를 보이지 않는다고 생각하기 때문이다.

따라서 의료종사자는 환자나 가족의 자존감을 증진시키기 위해 적극적으로 노력해야 한다. 환자의 존엄성을 지켜줌으로써 사회 경제적으로 열악한 상황에 처해 있거나 또는 심한 질병 상태에 처해 있는 환자에게 매우 중요한 치료자로서의 역할을 할 수 있다. 특히 환자가 속해 있는 문화권에서 사용되는 사투리와 같은 지방색이 강한 말을 사용하고 이해하기가 어려운 경우 환자는 의료종사자와의 의사소통에 장애가 오게 되어 필요한 요구사항이나 감정을 표현할 수 없게 된다. 약간의 언어적 의사소통이 가능하다 할지라도 대상자의 불안 수준이 높아지면서 의료종사자에게 자신의 의사를 정확히 전달하지 못함은 물론, 의료종사자가 하고 있는 말들도 명확히 이해하기 힘든 경우도 있다. 반대로 환자가 매우 편안한 상황에서는 의료종사자의 언어적 표현이 없어도 비언어적 행동을 관찰함으로써 의사소통이 가능한 경우도 있다.

이외에도 다양한 문화가 갖고 있는 음식과 식이방법의 상징적 중요성은 물론 환자의 역할, 가족의 역할, 남성과 여성의 역할에 다양한 차이가 있음을 인식하고 이해해야 한다. 이와 같은 문화의 다양한 차이를 이해함으로써 환자의 치료 요법 이행을 도와줄 수 있게 됨은 물론 환자와의 신뢰감 형성에도 매우 도움이 된다. 인간의 태도와 자세, 신념, 가치, 인간관계, 언어 사용, 세계관 등은 개인적으로 경험하는 것이지만 대부분 인간이 속한 문화적 배경에 의해 형성된다. 종종 우리는 문화적 차이를 개인의 삶과 건강의 통합적 부분으로 간주하기보다는 환자 측의 문제로 생각하고 회피하려는 경향을 갖고 있는데 이는 상대방의 심리 상태를 이해하고 접근하는 측면에서는 절대 버려야 할 자세다.

고객 불만 처리의 8가지 기본 매너

1. 먼저 사과한다

'미안합니다'보다 한 단계 높은 사과 표현인 '죄송합니다'는 불만 고객 응대의 가장 중요한 포인트로 일단 유감의 뜻을 표한다.

2. 정성껏 불만 내용을 듣는다

고객의 말을 끊지 않도록 주의하며, 잘 듣고 불만사항을 파악하고 숨은 원인을 찾는다.

3. 변명을 하지 않는다

"고객은 항상 옳고, 틀리는 법이 없다" 설령 고객이 잘못 알고 있거나 우리가 정당할지라도 규정 등을 내세우며 변명하여 고객의 노여움을 사지 않는다.

4. 고객 관점의 어휘 사용으로 공감대를 형성한다

감사와 죄송 등의 어휘를 사용한다. 고객과 대립하는 것이 아니라 문제 해결을 위하여 고객의 입장에서 있음을 느끼도록 대한다.

5. 불만 고객은 정면보다 어깨를 나란히 마주하는 자세를 취한다

화가 난 고객을 정면으로 대하면 도전적 인상을 줄 수 있으므로 나란히 서서 자연스럽게 고객의 편에서 상황을 보겠다는 마음을 보여준다.

6. 천천히 침착한 목소리로 이야기한다

천천히 이야기하는 것은 신중하게 단어를 선택하므로 실수를 적게 하며, 성실히 대응하는 이미지를 심어 준다. 톤을 낮춘 목소리는 침착한 분위기를 만들어 고객의 마음을 가라앉힌다.

7. 불만 처리의 MTP법으로 해결한다

원칙적으로 문제는 당사자가 해결해야 하지만, 많은 고객은 책임자와 문제 해결하기를 원한다. 문제 해결이 어려울 경우 책임자가 해결을 돕도록 한다. 이때 고객이 불만사항을 두 번 반복하여 설명하게 되어 화나지 않도록 사전에 상사에게 고객의 불만 내용을 가감없이 객관적으로 전달해 문제 해결을 돕도록 한다.

긴 시간이 걸릴 것 같은 판단이 서거나 다른 고객의 시선을 많이 집중시킬 경우에는 정중한 응대로 고객을 다른 장소로 안내한다. 고객 상담실에서 책임자가 사과를 하고 차를 접대하며 화를 가라앉힐 시간을 준다. 이 과정에서 해결 실마리를 찾게 된다.

먼저 고객에게 대안을 제시할 수 있도록 한다.

고객의 요구를 다 들어줄 수 없는 경우 실현 가능한 최선의 대안을 제시해 준다.

- 사람을 바꾼다 Man
- 시간을 바꾼다 Time
- 장소를 바꾼다 Place

8. 고객과 합의한 대안은 성실히 실천한다

고객과의 약속은 성실히 이행 후 그 과정과 고객만족에 대해 확인하는 절차가 필요하다. 향후 동일한 고객 불만이 발생치 않도록 내부적 대책을 논의한다. 고객은 일반적인 물질 서비스나 획일적 서비스에서는 친절이나 감동을 느끼지 못하고, 인적 서비스나 개별적인 친절한 서비스를 느끼고 싶어한다.

04
불만 고객 응대 스크립트

상황별 응대 스크립트

| 기다리는 고객 |

Q	- 환자가 많은가요? - 의사 선생님 어디 가셨나요? - 얼마나 기다려야 됩니까?
A	"아무도 대답을 안 해주니까 답답하셨겠습니다. 제 생각으로는 늦어도 20분 후에는 진료를 받으실 수 있을 것 같습니다. 지루하시더라도 조금만 참고 기다려 주세요. 가능한 빨리 진료받으실 수 있도록 해보겠습니다."
No	"언제라도 오늘 안에는 진료를 받으시게 되는데 그렇게 궁금하세요? 기다리세요."

| 투약 설명 |

Q	- 약 먹는 설명을 못 알아듣겠어요. - 잘 좀 다시 한번 말해 주세요.
A	"약 종류가 많고 비슷한 약이 많아서 혼동되시지요? 약 봉투에 복용 방법을 자세히 기록해 드리겠습니다. 기록된 내용을 참고하셔서 복용하실 수 있으시겠죠. 만약에 혼동되시면 전화주시면 알려드리겠습니다."
No	"봉투에 써 있는 대로 드세요. 아니면 가족들한테 알려달라고 하세요. 잘 보시면 알게 돼요."

| 치료 요구 |

Q	- 도대체 언제까지 아픈 건가요? - 진통제 더 놔주면 안 되나요? - 거즈는 언제 빼요? 불편해 죽겠어요.
A	"피가 고이는 것을 방지하기 위해 거즈를 채워 두기 때문에 많이 불편하실 겁니다. 많이 아프시면 저희 직원에게 말씀하여 주세요. 그러면 통증이 줄어들도록 진통제를 놔드리거나 거즈를 조금 빼어드릴 수 있습니다." "거즈는 (언제) 빼드릴 것입니다. 그때까지는 좀 불편하셔도 잘 참으셔야 하겠습니다." "목 뒤로 거즈나 피가 넘어가는 것이 느껴지면 저희 직원에게 말씀하여 주십시오."
No	(무뚝뚝하게 혹은 웃거나 하며) "참으셔야죠." "원래 그래요." "환자분은 유난히 예민하시군요." 대꾸없이 그냥 무시하고 지나감.

| 진료에 대한 신뢰감 |

Q	나는 왜 이렇게 나아지지 않나요? 치료를 제대로 하기는 하는 건가요?
A	"벌써 ○일이 지나셨군요. 바쁘신 일도 많으실 텐데 많이 답답하시지요? 현재 치료 중에 더 이상 진행되는 증상은 없으시거든요. 이제 ○○일 동안만 치료하시면 될 것 같습니다."
No	(무뚝뚝하게) "담당선생님한테 물어보세요." "원래 그래요. 기다리세요." 대꾸없이 그냥 무시하고 지나감.

| 검사 시행 |

Q	- 이 검사를 꼭 해야 하는 건가요? - 왜 이렇게 검사만 합니까? - 검사가 왜 이렇게 많습니까?
A	"○○○님께 꼭 필요한 검사입니다만, 비용이 고액인 것이 사실입니다. 아직은 보험적용이 되질 않아 저희도 죄송스러운 생각이 듭니다. 그러나 이 검사는 환자분을 위해서는 꼭 필요하고 더 정확하게 진단이 나올 수 있습니다. 시간을 갖고 좀 더 생각하신 후에 말씀해 주십시오. 수납 문제는 오늘 어려우시면 (　　) 하셔도 됩니다."
No	(무뚝뚝하게) "우리는 알려만 주는 거지 결정은 환자분이 하세요." "정 싫으시면 하지 마세요." "무조건 하셔야 돼요."

| 검사 결과 |

Q	- 검사 결과가 나왔나요? - 어떻게 나왔는지 왜 검사만 하고 설명이 없습니까?
A	"결과를 아직 못 들으셨군요. 죄송합니다. 답답하시고 궁금하신 점이 많으시겠군요. ○○일 실시한 결과가 나와 있으니 종합적인 치료경과를 말씀드릴 것입니다. 저도 담당선생님께 직접 전해 드리겠습니다."
No	(퉁명스럽게) "나중에 선생님께 물어보세요." "저는 잘 몰라요. 선생님과 상담하세요." "환자분은 간단한 질환이라 별 특별한 것이 없습니다."

불만 고객 유형별 응대법

고객 성향은 천차만별이다. 작은 실수에도 큰 소리로 불만을 터뜨리는 고객이 있는가 하면 불만을 표시하지 않고 다시는 그 병원을 찾지 않는 고객이 있다. 크고 작은 불만을 가진 고객들의 불만을 잠재우기 위한 대처방법, 어떤 것들이 있을까? 고객 유형별 응대법을 알아본다.

| 전문가형 고객 |

특 징	유창하게 말하려는 사람은 자신을 과시하는 타입으로 자신은 모든 것을 다 알고 있는 전문가처럼 행동한다. 자신이 가지고 있는 확신에 대한 고집을 꺾지 않으려 하고 좀처럼 설득되지 않으며 상대에게 권위적인 느낌을 주어 상대의 판단에 영향을 미치려고 한다. 언어 예절을 깍듯이 지키며 겸손한 듯이 행동하지만 내면에 강한 우월감을 갖고 있으므로 거만한 인상을 준다.
응 대	우선 고객의 말을 잘 들으면서 상대의 능력에 대한 칭찬과 감탄의 말로 응수하여 상대를 인정하고 높여 주면서 친밀감을 조성한다. 정면 도전을 피하고 고객 자신이 주장하는 내용의 문제점을 스스로 느낄 수 있도록 대안이나 개선에 대한 방안을 유도해 내도록 한다. 대화 중에 반론을 하거나 자존심을 건드리는 행위를 하지 않도록 주의하며 자신의 전문성을 강조하지 말고 문제 해결에 초점을 맞추어 고객의 무리한 요망사항을 대체할 수 있다는 사실을 언급한다.

| 우유부단한 고객 |

특 징	즐겁고 협조적인 성격이나 다른 사람이 자신을 위해 의사 결정을 내려 주기를 기다리는 경향이 있다. 변죽만 올리며 요점을 딱 부러지게 말하지 않는다. 이러한 유형은 대부분 보상을 얼마나 받아야 할지 또는 요구하는 보상이 기준 이상이라는 것을 자신이 잘 알고 있는 경우가 많다.
응 대	고객이 결정을 내리지 못하게 하는 갈등 요소가 무엇인지를 표면화시키기 위해 시기 적절히 질문을 하여 상대가 자신의 생각을 솔직히 드러낼 수 있도록 도와준다. 따라서 피해보상기준에 근거하여 적정보상기준과 이점 등을 성실히 설명하여 문제를 해결할 수 있도록 사후 조치에 만전을 기하여 신뢰를 느낄 수 있도록 한다.

| 빈정거리는 고객 |

특 징	빈정거리거나 비꼬며 말하는 사람이나 무엇이든 반대하는 사람은 열등감이나 허영심이 강하고 자부심이 강한 사람이다. 아무렇게나 말을 마구 내뱉듯이 말하다가 상대로부터 강한 추궁이나 반박을 당하면 자신이 한 말이 아무 의미없는 것이라고 책임을 회피하곤 한다. 문제 자체에 중점을 두어 이야기하지 않고 특정한 사람이나 문구, 심지어는 대화 중에 사용한 단어의 의미를 꼬투리를 잡아 항의하는 등 아주 국소적인 문제에 집착하여 말한다.
응 대	정중함을 잃지 않고 냉정하고 의연하게 대처하는 것이 좋으나 상황에 따라 고객의 행동을 우회하여 지적해 줄 수도 있고 때로는 가벼운 농담의 형식으로 응답하는 노련함이 효과적일 수 있다. 대화의 초점을 주제 방향으로 유도하여 해결에 접근할 수 있도록 자존심을 존중해 주면서 응대한다. 고객이 빈정거림을 적당히 인정하고 요령껏 받아줌으로써 고객의 만족감을 유도하면 타협의 자세를 보이게 된다. 무엇이든 반대하는 사람은 질문법을 활용하여 고객의 의도를 표면화하는 것이 좋으며 감정 조절을 잘하여 고객에게 휘말리지 않도록 주의한다.

| 저돌적인 분위기의 고객 |

특 징	상황을 처리하는 데 단지 자신이 생각한 한 가지 방법밖에 없다고 믿고 남으로부터 피드백을 받으려 하지 않는 고객이 있다. 남에게 마구 질문 공세를 펴면서 분위기를 압도하려 하고 상대방의 이야기를 끊고 마구 자신의 주장을 펴기도 하므로 예의없고 거만하며 도발적인 느낌을 갖게 하는 고객이다.
응 대	침착을 유지하고 고객의 친밀감을 이끌어낼 마음의 준비를 하여 자신감 있는 자세로 고객을 정중히 맞이해야 한다. 고객의 마음을 지배하고 있는 것은 표면화된 호전성과는 달리 극심한 불안감일 수도 있으므로 미리 겁을 먹고 위축되지 않도록 한다. 그 사람이 나에게 항의하는 것이 아니고 병원에 항의하는 것이므로 일어난 상황을 개인적인 일로 받아들이면 안된다. 특히 논쟁을 하거나 마주 화를 내는 일이 없도록 하여 상대방이 소진될 때까지 시간을 두고 기다려야 한다. 조심스럽게 고객의 주위를 끌어 응대자의 영역 안으로 방향을 돌리도록 한 뒤에 조용히 사실에 대해 언급한다. 말하고 있는 도중 고객이 방해를 하면 친절히 양보하여 충분히 말할 수 있는 시간과 편안한 분위기를 유지해 주면서 고객 스스로가 문제를 해결할 수 있도록 유도한다. 또한 부드러운 분위기를 유지하며 정성스럽게 응대하되 음성에 웃음이 섞이지 않도록 유의한다. 고객의 흥분 상태를 인정하고 진정하라고 직접 말하기보다는 고객 스스로 감정을 조절할 수 있도록 유도하는 우회화법을 활용한다.

| 지나치게 호의적인 고객 |

특 징	사교적이며 협조적인 고객이면 합리적이고 진지한 면이 있다. 그러나 때로는 고객 자신이 하고 싶지 않거나 할 수 없는 일에도 약속을 하여 상대방을 실망시키는 경우도 있다. 모든 사람이 항상 자신을 받아들이고 좋아해 주기를 바라는 욕구가 내재되어 있다.
응 대	이야기의 맞장구를 잘치는 사교적인 고객을 대할 때는 상대의 의도에 말려들 위험이 있으므로 기분에 사로잡히지 않도록 하며 말을 절제하고 고객에게 말할 기회를 많이 주어서 결론을 도출한다. 고객의 진의를 파악할 수 있도록 질문을 활용하고 합의를 지연하고자 하는 고객의 의도를 경계해야 한다. 상담자가 계획한 결론을 고수할 수 있도록 외유내강의 자세를 유지하여 깔끔한 결론을 이끌어낼 수 있어야 한다.

| 불평을 늘어놓는 고객 |

특 징	사사건건 트집과 불평을 잡는 고객이다. 아는 것도 없으면서 이러쿵저러쿵 말이 많고 꼬투리 잡기를 즐기는 고객이다.
응 대	맞장구 치고 추켜세우고 설득하기가 최선이다. 고객이 불평을 하거나 따지고 들 때는 "제가 뭐 압니까? 규정이 그렇고 위에서 그렇게 하라니 할 수 없죠" 하는 식의 무책임한 말을 해서는 안된다. 또는 "그것은요~", "그건 아니죠" 하며 즉각 반론을 폈다가는 악화된 고객의 감정을 더욱 자극할 뿐이다. 그럴 때는 우선 그 이유를 재빨리 감지하여 고객이 오해를 하고 있다면 "선생님의 말씀도 일리는 있습니다만..." 하는 식으로 우선 고객의 입장을 인정해 준 후 차근차근 설명하여 이해를 시켜야 한다. 그러나 고객의 요구가 정당하고 자신에게 잘못이 있었다면 앞뒤 잴 것 없이 즉각 용서를 빌고 성의를 다하여 줌으로써 더 큰 언쟁으로 발전하는 일이 없도록 주의해야 한다.

| 성급한 고객 |

특 징	조금만 사무처리가 늦어도 빨리빨리를 외치고 재촉이 심한 고객이다. 가만히 앉아 기다리지 못하고 안절부절 창구에 달라붙어 심지어 직원에게 "이렇게 하라, 저렇게 하라"고 업무지시까지 하는 경우도 있다.
응 대	말은 시원시원하게 행동은 빨리빨리 하는 것이 상책이다. 늦어질 것 같을 때는 일방적으로 추켜세우고 사과하면서 진정시켜 드려야 한다. 자칫하면 폭발하기 쉬우니 조심해야 할 고객이다.

| 큰소리로 말하는 고객 |

특 징	고객의 음성이 커서 다른 사람이나 업무에 방해가 되는 경우다.
응 대	"저, 죄송합니다만 목소리를 좀 낮추시지요" 할 수는 없는 노릇이다. 우선 당신의 목소리를 작게 낮추고 말을 천천히 이어감으로써 상대방으로 하여금 자기의 목소리가 지나치게 크다는 사실을 깨닫게 한다. 그래도 상대방이 계속 언성을 높일 때는 분위기를 바꾸는 것이 필요하다. 장소를 바꾸면 대화가 잠시 중단됨으로써 상대방의 기분을 전환시킬 수 있고 대화가 다시 새롭게 시작됨으로써 목소리를 낮추는 효과를 거둘 수 있다.

| 말 많은 고객 |

특 징	밑도 끝도 없이 "달달달~" 계속 말을 내뱉는 고객에게는 무책無策이 상책이다. 어떤 경우에는 주제와 상관없는 이야기가 지속되는 경우도 있다.
응 대	그저 참고 듣고 있는 수밖에 방법이 없다. 이런 고객의 말문을 노골적으로 막았다가는 금방 돌아서 버리고 만다. 말 많은 것만큼 기분 변화도 심하기 때문이다.

| 말이 없는 고객 |

특 징	속마음을 헤아리기 어려운 고객이다.
응 대	조금 불만스러운 것이 있어도 잘 내색을 하지 않는 유형이다. 그러나 말이 없다고 해서 흡족한 것으로 착각해서는 안된다. 이런 고객은 한 번 마음에 들면 거래가 오래 계속되나, 마음이 돌아서면 끝이기 때문이다. 말이 없는 대신 오해도 잘한다. 정중하고 온화하게 대해 주고 일은 차근차근 빈틈없이 처리해 주어야 한다.

| 깐깐한 고객 |

특 징	별로 말이 많지 않고 예의도 밝아 직원에게 깎듯이 대해 주는 반면 직원의 잘못은 꼭 짚고 넘어간다. 참으로 조심스런 고객이다.
응 대	정중하고 친절히 응대하되 만약 고객이 잘못을 지적할 때는 반론을 펴지 말자. 이런 고객일수록 자존심이 상당히 강하므로 "지적해 주셔서 감사합니다" 하고 받아들이는 자세를 보여야 내심 좋아한다.

| 의심이 많은 고객 |

특 징	이것저것 캐묻고 이리 갸우뚱 저리 갸우뚱 의심이 많은 고객
응 대	의심 많은 고객에게는 자신감있는 태도로 명확하고 간결한 응대를 해야 한다. 너무 자세한 설명이나 친절도 의심의 대상이 되기 때문에 분명한 증거나 근거를 제시하여 스스로 확신을 갖도록 유도하여야 하며 때로는 책임자로 하여금 응대하도록 하는 것도 좋다.

| 어린이 동반 고객 |

특 징	어린이에 대한 관심을 고객 자신에 대한 관심으로 여긴다.
응 대	어린아이의 특징을 재빨리 파악하여 적절한 찬사를 보내는 것이 좋다. 울거나 칭얼거릴 경우 살짝 안아 준다거나 다독거려야 하는 재치를 보여야 한다. 어린이가 많이 오는 곳이면 사탕과 껌을 준비할 필요도 있다.

| 잘 모르는 것을 질문하는 고객 |

특 징	질문의 내용이 구체적이며 의료관련 종사자인 경우가 많다.
응 대	응대자가 확실히 알지 못하는 것을 고객이 물을 때 어물어물 넘기거나 틀린 대답을 해주었다가는 나중에 더 큰 문제가 될 수 있다. "그것은 제가 잘 모르고 있습니다. 담당자를 불러 드리겠습니다" 하고 친절히 응대하여 확실한 답을 얻으실 수 있도록 해야 한다.

| 같은 질문을 반복하는 고객 |

특 징	이미 답을 했는데도 같은 질문을 하는 경우다.
응 대	고객의 말을 중간에 가로채거나, 막지 말고 경청한다. 말을 중간에 자르거나 회피하려는 인상을 주면 고객은 불안감에 계속 같은 말을 반복적으로 하게 되므로 가능한 신속한 결단을 하여 방안을 제시하는 것이 좋다.

| 재촉하는 고객 |

특 징	계속 시간을 물어보고 언제 되는가에 대해 질문을 반복하는 경우다.
응 대	업무처리가 조금 늦거나 지연되는 것을 보지 못하고 빨리빨리를 외치는 고객이다. 그러므로 가급적 처리를 빨리 해주는 것이 최선의 방법이다. 처리가 지연되거나 시간이 걸릴 것 같으면 고객에게 미리 예상 소요시간을 이야기해 주며, 고객에게 말은 시원스럽게 하고 행동을 빨리빨리 처리하고 있는 모습을 보여주어야 한다.

| 진료비에 의문을 갖는 고객 |

특 징	특히 진료비와 관련하여 하나하나 질문하는 경우가 많다.
응 대	자신감있는 태도로 정확한 근거를 제시하여 신뢰감을 주도록 한다. "네, 고객님. 그 부분은 저희 건강보험법에 명시되어 있는 사항입니다. 제가 관련 내용을 송부하여 드리겠습니다." 책임자가 응대하여 고객이 병원에 대한 확신을 갖도록 하는 방법도 좋다.

| 거친 표현의 언어로 병원의 입장을 무시하고 자신의 입장만 고집하는 고객 |

특 징	막무가내로 병원의 체계를 무시하며 큰소리를 지르는 경우가 많다.
응 대	현장 근무자들이 "그 환자 때문에..." "말이 너무 거칠어요" "너무 무시해요"하고 어려움을 토로할 정도로 친절한 서비스를 제공하고 미소로 대하려고 해도 도저히 안 통하는 환자들이 있다. 이런 고객(환자)들은 원칙과 규정을 강조하여 응대하도록 한다. - 엄격한 대화, 응대의 예 바쁘신 것은 충분히 이해합니다. 그러나 죄송하지만, 진료 순서를 바꾸어 드릴 수는 없습니다. 먼저 기다리신 분들의 진료가 우선입니다(목소리는 낮고 작아야 하며 발음을 분명히 한다). - 사후관리 죄송했습니다. 환자분의 사정을 저는 십분 이해하지만 먼저 기다리신 분들의 입장을 살펴드려야 하는 것이 제 임무라서요. 정말 죄송합니다. 다음에는 미리 전화주세요. 제가 예약 접수해 놓겠습니다(위로는 밝은 목소리로 주변에서 들을 수 있는 정도의 조금 높은 톤으로 한다).

잘못된 응대

태도

표정 | 얼굴을 찌푸리며 싫은 표정을 짓는다.

자세 | 팔짱을 끼거나 뒤로 젖힌 자세, 외면하는 자세로 응대한다.

행동 |

- 느린 행동으로 기다리게 한다.
- 서류 작업, 전화 통화 등으로 산만하게 행동한다.

말투 |

- 농담처럼 받는다.
- 별것 아닌데?
- 한숨 쉬며 귀찮다는 느낌을 나타낸다.
- 중간에 말을 끊는다.
- 목소리를 높이며 빠른 말투로 상대를 격앙시킨다.
- 반말로 응대한다.
- 책임을 전가한다.
- 잘못을 고객의 탓으로 돌린다.

화를 돋우는 표현

- 고객과 함께 흥분하기 : 고객님, 그런 뜻으로 말씀드린 건 아니잖아요?
- 고객 의심하기 : 그럴 리가 없을 텐데요?
- 정당화하기 : 규정상 저로서도 어쩔 수 없는 부분이기 때문에...
- 고객 무시하기 : 고객님도 잘못하셨잖아요? 저희에게 말씀 안 하셨잖아요?

대화 시 어려움에 빠졌을 때는?

- 솔직하게 터놓고 이야기하는가?
- 남의 탓으로만 돌리고 있지 않은가?
- 감정의 홍수에 빠져 있지 않은가?
- 서로 다른 입장에 서서 자기 입장만 받아들이라고 강요하고 있지 않은가?
- 너무 방어적 태도로만 일관하고 있지 않은가?

언어 사용의 예

| 단 한마디라도 신경 써서 |

오늘은 좋아 보이시네요.	오늘은 좋아 보이십니다.
좋아요, 해드리죠.	네, 제가 해드리겠습니다.

| 명령형을 의뢰형으로 |

좌석을 당겨 앉아 주십시오.	죄송합니다만, 좌석을 당겨 주시겠습니까?

| 부정형을 긍정형으로 |

할 수 없습니다.	한 시간 후라면 가능합니다.
모릅니다.	잘 모르겠습니다. 제가 확인하고 말씀드리겠습니다.

| 부정형을 의뢰형으로 |

여기는 금연 구역입니다. 담배 좀 꺼주세요.	담배는 흡연구역에서 피우실 수 있습니다. 흡연구역은 1층에 있습니다.

| 플러스 대화법 |

조금 비싸기는 하지만 꼭 필요한 검사입니다.	꼭 필요한 검사지만 조금 비쌉니다.

불만을 예방하는 상황별 접근법

진단을 위한 검사나 처치를 할 예정인 환자

의료종사자들은 환자에게 계획되어 있는 여러 가지 검사, 처치와 임상병리검사들이 적절한 간격을 두고 이루어질 수 있도록 배려해 주어야 한다. 몇 개의 검사나 처치가 너무 촉박한 시간 간격으로 일정이 짜여 있을 때, 의료종사자 간에 의논하여 적절한 시간 간격을 두고 이루어지도록 조정하여 같은 시간에 행해질 수 있도록 해야 한다.

검사나 처치에 대한 설명을 요구하는 환자

환자는 자기 자신에게 어떤 일이 왜 일어나고 있는가를 알아야 할 필요가 있다. 이때 환자들이 스스로 보다 많은 정보를 가지고 있다고 느낀다면 이 환자들은 의료종사자에게 보다 더 협조를 잘할 것이다. 즉, 환자가 왜, 어떻게 이와 같은 검사나 처치가 이루어지는가를 이해한다면 그 환자는 그만큼 불평을 덜하게 된다.

환자에게 자신의 상황이나 조건을 이해하고 있는가를 확인하는 것이 필요하며, 필요하다면 의료종사자는 행해질 검사나 처치에 대한 정보를 환자에게 제공해야 한다. 의료종사자가 병원감염에 대한 정보를 제공하고, 자신이 제기한 문제는 물론 그것을 해결하기 위한 조치를 알고 있다고 인식한 환자는 의료종사자들의 자신감있고 식견이 넓은 태도를 훨씬 더 마음놓고 신뢰할 수 있게 된다.

의료비용의 부적절함을 비판하는 환자

병원을 찾은 환자나 가족에게 질병의 발생과 함께 다가오는 심리적 압박은 바로 경제적 문제다. 예상치 못한 입원비나 치료, 검사 수가에 대해 예민한 반응을 보이는 것은 지극히 당연하다. 따라서 특별한 검사나 처치 전에 설명을 하면서 수가를 말해 주고 동의를 받아내는 것은 당연한 의무이다.

05 상황별 응대 연습

상황별 응대 스크립트

맞이 인사

- 안녕하십니까?
- 감사합니다.
- 죄송합니다.
- 무엇을 도와드릴까요?
- 안녕히 가십시오.

기다리게 할 때

- 죄송합니다. 잠시만 기다려 주시겠습니까?
- 오래 기다리시게 해서 죄송합니다.
- 기다려 주셔서 감사합니다.
- 이쪽으로 앉으시겠습니까?
- 네, 불편을 끼쳐 드려 죄송합니다.

용건 파악	
가능할 때	- 예, ~ 말씀이시군요. - 예, 잘 알겠습니다. - 예, 바로 처리해 드리겠습니다.
어려울 때, 곤란할 때	죄송합니다만,
부탁이나 의뢰 시	죄송합니다만, ~ 해주시겠습니까?
다시 물어볼 때	한 번 더 말씀해 주시겠습니까?
의견을 물을 때	- ~도 괜찮으시겠습니까? - ~이 어떻겠습니까? - 죄송합니다만, 3번으로 가시겠습니까?

안내
- ○○○는 5번입니다. - 2층에 있습니다. - 나가셔서 왼쪽에 있습니다. - 담당자께 안내해 드리겠습니다. - 저와 함께 가시겠습니까? - 이쪽으로 오시겠습니까?

수납(현금 수수)
- ○○○는 5,000원입니다. - 5,000원 받았습니다. - 거스름돈 600원입니다. - 감사합니다.

업무처리

- 관계 서류는 가지고 오셨습니까?
- 잠시만 기다리시겠습니까?
- 빨리 처리해 드리겠습니다.
- 기다려 주셔서 감사합니다.
- 오래 기다려 주셨습니다.
- ㅇㅇㅇ님, 여기 서류가 나왔습니다.
- ~는 5,000원입니다.

모니터를 이용한 고객 응대

| 퇴원 환자 주의사항 안내 화면 |

– 병원에서 ㅇㅇㅇ님께 퇴원 후, 주의사항을 알려드립니다.

- 특별한 경우를 제외하고는 상처를 소독할 필요가 없습니다.
- 통증이 있으면 경구용 진통제나 따뜻한 찜질로 통증을 완화시킵니다.
- 운전 전, 음주 시에는 진통제를 복용하지 않습니다.

– 병원 퇴원 수속 안내

- 담당의사가 퇴원 1일 전에 퇴원 예고 또는 당일 오전 회진 시 오후 퇴원을 예고해 드립니다. 퇴원 당일 오전 또는 오후에 퇴원계산서가 원무과 퇴원계에서 발급되며, 진료비는 퇴원계에서 납부하십시오.
- 퇴원 수속이 완료되면…

원무행정 상황별 응대 스크립트

| 입원 결정 및 입원 안내 |

진료비를 문의할 때

- 고객분의 검사와 진료에 따라 개인차가 있지만, 약 (　)만원입니다.
- 응급실 진료의 경우 야간 또는 공휴일에는 진찰료, 수술, 처치 행위 등에 가산료가 추가되므로 선생님의 예상보다 진료비가 더 나올 수도 있습니다.

신속한 입원을 요청할 때

- 입원 대기 환자가 많이 있으므로, 병실 사정이 여의치 않습니다.
- 현재의 상황으로는 약 (　)일 이후면 병실에 입원이 가능할 것입니다.

공통 안내

- 원하시는 병실 등급이 있으시면 말씀하여 주십시오.
- 입원 대기 중에 궁금하신 사항은 안내문에 기재되어 있는 전화번호로 문의하여 주시기 바랍니다.

외과계 환자 입원 안내

- ○○○님, 입원 접수되었습니다. 수술 일정이 결정되면 입원 일자를 알려드리겠습니다.
- 궁금한 사항은 안내문에 기재되어 있는 전화번호로 문의하여 주시기 바랍니다.

내과계 환자 입원 안내

- 입원예약 환자분들이 많이 대기하고 계십니다. 입원예약 순서에 따라 입원일이 결정되면 댁으로 연락을 드리겠습니다.
- 입원 대기 중 몸이 불편하시거나 궁금한 사항이 있으시면 언제든지 연락주십시오.

선택진료 환자 입원 안내

- (　)님은 김**선생님께 선택진료받기를 희망하십니까?
  그러시면 선택진료 신청서를 작성하여 주십시오.
- 감사합니다. 안녕히 가십시오.

건강보험증을 갖고 오지 않은 환자의 입원 안내

입원 수속하러 오실 때에 건강보험증을 꼭 지참하여 주시기 바랍니다. 불가피하게 보험증을 지참 못하실 경우에는 입 · 퇴원 원무과 담당 직원에게 말씀하시고 적절한 조치방법을 안내 받으시기 바랍니다.

요양급여의뢰서가 없는 환자의 입원 안내

진료절차를 거치지 않고 오시면 건강보험수가의 전액을 본인이 부담하셔야 합니다. 입원하실 때에는 요양급여의뢰서를 제출하셔야 건강보험 혜택을 받으실 수 있습니다.

치료비에 대하여 문의하는 환자

고객님의 검사와 진료에 따라 개인차가 있지만, 2인용 병실에 입원하실 경우 약 ○○○만원 정도 소요됩니다.

| 입원 대기 중 |

입원 수속하라고 해서 왔는데요.

- 궁금한 사항을 말씀하시면 자세히 알려드리겠습니다.
- (　)님, 죄송합니다. 입원 대기 환자가 많아 입원이 늦어지고 있습니다. 입원일이 결정되는 대로 최대한 빠른 시일 내에 전화 연락을 드리겠습니다.
- 많은 고객님들이 기준병실에 입원하시기를 원해 기준병실로의 입원은 현재 지연되고 있습니다. 먼저 상급병실로 입원하신 후, 간호사에게 병실 이동을 신청하시면 신청 순서에 따라 기준병실로 옮겨 드릴 것입니다. 상급병실로 입원하시겠습니까?

병실비가 좀 싼 병실에 입원하고 싶은데요.

많은 고객님들이 기준병실에 입원하시기를 원하시므로 기준 병실로의 입원은 현재 지연되고 있습니다. 먼저 2인용(또는 1인용) 병실로 입원하신 후 간호사에게 병실 이동을 신청하시면 신청 순서에 따라 기준병실로 옮겨 드립니다. 2인용(또는 1인용) 병실로 입원하시겠습니까?

입원을 빨리 하게 해주세요.

- 입원 대기 고객이 많이 있으므로, 병실 사정이 여의치 않아 죄송합니다.
- 현재의 상황으로 약 (　)일 후에 입원이 가능하고, 입원이 결정되면 즉시 전화연락을 드리겠습니다.
- 정형외과 ○○○님 말씀이십니까? 정형외과(신경외과, 소아과도 동일) 고객님은 정형외과에서(수술 순서가 정해지는 대로) 직접 전화연락을 드립니다. 기다려 주시면 감사하겠습니다. 궁금한 사항은 정형외과(420 – ****)로 전화하시기 바랍니다.

병원비는 얼마나 나오나요?

고객님의 검사와 진료에 따라 개인차가 있지만, 2인용 병실에 입원하고 선택진료를 신청하실 경우 약 (　)만원 정도 소요되며, 좀더 자세히 알고 싶으시면 진료비 심사 담당 직원에게 문의토록 해보겠습니다.

| 입원 결정을 통보할 때 |

상급병실로 배정하는 경우

○○○님은 2인실로 입원하시게 됩니다. 입원하시겠습니까?

입원을 하는 경우 | 네, 알겠습니다. ○○일 오후 ○시까지 입 · 퇴원 원무과에 오셔서 입원 수속을 하시기 바랍니다.

입원을 하지 않는 경우 | 네, 알겠습니다. 기준병실이 결정되면 즉시 연락을 드리겠습니다. 안녕히 계십시오.

기준병실로 배정하는 경우

○○○님은 6인실로 입원하시게 됩니다. 입원하시겠습니까?

입원을 하는 경우 | 네, 알겠습니다. ○○일 ○시까지 입 · 퇴원 원무과에 오셔서 입원 수속을 하시기 바랍니다.

입원을 하지 않는 경우 | 네, 알겠습니다. 상급병실이 결정되면 즉시 연락을 드리겠습니다. 감사합니다.

사정이 있어 입원 날짜를 연기하고 싶어요.

네, 선생님. 내일 입원하기를 희망하십니까? 내일이나 빠른 시일 내에 병실이 결정되는 대로 다시 연락을 드리겠습니다.

기다리다가 다른 병원에 입원했어요.

네, 지금 다른 병원에 입원하고 계십니까? 치료 잘 받으시고 쾌차하시기 바랍니다. 다음에 저희 병원에 입원하고자 하실 경우에는 전화를 주십시오. 감사합니다.

이미 돌아가셨어요.

네, 돌아가셨습니까? 삼가 명복을 빌겠습니다. 유족 여러분에게도 큰 위로가 함께 하기를 진심으로 바랍니다. 안녕히 계십시오.

| 입원 수속 |

상급병실을 원하는 경우

○○○님은 2인용 병실로 입원하신다는 말씀을 들으셨습니까? 네. 말씀을 들으셨군요. 오늘은 1인용 병실이 없기 때문에 먼저 2인용 병실에 입원하신 후 간호사에게 병실 이동을 신청하시면 순서에 따라 옮겨 드릴 것입니다. 상급병실 사용신청서를 작성하여 주십시오.

기준병실로 이동을 원하는 경우

○○○님은 2인용 병실로 입원하신다는 말씀을 들으셨습니까? 네. 말씀을 들으셨군요. 오늘은 8인용 병실이 없기 때문에 2인용 병실로 입원하신 후 간호사에게 병실 이동을 신청하시면 순서에 따라 옮겨드릴 것입니다. 상급병실 사용신청서를 작성하여 주십시오.

주차에 대하여 문의할 때

입원 당일 및 퇴원 당일은 8시간 무료 주차이며, 1회에 한합니다. 그 외에는 최초 30분까지 800원이며, 10분당 300원이 추가됩니다.

| 진료비에 관하여 문의할 때 |

식대가 너무 비싸다고 할 때

대학병원의 식사는 일반 식당과는 다릅니다. 고객님의 치료를 위하여 주치의 선생님의 식사 처방과 영양사의 식단지도하에 제공되어 식대의 차이가 납니다. 이해하여 주시면 감사하겠습니다.

병실료가 비싸다고 할 때

고객님의 치료에 필요한 의학 관리와 간호 관리가 이뤄지기 때문에, 병실료는 일반 숙박업소의 객실료와는 차이가 납니다.

진료비가 너무 많이 나왔다고 할 때

- 수술비(검사비)가 너무 많이 나온 것에 대하여는 제가 확인 후에 그 결과를 말씀드리겠습니다. 잠시만 기다려 주시면 감사하겠습니다.
- 진료비계산서상의 금액 중 식대, 상급 병실료 차액, 선택진료비 및 진단서비 등은 보건복지부 규정에 의하여 전액 본인이 부담하셔야 할 금액입니다.
- ○○○검사는 보험 적용이 되지 않는 검사이므로, 보험이 적용되는 다른 검사비보다 비싸다는 것을 이해하여 주시기 바랍니다.

| 병실 이동에 관한 불만 |

병실 이동의 형평성에 대해 문제를 제기할 때

병실 이동은 진료과별, 남녀별로 이루어지므로, 다른 진료과의 환자와 비교하면 이동 순서가 빠르거나 늦을 수 있습니다. 간호사에게 병실 이동을 신청하신 순서대로 이동될 것입니다. 이해해 주시면 감사하겠습니다.

형편이 어렵다고 하며 기준 병실로의 병실 이동을 요청할 때

네, 힘드시지요. 다른 고객님들의 사정도 비슷합니다. 간호사에게 병실 이동을 신청한 순서에 따라 최대한 빨리 이동 가능토록 하겠습니다. 조금만 기다려 주시면 감사하겠습니다.

동일 병실 내에서 이동을 요청할 때

같은 병실 내에서는 자리 이동이 허용되지 않습니다. 다른 고객 분들도 모두 협조하여 주시고 계십니다. 다소 불편하시더라도 협조하여 주시겠습니까? 이해하여 주시기 바랍니다. 이해해 주셔서 감사합니다.

| 퇴원 수속 |

퇴원계산이 너무 늦다고 할 때

죄송합니다. 금일 퇴원 환자가 많아 퇴원차트 정리, 진료비 심사가 다소 지연되고 있습니다. 해당 부서에 연락하여 최대한 빨리 처리되도록 부탁하겠습니다. 조금만 기다려 주시면 연락을 드리겠습니다.

총 진료비가 너무 많이 나왔다고 할 때

- 수술비(검사비)가 너무 많이 나온 것에 대하여는 제가 확인 후에 그 결과를 말씀드리겠습니다. 잠시만 기다려 주시면 감사하겠습니다.
- 진료비 계산서의 금액 중 상급병실료 차액, 선택진료비 등은 보건복지부 규정에 의하여 전액 본인이 부담하시는 금액입니다.
- ㅇㅇㅇ검사는 보험 적용이 되지 않는 검사로, 보험에 적용되는 다른 검사비보다는 비싸다는 것을 이해하여 주시면 감사하겠습니다.

미실시 검사비가 나왔다고 할 때

해당 부서에 확인하겠습니다. 잠시만 앉아서 기다리시면 연락을 드리겠습니다.

| 입원 증명서(납입 증명서) 발급 |

입원 사유와 수술명 등이 기재된 증명서를 요청할 때

죄송합니다. 입원 증명서에는 입원 기간과 입원 진료과(여러 과에 입원했을 경우라도 마지막 퇴원 시의 진료과만 표기)만 표기됩니다. 입원 사유와 수술명이 필요하시면 외래 원무과에 가셔서 해당 진료부서로 접수하신 후 주치의 선생님에게 진단서를 발급받으셔야 합니다.

과거 년도 이전 진료비 납입내역의 발급을 요청할 때

의료법상 진료비 납부내역은 2년간 보관하는 것으로 되어 있지만, 저희 병원의 경우 진료비 수납내역 자료가 200*년도 분부터 전산에 보관되어 있습니다. 200*년도 이전 자료는 전산에 납부내역이 보관되어 있지 않아 발행할 수 없습니다. 양해하시기 바랍니다.

병원과 고객의 관계

어떤 병원의 창구이용 고객의 동향을 조사한 적이 있다. 창구를 찾아오는 고객들이 어떤 절차와 방법을 통해 용무를 보는지 확인해 보고, 효과적인 응대방안을 강구하기 위한 목적에서였다.

조사 결과, 병원 출입문을 들어선 고객들이 당당하게 창구까지 걸어가는 모습은 보기 힘들었다.

고객의 상당수는 복도에서 머뭇거리는 경우가 많았다. 물끄러미 안내표시판을 바라보기도 하고 수속서류를 작성하는 테이블을 바라보기도 하다가 창구 앞으로 간다.

또 창구 앞으로 다가가는 발걸음도 여간 조심스럽지 않다. 혹시 창구 근무자가 고개를 숙인 채 업무를 보는 도중이면 눈치를 살피며 기다리는 것이다.

반면, 창구 근무자는 고객이 다가와도 자신의 업무가 종료되지 않으면 특별히 반응하지 않았다.

"저, 실례합니다."

고객이 어렵게 이야기를 꺼내면 그제야 고개를 내미는데 그런 창구직원의 얼굴은 그다지 반가워하는 표정이 아니었다. 그러한 고객의 행동을 보노라면 웬일인지 피해의식에 젖어 있는 듯했다.

병원을 이용하는 고객은 아직도 당당한 자기주장을 펴기 어렵다고 생각하는 것 같다. 과거 권력기관처럼 행세하던 병원의 위압적이고 강한 이미지를 털어버리지 못한 까닭일 것이다.

물론 병원의 지리나 분위기에 익숙지 못해서인 경우도 있을 것이다. 그러나 좀더 신경을 쓴다면 그러한 고객의 마음과 행동을 바꿀 수도 있다.

고객에게는 병원창구가 일반 은행창구에 비해 익숙지 않다. 낯선 업무를 해결해야 하는 자신의 판단이 옳은지 한번쯤 망설이는 것이 병원창구를 이용하는 고객의 심리이기 때문이다.

따라서 그저 고객이 창구까지 다가오기를 기다릴 것이 아니라, 망설이는 고객을 향해 조력적인 시선을 보내 주는 태도가 바람직하다. 고객이 다가오면 먼저 입을 열어 인사하는 것도 고객의 마음을 편하게 해 주는 방법 가운데 하나다.

창구 앞에서 기다리는 고객의 수를 단순한 업무량으로 보지 말고 도움을 줄 수 있는 대상으로 생각하면 친절한 응대는 그리 어렵지 않을 것이다.

출처 : 김세광, 매너도 경쟁력이다, 한뜻, 1997. p.47-48

Check-list 불만 고객 응대 매너

다음 설문을 보고 화난 고객을 진정시키는 자신의 기술이 어느 정도인지 평가해 보자.

- ☐ 1. 전혀 그렇지 않다.
- ☐ 2. 거의 그렇지 않다.
- ☐ 3. 보통(가끔)
- ☐ 4. 거의 그렇다.
- ☐ 5. 항상 그렇다.

1. 나는 화난 고객을 항상 진정시킬 수 있다.	1	2	3	4	5
2. 화난 고객과 함께 있을 때 나의 기술은					
① 가만히 듣는다.	1	2	3	4	5
② 중간에 끼어들지 않는다.	1	2	3	4	5
③ 당황하지 않고 고객의 관심거리에 집중해 준다.	1	2	3	4	5
④ 고객에게 방어적인 태도를 취하지 않고 응대한다.	1	2	3	4	5
⑤ 자신있게 고객과 시선을 맞춘다.	1	2	3	4	5
⑥ 언제쯤 상사를 개입시킬 것인지 생각한다.	1	2	3	4	5
⑦ 고객의 불만을 충실히 메모한다.	1	2	3	4	5
⑧ 상황에 적절하게 얼굴 표정을 짓는다.	1	2	3	4	5
⑨ 자신감있고 의욕있는 목소리로 응대한다.	1	2	3	4	5
⑩ 문제의 발생 원인을 변명하지 않고 정중하게 사과한다.	1	2	3	4	5
3. 화난 고객이 떠난 후에					
① 나의 감정을 통제할 수 있다.	1	2	3	4	5
② 그런 상황이 반복되지 않도록 노력한다.	1	2	3	4	5
③ 자신이 무엇을 잘못했으며 잘했는지 분석해 본다.	1	2	3	4	5

결과	
결과	0점 ~ 30점 : 30점 ~ 40점 : 40점 ~ 50점 : 50점 이상 :

참/고/문/헌

1. 손정화, 인터넷 쇼핑몰 고객의 불만 및 불평에 관한 연구, 동의대학교 대학원 석사학위논문, 2003, p.17
2. Singh, Jagdip (1988), Consumer Complaint Intentions and Behavior: Defivition and Taxonomical Issues, Journal of Marketing, Vol.52, p.93-107
3. Hoffman, K. Douglas, Scott W. Kelly and Holly M. Rotalsky (1995), Tracking Service Failures and Employee Recovery Efforts, Journal of Service Marketing, Vol.9(2), p.49-61
4. Smith, Amy K., Ruth N. Bolton and Janet Wagner (1999), A Model of Customer Satisfaction with Service Encounters Involving Failure and Recovery, Journal of Marketing Research, Vol.36 (August), p.356-372
5. Parasuraman, A., Leonard L. Berry, and Zeithaml, Valarie A. (1985), A Conceptual Model of Service Quality and Its Implications for Future Research, Journal of Marketing, Vol.49, p.41-50
6. Parasuraman, A., (1988), Communication and Control Process in the Delivery of Service Quality, Journal of Marketing, Vol.52, p.35-48
7. James K. Skipper, What communication means to patient, American Journal of Nursing, Vol.64, No.4, 1964, p.101-103
8. 전현숙, 간호사가 지각한 환자에 대한 불친절경험 현상 분석, 이화여자대학교대학원 석사학위논문, 1992, 결과에서 요약
9. 이종여, 환자와 간호사가 지각하는 불친절경험에 관한 연구, 영남대학교행정대학원 석사학위논문, 1997, 결과에서 요약
10. 백종득, 고객불평처리 프로세스의 효과성 분석, 경희대학교대학원 박사학위논문, 2004, p.30
11. 백종득, 고객불평처리 프로세스의 효과성 분석, 경희대학교대학원 박사학위논문, 2004, p.26 재인용
12. Swanson, Scott R. and Scott W. Kelly (2001), Service Recovery Attributions and Word-of-Mouth Intentions, European Journal of Marketing, Vol.35(1/2), p.194-211
13. Johnston, R. (1995), Service Failure and Recovery: Impact, Attributes and Process, Advances in Service Marketing and Management, Vol.6(2), p.52-61
14. Gronroos C. (1988), Service Quality: The Six Criteria of Good Perceived Service Quality, Review of Business, Vol.9(Winter), p.10-13

15. Schwarz, Nobert Bless (1991), Happy and Mindless, But Sad and Smart? The Impact of Affective States on Analytic Reasoning, In Emotion and Social Judgement. (Ed.), Joseph P. Forgas. London; Pergamon, p.55-71
16. 윤혜상, 의사소통 및 인간관계, 청구문화사, 2000, p.357-362
17. 윤혜상, 의사소통 및 인간관계, 청구문화사, 2000, p.365

Chapter 8

접점별 응대

01 MOT Moments of Truth

MOT (진실의 순간)의 개념

MOT의 유래

스페인의 투우에서 나온 말로 스페인어로는 Moment De La Verdad라고 한다. 투우사가 소의 급소를 찌르는 순간을 말하며, '피하려 해도 피할 수 없는 순간' 또는 '실패가 허용되지 않는 매우 중요한 순간'을 의미한다. 따라서 MOT란 '진실의 순간'이라는 통상적 번역보다 '결정적 순간'이라는 말이 더 적합할지 모르겠다. 즉 진실의 순간, 결정적 순간이란 고객이 병원에 접촉하여 그 제공된 서비스에 대하여 느낌을 갖는 순간을 말하며 우리 병원을 선택한 것이 최선의 선택이었다는 사실을 고객에게 입증해야 할 결정적인 순간이라고 할 수 있다. MOT의 개념을 경영에 처음 도입한 사람은 스칸디나비아 항공 SAS 의 사장이었던 얀 칼슨 Jan Carlzon 이다. 1987년『Moments of Truth』란 책을 펴낸 이후 MOT 란 말이 급속히 보급되었다.

*** MOT Moments of Truth : 결정적 순간**

17년간 흑자의 스칸디나비아 항공 SAS, '70년대 말 석유파동으로 2년 동안 3,000만 달러 적자, 39세 젊은 나이에 사장으로 취임한 얀 칼슨 Jan Carlzon 은 고객이 직원들과 접하는 처음 15초 동안의 짧은 순간이 회사의 이미지, 나아가 사업의 성공을 좌우하는

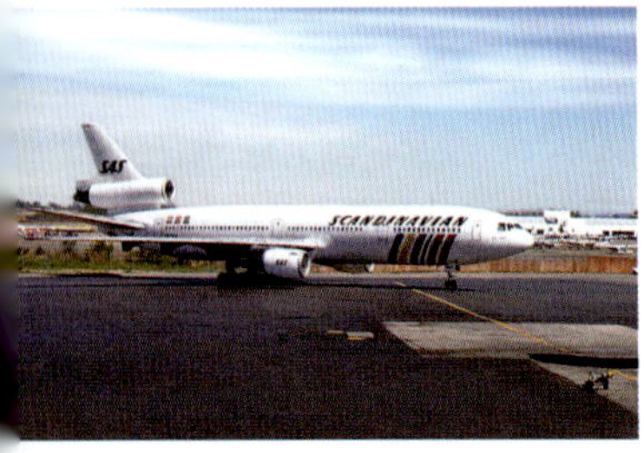

MOT Moment of Truth 라는 새로운 개념을 도입하여 위기에 빠진 회사를 구하고 고객만족 최고의 항공사로 불리는 전설적 신화를 창조하였다.

고객과 접하는 모든 순간들로 '진실의 순간'보다는 오히려 '결정적 순간'이 더 와 닿는 느낌이 들기도 한다. 만약 승객들이 자신의 음식 접시가 지저분하다는 것을 발견하면 그들은 그 순간에 자신이 탑승하고 있는 비행기 전체가 불결하다고 느끼는 것과 마찬가지다. 그리고 당연시가 문제점으로 지적되기도 하였는데 왜 공항에서 기다려야 하고, 왜 음식은 그냥 주는 것을 먹어야 하나, 왜 기내에서 그냥 몇 시간 있어야 하나 등등이다. 이처럼 MOT는 서비스 제공자가 고객들에게 서비스 질을 보여줄 수 있는 극히 짧은 시간이지만 자사에 대한 고객 인상을 좌우하는 점에서는 정말 중요한 순간이다. 스칸디나비아 항공사의 얀 칼슨 사장은 "한 해에 천만 명의 스칸디나비아 항공사의 승객은 각각 5명의 종업원과 접촉했으며 1회의 접촉시간은 평균 15초였다. 이 한 순간 한 순간이 결국 스칸디나비아 항공의 성공을 좌우하는 결정적 순간이 된다"고 역설하였다. 스칸디나비아 항공은 이와 같은 고객 중심 경영에 힘입어 2년 연속 연 800만 달러의 적자로부터 연 7,100만 달러의 이익을 내는 흑자기업으로 전환하였다.

MOT의 개념

- 고객과 병원이 만나는 15초간의 결정적 순간, 홈페이지를 접속한 순간
- 고객이 병원의 이미지를 결정하는 소중한 순간으로 표현하며
- 고객은 다양한 순간의 접점을 통해 병원의 이미지와 서비스에 대한 느낌을 갖게 된다.

MOT의 중요성

고객은 병원에서 경험하는 모든 과정에서 고객은 병원을 평가한다. 이 각각의 지점, 즉 고객이 병원과의 접촉을 통해 서비스를 체험하는 접점이 고객접점이다.

병원은 모든 고객접점에서 고객으로부터 합격점을 받아야 한다.

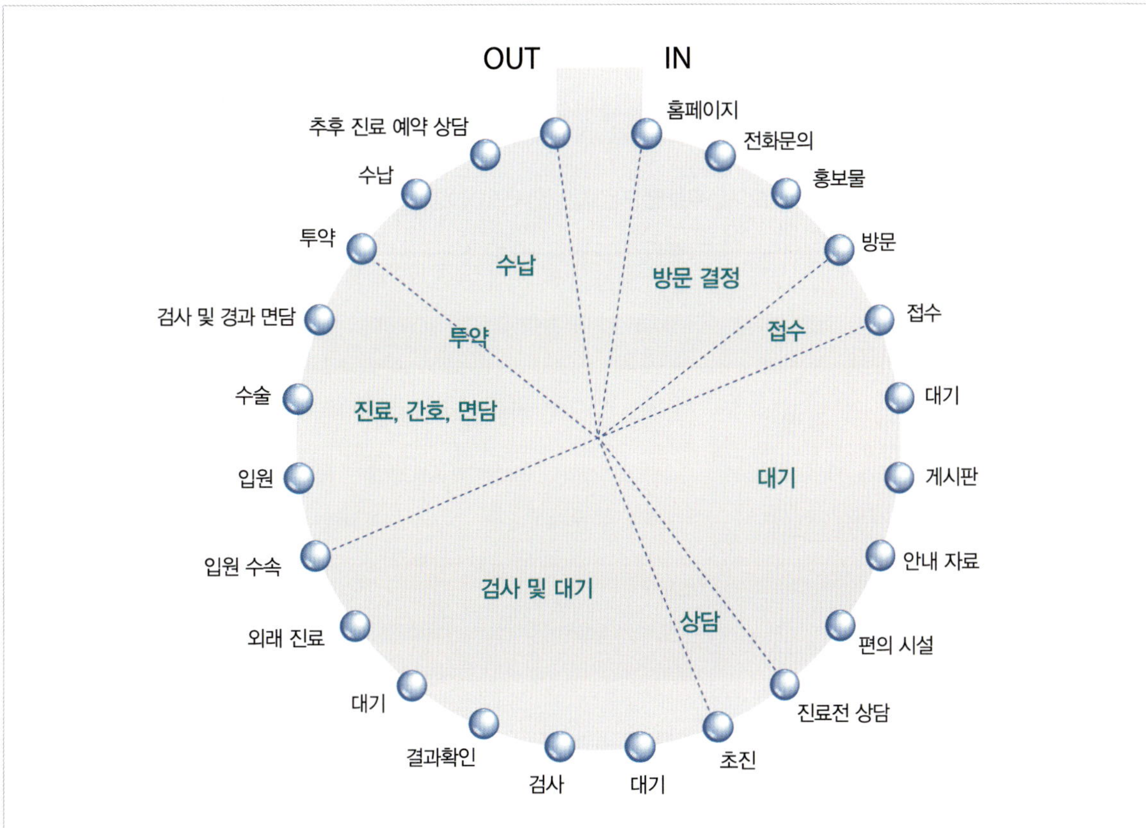

■ 병원의 고객접점

■ 병원 내에서 서비스 현장의 3가지 의미

- 가치를 창출하는 곳
- 본원적 사업영역
- 고객접점영역

■ 서비스 현장의 중요성

- 병원은 고객가치를 창출함으로써 생존이 가능하다.
- 고객가치가 창출되고 전달되는 곳은 의료서비스의 모든 현장이다.
- 후선 부문은 영업과 의료서비스 현장의 가치창출을 지원하기 위해 존재한다.
- 내부 지원의 양상은 의료서비스 현장의 서비스 품질을 좌우한다.

| 내부 지원서비스가 현장의 서비스 품질을 떨어뜨리는 경우 |

외 면	현장에서 요구하는 모든 정보, 도움을 요청하는 소리, 신속한 처리를 바라는 소리 등을 외면한다.
역 할	현장에서 요청하는 것을 거절하는 것이 본부의 임무라고 생각하거나 담당자의 역할이라고 여긴다.
지 시	현장의 의견은 들어 보지 않고 '선언'의 형식으로 일방적으로 지시한다.
감 찰	업무를 지원하는 역할보다는 잘못을 찾아내고 지적하는 역할에 초점을 둔다.
부 정	'안된다. 할 수 없다'라는 부정적인 사고방식의 지배를 받고 있어 제안받은 요청에 무조건 할 수 없다고만 말한다.
문서 중심	전화로 상담한다든가 즉석에서 대응책을 논의하는 열의는 보이지 않고 어떤 경우라도 반드시 문서를 작성하여 보고하도록 한다.
개인주의	업무처리에 있어 자기 부문의 이익만을 고려하고 전체적인 시각으로 처리하지 않는다.

의료서비스 접점의 3요소

하드웨어 Hard Ware

- 고객이 보고 느끼고 체험하는 공간
- 의술, 첨단 의료장비, 시설 설비의 편리성, 병원 인테리어 분위기, 쾌적성 등

소프트웨어 Soft Ware

- 고객이 접하는 서비스의 시스템
  - 서비스 운영 시스템, 고객 불만 처리 체계, 정보 채널, 운영관리 등

휴먼웨어 Human Ware

- 고객이 느끼는 직원의 고객지향도
- 접객태도, 친절도, 용모, 태도, 의사소통, 매너, 성실성, 신뢰성, 이미지 등

| 고객접점 서비스 행동의 주요 요소 |

공 손	짧은 순간 잠깐 멈추는 동작이 공손함을 표현한다. - 인 사 : 고개를 숙여 잠시 멈추었다가 고개를 든다. - 손동작 : 손님의 시선이 손끝을 확인할 때까지 잠시 멈춘다. - 눈 : 고객의 시선을 확인한 후 이동한다.
배 려	고객의 요구에 목례, 표정으로 신속하게 응답한다. - 고객의 눈에서 전하는 물건, 다시 고객의 물건에서 눈으로 시선을 옮긴다. - 고객의 눈 → 가리키는 방향(물건) → 고객의 눈
감 성	서비스의 포인트에 감성을 전달한다. - 서비스(표정, 인사, 말씨, 자세 · 동작, 용모 · 복장)로 감성을 전달한다.

고객접점의 종류

비대면 접점

홈페이지 접속, 전화 등을 통한 접점으로 실제 병원과의 접촉은 일어나지 않지만 고객은 이러한 접점을 통해서도 병원의 서비스를 평가하게 된다.

면대면 접점

주차, 접수, 대기, 상담, 초진, 검사실, 진료실, 약국, 입원 등 대부분의 병원에서 일어나는 접점은 면대면 접점이다.

원격 접점

최근 병원 내에 설치된 현금 지급기나 무인 판매대 같은 자동화 기기를 통한 접점을 이르는 말이다.

MOT의 기대효과

- **홈페이지** | 진료과, 병원위치, 전문진료영역이 잘 표시되어 있다.
- **전화문의** | 고객의 질문에 자세하게 응답하며 병원을 방문해 보라는 말에 병원 방문을 결정한다.
- **방문** | 위치가 찾기 쉽고 주차가 용이하며 병원 입구가 쾌적하다.
- **접수** | 접수방법이 간단하고 직원 중 도우미가 도와준다.
- **대기** | 대기시간이 짧고 순서가 정확하다.
- **게시판** | 고객이 알아들을 수 있는 말로 게시판에 다른 관련 자료가 제시되어 있다.
- **안내자료** | 병원의 진료특성과 기타 안내 내용의 자료, 신문, 잡지가 비치되어 있다.
- **편의시설** | 음료수나 전화, 인터넷을 이용할 수 있다.
- **진료 전 상담** | 전문 상담가(코디네이터)가 주증상과 진료의사, 진료 절차 등에 대해 환자가 이해하기 쉬운 말로 설명한다.
- **초진(재진)** | 의사가 친절하게 맞이하며 관련차트나 모니터를 통하여 환자의 질병 상태와 진료 방향 및 다양한 치료방법을 설명하고 선택을 환자가 하도록 한다.
- **대기** | 대기시간이 짧다.
- **검사** | 검사실시 전 검사자가 환자의 상태에 대해 알고 있으며 검사하는 이유와 결과가 나오는 시기를 설명한다.

- **확인** | 검사 결과가 의미하는 것을 환자가 이해할 수 있는 용어로 설명한다.
- **입원 수속** | 입원 수속 절차를 전반적으로 설명하며 다른 궁금한 점을 질문받는다.
- **입원** | 입원 병실까지 안내하며 병실 생활에 대한 설명을 하고 담당 간호사가 인사한다.
- **수술** | 수술의 필요성, 방법, 결과, 예후 등에 대해 환자나 가족이 이해할 수 있는 말로 설명하고 동의를 구한다.
- **경과면담** | 치료 경과에 대해 매일 설명한다.
- **투약** | 약물의 효과, 부작용, 복용법 등을 설명하고 확인한다.
- **퇴원수납** | 퇴원 수속방법을 설명하고 신속한 처리를 한다.
- **추후 진료 예약 상담** | 추후 예약 날짜를 잡고 확인한다.
- **퇴원** | 주차장까지 배웅한다.

고객접점 공식

'100 − 1 = 0 의 공식'

고객이 병원에 들어와서 진료를 끝내고 나갈 때까지 접하는 접점의 어느 한 곳이라도 불만스러운 일이 있었다면 기분 좋았던 기억들보다는 그 단 한 번의 불쾌했던 경험만이 뇌리에 남게 되는 것이 인지상정이다. 100번의 고객접점에서 99번 만족시켰더라도 고객이 1번의 접점에서 불만을 느끼면 고객의 종합만족도는 0이 된다. '100 − 1 = 0' 혹은 '99% = 1%'라는 말이 고객접점관리에서는 명심해야 할 사항이다. 따라서 고객은 우리 병원에 들어오면서 접하는 사람이 정식 직원이든 파트타임 직원이든 주차관리인이든 실습학생이든 구별할 하등의 이유가 없고, 그 모든 사람들이 우리 병원의 직원이고 그 한 사람 한 사람과 만나거나 접할 때마다 만족과 불만을 느끼게 된다. 전사적인 고객만족관리를 해야 하는 이유가 여기에 있다.

10명의 불만 고객은 약 120명의 예비고객의 발길을 돌린다.

불만을 가지는 고객은 어느 업종이든 간에 생기게 마련이다. 중요한 점은 불만을 가진 고객 중 단 5%만이 해당 기업에 불만을 이야기하고, 나머지 95%의 고객은 침묵을 하고 이들 중 약 91%는 다시는 이 기업과 거래를 하지 않는다는 점이다. 또한 불만을 가지고 있는 고객은 보통 10명 정도의 예비 고객에게 자신의 불만을 토로하고 이들 중 5명에 1명꼴로 20명에게 불만을 전파하므로 10명의 불만 고객이 약 120명의 예비고객에게 불리한 영향을 준다는 사실이다.

일반적으로 기존 고객의 유지비용은 새로운 신규고객을 만드는 비용의 5분의 1 정도가 소요되고, 화가 나서 떠난 고객을 다시 단골로 만드는 비용은 기존 고객 유지비용의 11배나 소요된다고 알려져 있다.

02
접점 상황별 응대기법

접점에서의 4가지 고객 응대 기법

불만 고객의 회복성	서비스 실패에 대한 접점직원의 대응 - 사건의 회복 정도에 따라 고객은 그 사건을 호의적 또는 비효율적인 것으로 기억하게 된다.
고객의 예외적 요구에 대한 적응성	고객의 특별한 요구나 요청에 대한 접점직원의 반응 - 서비스 제공시스템이 어떻게 대응하는가의 문제다. - 고객은 접점직원 및 서비스 시스템의 유연성으로 서비스 품질을 평가한다.
기대치가 높은 고객에 대한 자발성	접점직원의 자발적 행동 - 고객은 접점에서 만족과 불만족을 기억할 수 있는데 그것은 바로 접점직원의 자발성에 달려 있다. - 불만족한 경우에는 무례함, 차별대우, 고객무시를 느낀다.
문제고객에 대한 대처	문제고객에 대한 접점직원의 반응 - 불만족의 원인이 고객 자신에게 있는 경우다. - 통상적으로 문제고객은 서비스 제공자나 다른 고객 및 일반 사회에 대해 비협조적이면서도 서비스 결과에 대해 매우 비판적이다.

고객접점 관련 서비스 행동

고객 행동	바람직한 서비스 행동	금지해야 할 행동
불만 고객	- 문제를 인정 - 원인을 설명 - 사과 - 보상(업그레이드) - 옵션을 제공 - 책임을 짐	- 고객을 무시, 비난 - 알아서 하도록 방치 - 다운그레이드 - 잘못 없는 것처럼 행동 - 책임을 전가
예외적 요구 고객	- 욕구의 심각성을 파악 - 인정 및 예측 - 수용하려 애씀 - 시스템을 조정 - 규정 및 방침을 설명 - 책임을 짐	- 고객 무시, 비웃음 - 약속 불이행 - 시도조차 하지 않음 - 고객을 당황케 함 - 책임 회피 및 전가
기대치가 높은 고객	- 여유를 가짐 - 준비 - 욕구를 예측 - 경청 - 정보 제공 - 공감	- 안절부절 못함 - 고객 무시 - 고객에게 고함을 침 - 비웃음, 욕설 - 차별대우
문제고객	- 경청 - 수용하려 애씀 - 설명 - 고객을 놓아줌	- 고객 불만을 개별적인 것으로만 생각 - 방치 : 다른 고객에게 부정적 영향을 미침

잘못된 고객접점 유형의 예

유형 1	말이 없고 대답을 안 하는 사람 - 고객의 질문에 "예", "아니오"라고만 대답하는 사람 - 고객이 묻는 말에 성의없이 대답하는 사람 - 고객과의 대화에서 말을 최대한 아끼는 사람
유형 2	몸이 뻣뻣하고 인사를 안 하는 사람 - 고객을 먼저 보고서도 절대 인사를 하지 않는 사람 - 고객에게 허리를 굽힐 줄 모르는 사람 - 뒷짐 진 자세, 호주머니에 손을 넣은 자세로 서 있는 사람
유형 3	표정이 없고 인상을 쓰는 사람 - 고객과의 응대에서 무표정인 사람 - 말은 긍정인데 표정이 부정인 사람

고객접점 분석의 2가지 유형

고객행동분석

은행이나 백화점, 병원의 경우와 같이 객장이나 매장에 고객이 방문하여 영업이 이루어지는 경우에는 접점을 고객흐름(MOT서클)에 맞춰 분석하면 접점의 정의를 내리기 쉽다.

MOT 서클은 고객이 하나의 용건을 시작하여 끝낼 때까지의 고객의 행동을 일정 기준을 가지고 나열하여 작성한다.

업무흐름분석

영업상의 분석이나 A/S를 위한 방문 등 업무상 행동의 주체가 직원인 경우와, 전화 응대 등 고객의 행동이 가시적이지 않을 경우는 업무의 진행순서를 나열하여 접점을 분석하는 것이 바람직하다.

병원 MOT 주요 접점 모니터링

접점 모니터링 보고서

1	홈페이지, 전화 및 예약
	⇩
2	방문(주차)
	⇩
3	접수 및 대기
	⇩
4	상담
	⇩
5	진료 및 검사
	⇩
6	수납 및 예약
	⇩
7	배웅
	⇩
8	개선점 제안

접점 응대 평가 유형별 조사 방법

평가유형	조사방법	비 고
고객 설문조사	- 설문지를 이용한 1 : 1 면접조사 - 주거래 고객을 대상으로 한 우편설문조사	- 설문지 설계 - 적정 샘플 수 확보 - 지역점 모니터링
지역점 모니터링	모니터요원이 check list를 이용하여 접점 관찰, 평가	- 평가기준의 조정 - 실사 방법의 합리화 - 모니터요원 관리 - 전화 모니터링
전화 모니터링	모니터요원이 check list를 이용하여 전화응대 평가	- 특수용무 - 복수평가
직원 자체평가	직원 스스로가 check list를 이용하여 자신을 평가	자기평가와 외부평가 결과의 gap 비교

접점응대평가 결과의 Feedback

- 평가결과의 시계열적 집계 분석
- 최고경영층에 보고 채널 확보 및 원내 이슈화
- 자체평가와 외부평가의 gap 분석
- 우수사례의 발굴 및 전파, 확산
- 주요 불만 요인 분석 및 재발방지대책 수립
- 결과에 대한 포상 및 문책

■ 진료 서비스 모니터링 사례 1

일시 | 200#년 7월 #일 오전 11시~11시 30분

장소 | ○○정형외과 병원

전화 안내

병원의 위치를 물어보는 전화에 "거기가 어디신지요? 병원에 오실 때 자가용을 이용하십니까?" 하고 고객의 입장에서 설명하려 애쓴다.

병원 입구

미리 환자가 도착한다는 것을 알고 관리자인 직원과 간호사가 입구에서 기다리며 바로 처치대에 눕혀 응급처치실로 이동시킨다.

리셉션 데스크에서

이미 환자의 이름이 입력되어 있고, 다른 대기자의 명단이 순서대로 전광판에 떠오르며 순서대로 접수가 진행되고 있다.

진료실에서

해부학적인 영상을 이용하여 뼈의 골절 상태를 설명하고 화면을 확대하여 자세히 보여주고 있다. 설명 중, 의사는 시계를 보지 않으며 알아듣기 쉬운 말로 설명한다.

치료의 방법이 여러 가지 있음을 말하고 가족과 의논하여 결정하도록 하며 '더 이상 질문이 없는가?'라고 고객의 궁금증을 모두 확인하고 해소하려 애쓴다.

영상의학 검사실에서

환자의 골절부위를 알고 있으며 검사자가 말로만 지시하는 것이 아니라 직접 부축해 가며 검사시간이 얼마나 걸리며, 어디를 촬영하는 것인지를 설명하고 검사가 끝나면 다음 병리 검사를 하게 될 것이라고 설명한다.

- 이하 생략 -

■ 진료서비스 모니터링 사례 2 (치과 스케일링)

일시 | 200#년 12월 오후 2시 30분~2시 50분
장소 | ㅇㅇ치과 의원

전화 예약 시

전화로 미리 예약을 하는데 전화받는 직원이 '친절히 모시겠습니다'라고 하지만 목소리가 사무적이고, 기계적인 톤이어서 아쉽다.

근처에서 병원을 찾을 때

밖에서 간판을 통해 위치를 알 수 있었지만, 지하도에서 병원 건물로 통하는 길을 복잡하게 헤매게 된다. 상세한 길 안내가 필요하다.

리셉션 데스크에서

접수를 한 후 잠시 기다리는 사이 "날씨가 많이 춥죠?"라고 말을 걸어왔는데 이야기 끝에 이름을 불러서 그제야 내게 말을 거는 것을 알았다. 고객과 눈을 맞추지도 않은 상황에 자신의 소개도 없이 걸어오는 인사말은 고객을 당황하게 만들 수도 있다.

진료실에서

- 말이 없이 끝나자마자 바로 진료실로 안내되어 급하게 서두르는 느낌이다.
- 바로 진료 의자에 누워 담당자를 소개받았는데 이미 안경을 벗고 누워 있는 상황이라 제대로 볼 수는 없다.
- 진료과정 중에는 지나치게 무통(통증이 없는) 진료를 강조하여 "아프지 않으세요?"라는 말 이외에 다른 이야기는 없었다.
- 담당 직원이 마스크를 쓰고 있어서 눈밖에 보이지 않았는데 짙은 눈 화장이 거슬렸다.
- 손에서 로션과 귤 냄새가 났으며, 특히 손톱에 귤을 까서 먹은 흔적이 있어서 그 손을 입에 넣고 진료한다는 생각에 불쾌했다.

진료가 끝난 후 설명할 때

- 진료 후 칫솔질과 치실 사용법에 대해 설명했는데, 미리 안경을 챙겨주지 않아 볼 수 없었고 사전 예고 없이 직접 고객의 입에 칫솔을 넣어 칫솔질 시범을 보이는 행동은 당사자가 아니라 그 강도를 잘 모르므로 잇몸에 무리를 주어 아팠으며, 당황스럽기까지 했다.
- 진료 후 다른 치아의 상태에 대해 검진을 해주겠다고 하면서 곧 '코디 언니'가 올 것이라 이야기해 주었는데 '코디'가 무엇을 하는 사람인가에 대한 설명이 없었고, '언니'라는 호칭보다 정확한 직함을 불렀으면 한다.
- 진료과정에서 의사는 전혀 볼 수 없었다.
- 담당 직원이 앞으로 예상되는 다른 진료에 대한 언급만 하고, 정작 오늘 시술한 진료 후 결과나 주의사항에 대한 언급이 없다.

진료 후 리셉션 데스크에서

- 급하게 리셉션 데스크로 따라나오느라 제대로 옷 입을 새도 없어 당황했다.
- 진료비를 받으면서 진료기록지에 기록하느라 리셉션 담당자는 별다른 인사도 없고, 눈을 맞추기 어렵다.
- 다음 내원 때 미리 연락하고 나오라고 말하면서 정작 명함 등 연락처를 주지 않는다.

전체적인 병원서비스에 대한 느낌

- 부분적으로 교육을 받았지만 전체적으로 매끄럽게 연결되지 않아 부자연스럽고, 진료와 상담이 불과 15분 사이에 이루어져 빨라서 좋다는 이미지보다는 급하고 여유없어 보인다.
- 고객을 배려하지 않아 불안하게 하며, 진료에 대한 신뢰성을 떨어뜨릴 수 있다.
- 훌륭한 시설과 더불어 여유있는 진료 시스템을 갖춘다면 환자가 편안히 진료받고 또한 쉬어갈 수 있는 공간이 된 것이라고 생각한다.

Chapter 9

CS 스크립트 개발

1. 고객만족 스크립트

01 고객만족 스크립트

목적

1. 서비스 수준 향상을 위한 서비스 performance의 표준화
2 서비스 문제점 파악 및 개선
3 현장 진단 및 직원평가
4 서비스 교육에 활용

기존의 응대서비스 ➡ 표준화된 서비스 ➡ 향상된 서비스 ➡ 고객만족

효과

- 부서별 업무 파악
- 기존 매뉴얼에 대한 문제점 파악
- 현장 접목과 활용
- 현장 서비스 교육자료로 활용
- 부서별, 지역별 서비스 수준 파악
- 바람직한 응대기준 설정
- 업무능률 향상

서비스 매뉴얼 만들기

고객경로분석

고객의 접점 경로란 환자가 병원에 도착하여 나가기까지 주로 접하게 되는 경로로서 주요임상경로 critical pathway 라는 용어로 표현되기도 한다.

이 경로의 각 접점에서 환자는 병원에서 제공하는 의료서비스 활동을 경험하고 이를 통해서 자신의 만족도에 따라 병원에 대한 판단을 한다. 따라서 이러한 환자의 임상경로의 흐름을 따라 각 접점에서 환자가 기대하는 최고의 것을 위하여 최선의 상황들로 표준화함으로써 병원은 고객만족과 서비스 증대에 보다 효율적이고 전략적인 방법으로 접근할 수 있다.

자신의 병원환경과 고객의 특성, 그리고 고객의 이동경로에 따라 달라질 수 있는 요구에 맞추어 표준화된 업무지침 이상의 행동 매뉴얼을 구축해야만 병원의 자원을 효율적으로 이용할 수 있고 병원 전체의 일관성 있는 서비스 전략을 구축할 수 있게 된다.

그렇다면 이러한 이동경로를 파악하기 위해 필요한 기본 원칙에 대해 살펴보자.

- 병원의 특화된 진료파트별 이동경로를 다양화한다.
- 이동경로의 중심은 환자의 상태에 기준을 둔다.
- 환자가 거쳐 가는 전체 이동경로에 관여하는 모든 직원이 매뉴얼 개발에 참여한다.
- 환자의 경로를 최대한 짧게 하여 각 경로별 이동시간을 산출한다.
- 경로의 각 접점별 특성을 고려한 매뉴얼을 제작한다.
- 고객만족을 위한 병원직원의 역할과 행동, 태도에 대해 충분히 토의한 후 각 접점의 고객만족의 목표를 설정한다.

이러한 기본 원칙하에 매뉴얼을 만드는 과정은 다음과 같다.

- 우리병원 고객의 유형을 분류한다.
- 각 유형별 고객의 이동 과정에 대한 흐름을 조사한다.
- 각 접점에서 소요되는 시간과 전체 이동경로 시간을 조사한다.
- 각 접점별 가장 효율적인 접점 시간을 결정한다.

- 접점별 주어진 시간에 맞게 행해지는 일상적인 응대 스크립트와 행동수행 내용 등을 작성한다.

그렇다면 고객의 이동경로를 작성할 때 주의할 점으로는 무엇이 있을까?

첫째, 이동경로는 실제 가능한 행동들을 나열하여야 한다. 병원의 상황에 맞추어서 제공할 수 있는 최선의 것을 찾도록 노력하여야 한다. 예를 들면, 주차장 진입 접점에서 발렛파킹이 아주 좋은 방법이라고 하여 우리 병원의 주차인력을 고려하지 않은 채 발렛파킹을 매뉴얼로 정해 놓는다면 이로 인한 다양한 문제들이 추가적으로 발생할 수 있을 것이다.

둘째, 고객의 접점을 작성할 때 잠깐 동안 머무는 접점일지라도 반드시 경로에 포함하여야 한다. 예를 들어, 검사 전에 화장실을 반드시 다녀와야 한다면 이때 화장실은 그 고객의 주요 접점 지역 중의 하나가 되는 것이다.

셋째, 이동경로의 시간을 고객중심으로 결정하여야 한다.

고객의 상황에 따라서 최단 시간 내에 이동이 끝나는 것이 고객만족이 될 수도 있고 전체적인 시간은 길어도 각 접점에서 보내는 시간이 길어야 고객만족이 이루어지는 경우도 있으므로 고객이 만족할 수 있는 시간을 설정하여야 한다.

경로에 따른 응대 스크립트

고객 이동경로와 시간설정이 완료되었으면 이제 각 접점 부서별로 자신의 부서에 들어오는 환자의 유형과 그에 따른 최고의 응대 상황을 스크립트로 만들어 보는 일이 남아 있다. 이러한 작업을 매뉴얼 제작이라고 한다. 흔히 매뉴얼은 업무 지침서라는 말로 각 부서의 직원이 해야 할 일들을 나열해 놓은 병원이 많다. 착한 병원의 이미지를 갖기 위해서는 매뉴얼에 포함되어 있는 응대 스크립트는 물론 지켜야 할 행동 및 접점 부서의 하드웨어적인 것까지도 고려되어야 한다.

응대 스크립트를 만들 때 기본적으로 생각해야 할 것은 다음과 같다.

첫째, 진정한 고객만족을 위한 스크립트는 각 병원의 부서마다 자신들의 상황을 분석하며 병원 직원 자신이 만들어야 한다.

둘째, 착한 병원의 매뉴얼은 지속적으로 수정 보완되어야 한다.

셋째, 매뉴얼은 '환자는 누구인가?' 라는 질문에서 시작되어야 한다.

결국 병원 의료진의 마음은 환자에게 보이는 태도와 행동을 통해서 전해지고 그 행동들은 하루 아침에 변하지 않고 꾸준한 연습과 훈련을 통해서 완성된다. 이러한 병원 이미지 형성에 절대적으로 필요한 것은 자신의 행동을 분석한 결과로 만들어진 그 병원의 응대 스크립트라고 할 수 있다. 또한 스크립트를 만들어 나가는 동안 스스로 행동의 문제점을 파악할 수 있으며 자연스럽게 개선점이 도출된다.

매뉴얼 개발 모형

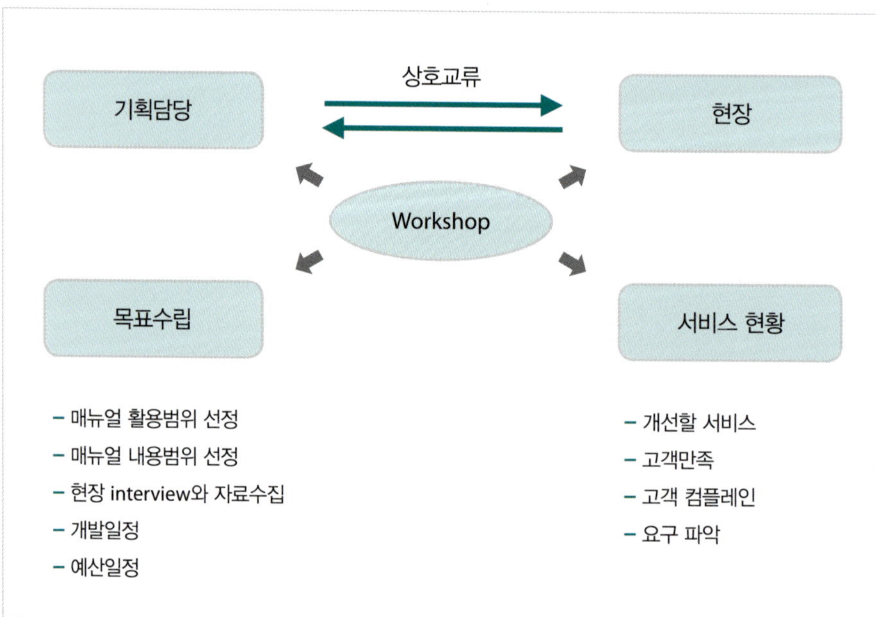

매뉴얼 기획

매뉴얼 concept 설정	목적, 활동방안, 대상, 범위
↓	
매뉴얼 내용 접근	대, 중, 소 분류 현장 interview (Focus group interview) 현장 survey Focus group meeting TFT meeting
↓	
매뉴얼 제작 time table 확정	
↓	
매뉴얼 내용정리	Data 정리

매뉴얼 제작 과정

고객만족 서비스에 대한 정의		고객
	Step 1	CS에 대한 정의 Service mind 정립
↓		
바람직한 응대안 도출	Step 2	병원의 고객접점 흐름분석
	Step 3	접점 상황별 응대안
↓		
편집 및 제작	Step 4	편집 및 제작
↓		
매뉴얼 활용	Step 5	매뉴얼 활용방안

고객유형분석표

업무 :

고객유형	순 위	특징적 행동, 기대, 심리

업무분석표

업무구분		소분류	

일상적 업무흐름	예외적 특별상황

접점별 고객요구 추출시트

업무 :

주거래 고객군 :

접점	요구사항		
	시설, 설비	운영방식	직원응대

접점 응대 표준화

응대안 도출의 2가지 유형

기본 응대안

업무의 진행이 일상적인 기본 유형으로 진행될 경우, 각 접점별로 표준응대안을 도출하여 서비스 품질의 상향 평준화를 도모한다.

상황별 최적 응대안

업무 진행상의 돌발적인 상황이나 예외적인 상황이 발생했을 경우를 생각하여 각 상황에서의 가장 적절한 대응 방안을 도출하여 공유토록 한다.

최적 응대안을 도출할 때는 반드시, 무심코 행동하여 고객의 중요 불만을 야기시킨 과거의 사례로부터 금기사항을 도출하도록 하고, 약간의 배려로써 고객 감동을 유발할 수 있는 감동 포인트도 함께 도출하여 공유토록 한다.

예외상황 최적응대안

업무구분		소분류	
상황			

최적응대안 (행동, 언어, 표정)	금기사항 (테러행위)	부가 서비스 (감동 포인트)

접점 응대 평가 및 Feedback

접점평가의 3측면

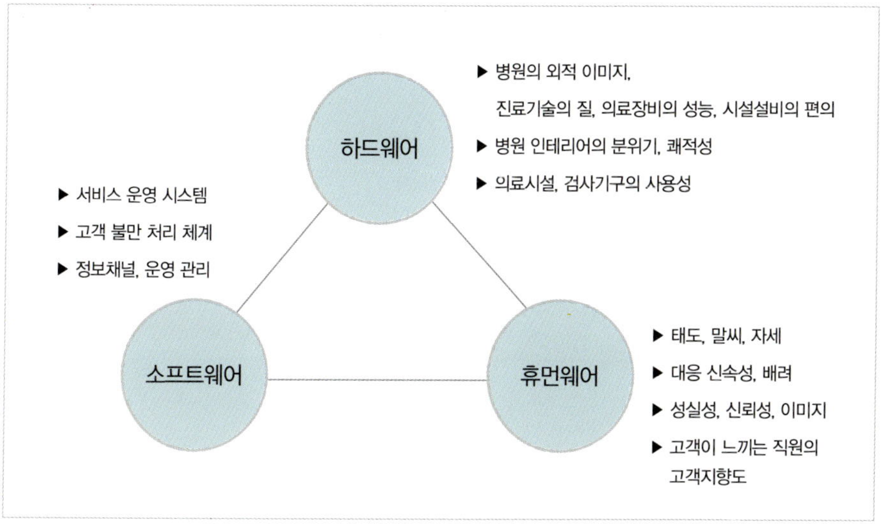

접점 서비스 평가방법

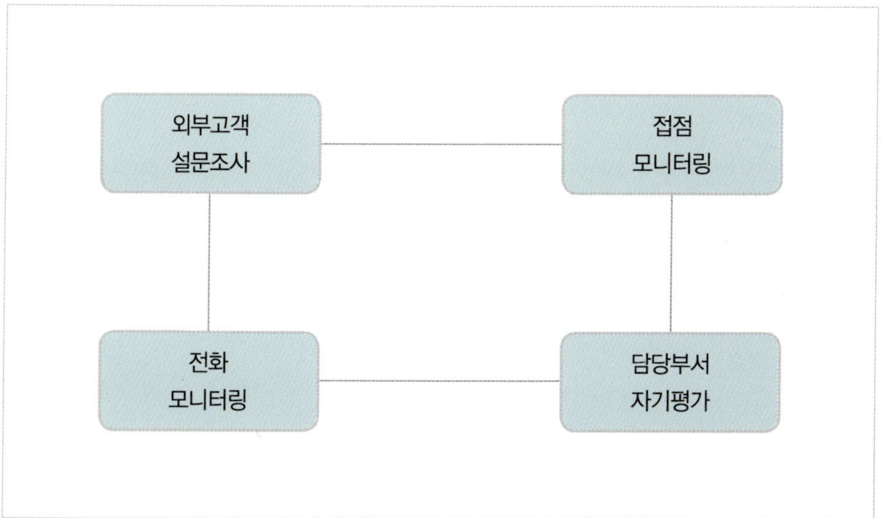

매뉴얼 제작 실습

Step 1 : CS에 대한 정의

- 병원의 서비스문화 정립(업종/고객/병원의 비젼 등 고려)
- 고객만족에 대한 개념정리
- 패러다임 변화 : 고객 중심 패러다임으로
- 서비스 수준 분류

Step 1 ________________________________ 서비스

고객유형	내용

작성 point

- 병원조직의 특성에 따른 의료서비스문화가 정확히 전달될 수 있도록 한다.
- 고객과 CS에 대한 개념이 이해될 수 있도록 한다.
- 고객과 CS에 대한 mind가 정립되도록 한다.
- CS 실천방안이 소개되어야 한다.
- 서비스 performance 향상을 위한 동기유발이 될 수 있도록 한다.

Step 2 병원고객접점 흐름 분석

- 고객 중심의 process를 만든다.
- 고객접점의 세분화
- 활성화 접점과 개선되어야 할 접점파악
- 새로운 고객접점 만들기

Step 2 ________________________________서비스

고객접점	상황	직원응대

작성 point

- 고객 중심에서 분석한다.
- 서비스 flow에 준해 작성한다.
- 고객접점을 세분화 및 구체화한다.
- 새로운 고객접점을 찾아낸다.

Step 3 상황별 응대안

- 실천 가능한 내용을 정리한다.
- 향상된 point를 제시한다.
- 고객접점에서의 impact요소가 나오도록 한다.
- 서비스 performance에 대한 구체적 제시와 시각적 자료를 적절히 활용한다.
- 서비스 performance와 대화를 동시에 제시한다.

상황	서비스 performance	대화표현

Step 4 편집 및 제작

- 페이지당 1~2개의 상황을 제시하는 것이 바람직하다.
- 분석적인 data 제시가 효과적이다.
- 도표와 그림을 적절히 활용한다.
- 사례, tip을 활용하여 현장감있게 구성한다.
- 글자체와 크기의 균형을 맞추어 색도는 3도 이내로 제한한다.
- 표현하고자 하는 애니메이션이 전체적으로 concept과 부합하는지 체크한다.
- 서비스 매뉴얼이므로 애니메이션의 표현이 적절해야 한다.
  (표정, 용모, 복장, 행동, 대화표현 등)
- 애니메이션은 페이지당 2cut 이내로 한다.

고객접점	접점 응대안	응대 시 주의
환자가 접수창구에 다가온다.	1. 환자와 눈을 맞추며 밝은 표정으로 인사한다. "안녕하십니까, 무엇을 도와드릴까요?" 2. 환자의 증상을 먼저 묻는다. "지금 가장 불편하신 곳이 어느 곳입니까?" 3. 환자의 증상에 동감해 준다. "그동안 많이 힘드셨겠군요." "통증이 심하셨겠습니다." 4. 초진과 재진의 여부를 확인한다. "진료 접수를 하기 전에 몇 가지 여쭙겠습니다. 저희 병원에서 진료를 받으신 적 있습니까?" "처음 방문해 주시는군요. 감사합니다. 실례지만 저희 병원에 대해서는 어떻게 알고 찾아 주셨습니까?" 5. 다른 환자의 소개인 경우 소개에 대한 인사말을 한다. "네, ○○○님의 소개를 받으셨군요. 이렇게 저희 병원을 좋게 말씀해 주시다니 나중에 감사를 드려야겠습니다. ○○○님의 소개시라니 더욱 신경 써서 잘해드려야겠네요."	2-1. 환자의 눈을 보며 대화하고 눈높이를 맞춘다. 2-2. 대화 시 환자 쪽으로 10도 정도 상체를 숙이며 대화한다.
건강보험증을 제출한다.	1. 환자의 건강보험증 소지 유무를 확인한다. "실례지만 건강보험증을 가지고 오셨습니까?" 2. 두 손으로 건강보험증을 받는다. 3. 진료받을 환자를 확인한다. "진료받으실 분이 ○○○님이 맞으십니까?" 4. 건강보험증의 회사명이나 주소를 확인하고 이에 대해 관심을 표시한다. "○○회사에 다니시는군요. 좋은 회사에 다니시네요." "○○동에 살고 계시는군요. 생활하시기 참 좋으시겠습니다." 5. 환자의 전화번호나 주소를 확인한다. "실례지만 전화번호와 주소를 알려주시겠습니까?" "참고로 개인 연락처를 여쭤봐도 될까요?" 6. 건강보험증을 돌려드린다. "감사합니다. 진료 접수가 끝났으니 호명할 때까지 잠시만 기다려 주시겠습니까?" 7. 대기시간이 필요한 경우 예상시간을 환자에게 미리 설명한다. "지금 먼저 오신 환자가 두 분 계십니다. 15분 정도 기다리셔야 할 것 같은데 괜찮으시겠습니까?" "10분 정도 기다리시면 진료를 보실 수 있을 것 같습니다. 기다리시는 동안 차 한 잔 드시겠습니까?"	2-1. 상체를 10도 정도 환자 쪽으로 숙이며 가슴과 허리 사이에서 두 손으로 받는다. 2-2. 건강보험증을 받을 때 시선은 환자의 눈, 건강보험증, 환자의 눈 순으로 이동한다. 5-1. 환자가 불러주는 전화번호와 주소를 입력하고 복창하여 확인한다. 5-2. 휴대전화의 경우 공개를 꺼리면 강요하지 말고 예약확인이나 진료 정보에 이용됨을 알린다. 6-1. 2-1과 2-2참조

Step 5 서비스 매뉴얼 활용방법

- 조회
- 현장 지도(모니터링)
- 교육(직무능력, 서비스능력)
- 서비스 수준 평가
- 개별평가

■ **예외적 상황 최적 대응안**

상황_ "건강보험증이 없는데요."

최적 대응안	금기사항(테러행위)	부가 서비스(감동포인트)
"건강보험증을 안 가져오셨어도 의료보험 처리가 가능합니다. 죄송하지만 의료보험 확인을 위해 주민번호를 여쭤봐도 될까요?" "다음에 오실 때 건강보험증을 가져오셔서 확인만 해주시면 감사하겠습니다."	"건강보험증이 없이는 보험혜택을 받을 수 없습니다. 우선 일반으로 진료받으시고 가져오시면 환불해 드리겠습니다." "이번엔 그냥 해드릴테니까 다음엔 꼭 가지고 다니세요."	환자를 안심시킬 수 있는 편안한 미소를 지으며 말한다. "건강보험증 때문에 걱정이 많으셨나 봅니다. 요즘은 전화나 전산을 통해 의료보험 번호 확인이 가능합니다. 언제라도 몸이 불편하시면 의료보험 혜택을 보실 수 있으니 마음 편히 병원을 찾으시면 됩니다."

응대 매너

진찰 · 검사실에서의 응대법 | 진찰실에서 환자는 의사와 1 대 1이 되므로 불안감이 높아진다. 따라서 의사는 환자의 불안을 덜어주고 친근감이 들도록 배려하는 것이 포인트다. 이때 중요한 것은 환자에게 눈길을 맞추고 편안한 느낌이 드는 표정관리다. 또 상대를 보면서 먼저 '~님, 안녕하세요' 하면서 이름을 부르며 말을 걸도록 한다.

진찰실을 나간 환자는 검사실이나 처치실로 향한다. 검사, 처치실에서는 환자의 심리적 압박감이나 불안감이 더욱 커진다. 이런 환자의 심리를 제대로 살필 줄 아는 응대가 중요하다. 그중에도 내시경 등 고통이 따르는 검사를 할 때는 계속 말을 걸어 환자의 불안감을 덜어 주어야 한다.

| 접점별 응대 매뉴얼 |

접점	올바른 화법	올바른 응대자세
환자(고객) 입장	"어서오십시오" "어디가 편찮으셔서 오셨습니까?"	가급적 자리에서 일어서서 공손하게 인사(보통례/정중례)한다.
접수증 작성 안내	"번거로우시겠지만 표시된 항목에 간단한 작성 부탁드립니다."	접수증을 고객이 보기 편한 방향으로 돌려서 볼펜과 함께 건넨다.
대기실 안내	"10분 정도 대기하셔야 하는데, ○○님, 오른쪽 방향에 있는 대기실에서 호명할 때까지 잠시만 기다려 주시겠습니까?"	가지런히 모은 손 전체로 환자(고객)가 서 있는 방향을 기준으로 안내해 준다.
호명 후 진료실로 안내	"○○님, 오래 기다리셨습니다. 제가 진료실로 안내해 드리겠습니다."	환자(고객)보다 한발 앞서서 진료실로 향한다.
진료 후 수납	"오늘 진료비는 ○○검사 등으로 총 얼마입니다."	이해하기 쉽게 항목별로 설명한 후 정중하게 돈을 받아 취급한다.
처방전	"처방전 여기 있습니다. 처방전에 적혀 있는 대로 하루 식후 30분 3번 복용하시면 됩니다. 약간 졸릴 수도 있으니 운전 시 유의하시기 바랍니다. 약국은 병원 정문 오른쪽에 위치해 있습니다."	환자(고객)가 보기 편한 방향으로 돌려서 건네며, 이때 건강보험증도 함께 포개어 왼쪽으로 고정하여 정중하게 건네드린다.
환자(고객) 퇴장	"약 꼭 챙겨 드셔서 빨리 쾌유하시길 바랍니다. 조심해서 들어가십시오."	일어서서 정중하게(보통례/정중례)인사 드린다.

약국에서는 그냥 약을 건네주기만 하지 말고 약의 종류, 복용량, 복용법 등 복약지도를 철저하게 한다. 환자가 납득할 때까지 설명하겠다는 마음가짐이 필요하다. 마지막 원무과에서는 돈만 받으면 된다는 식으로 사무적으로 대하지 말고 '몸조리 잘 하세요'라는 한마디를 잊지 않도록 한다.

| 접점별 응대 포인트 추출 시트 |

업무구분 접점	Nasal packing 요구사항	주거래 고객군	외래 코피 환자
1. 환자를 호명한다.	시설설비 대기실 의자, 접수증, 임상기록지	운영방식, 임상기록지, 기타 접수증을 근거로	직원응대 잠깐동안 눈맞춤을 시행하며 반기는 표정으로 인사
2. 진료 의자에 앉는다.	일반 진료실 의자	환자 곁으로 다가가서 이름을 확인하며 의자로 안내	반가운 표정으로 눈인사를 실시하고 packing 목적, 방법을 간략하게 설명
3. Packing한다(의사시행).	바세린 거즈, puspan 등 (처치준비)	준비된 물품을 확인하면서 절차준비	환자 곁에 서서 상황별로 돕고 설명
4. Packing 후 진료실 앞 대기의자에 20~30분 정도 앉아 있는다.	편안한 대기 의자, puspan, 휴지 등 필요물품, 교육자료	가장 편안한 자세를 취해주면서 중간중간 상태를 점검 교육자료 배포	환자의 불편사항을 공감하면서 잠시 후 진료가 이루어질 것을 설명
5. 처치 후 대기 의자에 앉아 있는다.	청결한 환경 및 진료실 진료 물품, 휴지	수납용지를 확인	환자의 눈높이에 맞게 정성껏 내용설명하며 안내
6. 수납용지를 준다.	수납용지	수납 용지를 확인	환자의 눈높이에 맞게 정성껏 내용설명하며 안내

부록

| 병원 모니터링 check list sample |

진입접점	세부접점	진단결과
병원 찾기	1. 병원을 찾기 용이한가? 2. 병원 간판이 눈에 잘 띄고 산뜻한 느낌인가? 3. 병원 약도 안내가 상세히 준비되어 있나?	□ 우수 I □ 양호 I □ 미흡 □ 우수 I □ 양호 I □ 미흡 □ 우수 I □ 양호 I □ 미흡
주차 시	4. 주차 안내를 자세히 해주고 있나? 5. 주차 안내판을 식별하기 쉬운가? 6. 주차 공간이 충분한가? 7. 주차 안내원은 친절한가?	□ 우수 I □ 양호 I □ 미흡 □ 우수 I □ 양호 I □ 미흡 □ 우수 I □ 양호 I □ 미흡 □ 우수 I □ 양호 I □ 미흡
현관 진입	8. 병원 현관 안내판은 식별하기 쉬운가? 9. 통로는 청결한가? 10. 현관 진입 시 냄새(향기)는 상쾌한가?	□ 우수 I □ 양호 I □ 미흡 □ 우수 I □ 양호 I □ 미흡 □ 우수 I □ 양호 I □ 미흡
병원 첫인상	11. 직원들의 복장과 인상은 친근한가? 12. 병원 logo 및 이미지는 친근하고 세련되어 보이는가?	□ 우수 I □ 양호 I □ 미흡 □ 우수 I □ 양호 I □ 미흡
안내 데스크	13. 안내 데스크 높이는 적당한가? 14. 안내 데스크가 청결한가? 15. 인사를 잘 하는가? 16. 고객에게 시선을 맞추며 이야기하는가? 17. 적극적으로 고객의 문제를 해결하려 하는가?	□ 우수 I □ 양호 I □ 미흡 □ 우수 I □ 양호 I □ 미흡 □ 우수 I □ 양호 I □ 미흡 □ 우수 I □ 양호 I □ 미흡 □ 우수 I □ 양호 I □ 미흡
전화응대	18. 전화받을 때 인사를 하는가? 19. 전화 안내 시 대기시간은 짧은가? 20. 전화로 용무처리가 신속하게 되는가?	□ 우수 I □ 양호 I □ 미흡 □ 우수 I □ 양호 I □ 미흡 □ 우수 I □ 양호 I □ 미흡
예약	21. 예약 절차는 신속하고 편리한가?	□ 우수 I □ 양호 I □ 미흡
건강보험처리	22. 건강보험처리는 신속하고 편리한가?	□ 우수 I □ 양호 I □ 미흡

| Soft Ware 1 – 접수 |

점검 항목	
1. 접수대의 직원은 대기실 고객(환자)을 의식하여 평소 잡담을 삼가고 이미지 관리를 하고 있다.	☐ YES | ☐ NO
2. 재진 환자인 경우 환자를 기억하고 치료 상태를 확인한다.	☐ YES | ☐ NO
3. 초진 환자인 경우 내원의 이유와 증상을 물어보고 개인 수첩에 적어둔다.	☐ YES | ☐ NO
4. 주 증상과 질병 유무를 파악한다.	☐ YES | ☐ NO
5. 접수 창구에서 병원을 선택하게 된 동기(소개, 광고, 간판 등)를 물어본다.	☐ YES | ☐ NO
6. 접수 창구 앞에서 환자를 오래 세워놓지 않도록 한다.	☐ YES | ☐ NO
7. 환자 접수 시간을 차트에 기록하여 대기시간을 최소화하도록 노력한다.	☐ YES | ☐ NO
8. 예진 시 치료 선택의 정보를 환자에게 제공하고 있다.	☐ YES | ☐ NO
9. 장기 치료의 경우 치료 계획을 기록하여 준다.	☐ YES | ☐ NO
10. 점심시간이나 진료 종료 시간에 내원한 환자를 적절히 배려해 다시 병원을 찾을 수 있도록 세심한 배려를 한다.	☐ YES | ☐ NO

▶ 우리 병원을 위한 KEY POINT

접수 노트(시스템)를 효율적으로 활용하고 고객에게 노출되지 않도록 주의한다.
차트 작성 시 주관적 증상 표현에 많은 정보가 담겨 있으므로 인위적 표현으로 작성하지 말고 가능한 한 환자가 표현하는 말 그대로 적는다.

▶ 5S + 1S 행동원칙
고객이 See하면 하던 일을 멈추고 Stop하고 바로 Stand up하여 환한 Smile로 고객이 요구하는 Service를 제공하여 간단한 Small talk를 사용하도록 한다.

| Soft Ware 2 – 진료실 |

점검 항목	
1. 고객이 진료실로 들어가기 전에 먼저 담당 의사에게 의무기록을 전달하여 진료하게 될 고객의 정보를 미리 파악하고 있게 한다.	☐ YES ｜ ☐ NO
2. 치료 전에 치료 진행 상태, 통증 정도를 미리 설명하여 통증에 대한 사전 정보를 준다.	☐ YES ｜ ☐ NO
3. 진료 중 고객에게 치료 정보를 알려주어 고객이 이를 이해하고 적절히 치료 의사를 표현하도록 배려한다.	☐ YES ｜ ☐ NO
4. 진료 중 전달사항은 메모를 이용하여 전달한다.	☐ YES ｜ ☐ NO
5. 다음 진료 약속일을 반복하여 알려준다.	☐ YES ｜ ☐ NO
6. 검사(진료)가 이루어지는 과정을 자세히 설명해 주고 그 가치를 인식하도록 해준다.	☐ YES ｜ ☐ NO
7. 진료비가 비싸다고 하는 경우 그 이유를 자세히 설명한다.	☐ YES ｜ ☐ NO
8. 비싼 검사 결정 시, 환자들의 심적 부담감, 불편함 등이 없도록 편안한 분위기를 만들고, 충분히 설명한다.	☐ YES ｜ ☐ NO

▶ 우리 병원을 위한 KEY POINT

- 진료비가 비싸다고 하는 경우에는 의사(또는 상담 코디네이터)가 검사(치료)가 이루어지는 과정을 자세히 설명한다.
- 치료비가 비싸다는 것은 적정 치료비보다 비싸다는 이야기이며 적당한 치료비란 환자가 그 가치를 인정할 때 결정된다.
- 환자들은 치료비가 비싸기 때문에 화를 내는 것은 아니고, 진료비가 높아진 이유에 대해서 충분히 설명을 듣지 못했기 때문에 화를 낸다.
- 말로만 설명하기보다는 시각적 자료를 통해 설명하도록 하여야 한다.
- 고객을 호명할 때에는 고객의 직위에 맞추어 불러주거나(예: 사장님, 이사님) 선생님이라고 부르는 것이 가장 무난하다.
- 진료실에서는 의료진 간의 개인적인 대화는 삼가야 한다.

| Soft Ware 3 – 병 · 의원 홍보, 고객 관리 |

점검 항목	
1. 병원 홍보 자료를 통해 내부 마케팅 활동을 하고 있다.	☐ YES ǀ ☐ NO
2. 병원을 구역별로 나누어 담당 직원이 관리하게 한다.	☐ YES ǀ ☐ NO
3. 전화응대 시 병 · 의원만의 차별화된 멘트를 사용하고 있다.	☐ YES ǀ ☐ NO
4. 원장님에 대한 홍보가 병원 내 자료와 내부 직원들을 통해 적절하고 균형있게 이루어지고 있다.	☐ YES ǀ ☐ NO
5. 직원들이 우리 병원에서 치료받고 싶어하며, 주위 사람들에게도 권하고 있다.	☐ YES ǀ ☐ NO
6. 게시판을 활용해 대내외적인 화젯거리나 병원 내부 행사, 직원들의 동정 등을 수시로 알리고 있다.	☐ YES ǀ ☐ NO
7. 정기적으로 recall card를 발송하고 있다.	☐ YES ǀ ☐ NO
8. 시기별로 주요 환자에게 DM을 발송하고 있다.	☐ YES ǀ ☐ NO
9. 신환 소개자에게는 전화나 선물을 통해 감사 표시를 하고 있다.	☐ YES ǀ ☐ NO
10. 치료 후 관리가 요망되는 환자에 대하여 2일 이내에 전화로 안부를 확인하고 있다.	☐ YES ǀ ☐ NO
11. 불만족 고객의 고충을 들어 주고 해결하려고 노력하고 있다.	☐ YES ǀ ☐ NO

▶ 우리 병원을 위한 KEY POINT

- 병원에 대한 불만사항을 전파하는 고객이 나오지 않게 하고 충성 고객을 확보하여야 한다.
- 즉, 효율적 고객 관리를 위한 관계 마케팅으로 신규고객 창출의 비용을 절감하도록 한다(신규고객 창출은 기존 고객에게 서비스하는 비용의 5배가 든다).
- 고객 관리는 병원 내부 직원들의 병원에 대한 신뢰도와 깊은 관계가 있다. '아니오'에 답한 항목이 많을수록 신뢰도가 떨어져 있을 가능성이 크다. 그런 경우라면 상황분석과 대책 마련을 미루어서는 안된다.

| Hard Ware 1 – 현관 |

점검 항목	
1. 현관이 병원의 특성을 나타내며 개성적이고 찾기 쉬운 위치에 있다.	☐ YES ǀ ☐ NO
2. 현관문은 여닫기 쉽고 안내문이 부착되어 있다.	☐ YES ǀ ☐ NO
3. 야간 콜은 찾기 쉬운 곳에 표시가 되어 있으며 간단하게 조작할 수 있다.	☐ YES ǀ ☐ NO
4. 현관 입구에는 휠체어나 유모차를 사용할 수 있는 여유 공간이 있다.	☐ YES ǀ ☐ NO
5. 도어 손잡이를 통한 전염성 질환의 감염 등을 고려하여 자동문이 설치되어 있다.	☐ YES ǀ ☐ NO
6. 현관은 세심하게 깨끗이 관리하여 늘 청결한 상태가 유지된다.	☐ YES ǀ ☐ NO

▶ 우리 병원을 위한 KEY POINT

- 현관은 외부와 내부를 이어 주는 공간이며 병원의 첫인상을 결정하는 중요한 장소다.
- 병원 현관은 지나치게 화려하지도 않으면서 간단명료하여 방문하는 고객의 발길이 자연스럽게 갈 수 있게 만들어져야 한다.

| Hard Ware 2 – 대기실 |

점검 항목	
1. 대기실과 진료실의 구분이 잘 이루어져 있다.	☐ YES ｜ ☐ NO
2. 대기실이 병원 동선의 중앙에 위치하고 있다.	☐ YES ｜ ☐ NO
3. 대기실에서 접수창구와 진료실을 쉽게 알아볼 수 있다.	☐ YES ｜ ☐ NO
4. 대기실의 의자는 청결하고 편안함을 준다.	☐ YES ｜ ☐ NO
5. 대기실의 조명은 너무 밝거나 어둡지 않으며 정기적으로 램프를 확인한다.	☐ YES ｜ ☐ NO
6. 대기실 내 의료정보 패널이나 포스터가 환자의 눈높이에 맞게 게시되어 있다.	☐ YES ｜ ☐ NO
7. 고객을 위한 음료(생수, 커피)가 준비되어 있다.	☐ YES ｜ ☐ NO
8. 대기실이 잘 정리되어 있다.	☐ YES ｜ ☐ NO
9. 병원의 냄새(향기) – 여름철 에어컨 필터 교환, 겨울철 환기에 신경을 쓴다.	☐ YES ｜ ☐ NO
10. 대기실의 모든 물건이 환자가 이용하기 편리한 위치에 놓여 있다.	☐ YES ｜ ☐ NO
11. 소아를 배려한 시설(어린이 놀이방, 도서, 장난감)이 준비되어 있다.	☐ YES ｜ ☐ NO
12. 대기실의 잡지는 오래되지 않으며 항상 깨끗하게 보관되어 있다.	☐ YES ｜ ☐ NO

▶ 우리 병원을 위한 KEY POINT

- 대기실은 깨끗한 느낌과 정보가 함께 제공되는 곳이어야 하며, 고객이 관심을 받고 있다는 느낌을 주어야 한다.
- 대기시간에 대한 올바른 안내가 이루어지도록 관리되어야 한다.
- 대기실의 좌석 수는 1일 내원 고객 총 수의 20% 정도가 적당하다.

| Hard Ware 3 – **접수창구** |

점검 항목	
1. 접수창구에서 현관과 대기실 양쪽에 초점이 맞추어져 시야 확보가 가능하다.	☐ YES ｜ ☐ NO
2. 접수창구는 보이는 면과 보이지 않는 면이 항상 정돈되어 있다.	☐ YES ｜ ☐ NO
3. 접수창구 위에는 접수 담당자의 명패가 비치되어 있다.	☐ YES ｜ ☐ NO
4. 접수창고에는 의료진과 전문 과목이 소개되어 있다.	☐ YES ｜ ☐ NO
5. 접수창구의 높이가 고객이 서서 기록하기에 적당하다.	☐ YES ｜ ☐ NO
6. 접수대에는 고객이 사용할 수 있는 필기구가 부착되어 있다.	☐ YES ｜ ☐ NO
7. 접수창구 안의 공간이 2명이 서로 교차하기에 넉넉한 정도다.	☐ YES ｜ ☐ NO

▶ 우리 병원을 위한 KEY POINT

- 접수창구의 높이는 바닥으로부터 1m 전후가 적당하며, 대기실 쪽 접수창구의 폭은 20cm가 적당하다.
- 폭이 너무 넓으면 환자가 물건을 놓는 선반으로 사용할 우려가 있다.
- 접수처 안쪽은 바닥으로부터 80cm 높이에 책상 모양의 선반을 만들어 놓으면 업무처리상 매우 편리하다.
- 접수창구의 동선과 업무능률을 고려하여 의자를 선택하고 배치한다.

| Hard Ware 4 – 진료실 |

점검 항목	
1. 진료실 · 데스크 위치는 병원 전체의 동선을 충분히 고려하여 배치하였다.	☐ YES ｜ ☐ NO
2. 진료실에서는 외부의 소리가 들리지 않는다.	☐ YES ｜ ☐ NO
3. 진료실의 조명은 너무 밝거나 어둡지 않은 형광등을 사용한다.	☐ YES ｜ ☐ NO
4. 진료실 문은 여닫을 때 '쾅쾅'거리는 소음이 나지 않는다.	☐ YES ｜ ☐ NO
5. 고객의 의자와 보호자의 의자가 같이 준비되어 있다.	☐ YES ｜ ☐ NO
6. 진료실 내 베드 시트는 매일 교환한다.	☐ YES ｜ ☐ NO
7. 진료실 내의 집기는 청결하게 유지되고 있다.	☐ YES ｜ ☐ NO
8. 진료실 내 거울과 세면대 수건 등을 청결하게 유지한다.	☐ YES ｜ ☐ NO
9. 진료실 바닥에 피묻은 거즈나 사용한 지저분한 것들은 바로 청소한다.	☐ YES ｜ ☐ NO
10. 진료기구, 드레싱 카를 청결히 관리한다.	☐ YES ｜ ☐ NO

▶ 우리 병원을 위한 KEY POINT

- 진료실은 진료상의 원칙을 지키면서 진료의 능률과 고객을 위한 안락함을 동시에 확보해야 하는 과제를 가지고 있다. 최소한의 동선을 위한 집기 배치가 필요하다.
- 진료실은 의사와 환자 간의 '만남'이 이루어지는 장소다. 고객을 맞이하는 마인드가 필요한 것은 진료실에서도 예외일 수 없다.
- 미관상의 청결과 병원 감염에 대한 고려가 필요하다. 진료실 내의 베드 시트와 베게 커버의 청결을 유지한다.
- 진료 기구에 의한 안전사고의 위험성을 염두에 둔다.

| Hard Ware 5 – **화장실** |

점검 항목	
1. 화장실이 대기실에 있는 고객의 눈에 잘 띄지 않는 위치에 있다.	☐ YES ❘ ☐ NO
2. 누구나 알 수 있도록 위치 표시가 크고 확실하게 되어 있다.	☐ YES ❘ ☐ NO
3. 화장실을 청결하게 유지, 관리하고 있다.	☐ YES ❘ ☐ NO
4. 화장실 입구는 간이막을 설치해 밖에서 들여다보이지 않도록 되어 있다.	☐ YES ❘ ☐ NO
5. 채뇨 컵을 들고 대기실을 지나지 않도록 화장실 가까운 곳에 검사실이 위치하고 있다.	☐ YES ❘ ☐ NO
6. 화장실 문은 미닫이 문이나 밖으로 여는 방식으로 되어 있다.	☐ YES ❘ ☐ NO
7. 색채는 희고 엷은 청결한 색이다.	☐ YES ❘ ☐ NO
8. 화장실 안에 손잡이가 설치되어 있다.	☐ YES ❘ ☐ NO
9. 두루마리 화장지는 예비로 늘 1개씩 더 준비되어 있다.	☐ YES ❘ ☐ NO
10. 적절한 방향제 선택으로 냄새 제거에 주의를 기울인다.	☐ YES ❘ ☐ NO
11. 아기, 가방 등을 놓아두는 받침대가 화장실 내부에 설치되어 있다.	☐ YES ❘ ☐ NO

▶ 우리 병원을 위한 KEY POINT

- 화장실은 가장 예민한 공간이다. 그만큼 세심한 배려로 빛나게 된다.
- 가장 중요한 것은 청결이다. 정기적인 청소시간 이외에도 언제든지 상황에 따라 능동적으로 청소해야 한다.
- 세면대 옆에서 수건이 아닌 일회용 핸드 페이퍼를 걸어 두어 병원 감염을 예방한다.

| 빠뜨리기 쉬운 MOT 체크 리스트 – 치과 |

접점	세부사항	
데스크	1. 병원 입구의 우편함을 확인하여 우편물 수거	☐ YES ㅣ ☐ NO
	2. 진료복 및 위생 상태 확인	☐ YES ㅣ ☐ NO
	3. 온도 점검(휀 코일 on 확인)	☐ YES ㅣ ☐ NO
	4. 우천 시 깔개 및 우산꽂이 비치	☐ YES ㅣ ☐ NO
	5. 음악 on	☐ YES ㅣ ☐ NO
	6. 데스크 먼지 및 걸레질	☐ YES ㅣ ☐ NO
	7. 신문 확인	☐ YES ㅣ ☐ NO
	8. 엘리베이터 복도 및 계단 쓸기(빗자루와 쓰레받기 이용)	☐ YES ㅣ ☐ NO
	9. 비상구 및 계단 쓰레기봉투 확인	☐ YES ㅣ ☐ NO
	10. 게시판 확인	☐ YES ㅣ ☐ NO
	11. 대기실 신문 교체 및 책자 정리	☐ YES ㅣ ☐ NO
	12. 데스크 및 대기실 컴퓨터 전원 확인	☐ YES ㅣ ☐ NO
	13. 각티슈 확인	☐ YES ㅣ ☐ NO
	14. 크리스마스 트리 전원 확인	☐ YES ㅣ ☐ NO
	15. 생수통 물받이 확인	☐ YES ㅣ ☐ NO
	16. 생수통 물컵 확인	☐ YES ㅣ ☐ NO
	17. 생수통 청결 상태 확인(교체 시 윗부분 꼭 닦아서 올려놓기)	☐ YES ㅣ ☐ NO
	18. 원두커피통 세척 및 커피 확인	☐ YES ㅣ ☐ NO
	19. 음료 및 1회용 컵 확인	☐ YES ㅣ ☐ NO
	20. 음료대 비치용 쓰레기통 확인	☐ YES ㅣ ☐ NO
	21. 소파 위 청결 확인	☐ YES ㅣ ☐ NO
	22. 화분 물주기	☐ YES ㅣ ☐ NO
	23. 예약 노트 확인 및 차트 확인	☐ YES ㅣ ☐ NO
	24. 기공물 확인	☐ YES ㅣ ☐ NO

접점	세부사항	
화장실	1. 바닥 및 세면대	☐ YES ❘ ☐ NO
	2. 좌변기	☐ YES ❘ ☐ NO
	3. 쓰레기통 비우기	☐ YES ❘ ☐ NO
	4. 거울 및 유리 닦기	☐ YES ❘ ☐ NO
	5. 휴지 준비	☐ YES ❘ ☐ NO
	6. 타월 티슈 확인	☐ YES ❘ ☐ NO
	7. 비누 준비 및 바구니 용품 확인	☐ YES ❘ ☐ NO
	8. 방향제 확인(구입 시)	☐ YES ❘ ☐ NO
	9. 온도 확인(추울 경우 온도 높게)	☐ YES ❘ ☐ NO
	10. 화장실 전원 on	☐ YES ❘ ☐ NO
진료 보조	1. 의자에 환자를 앉힌 후 자기 소개를 한다.	☐ YES ❘ ☐ NO
	2. 환자가 보는 앞에서 양치 컵을 갈아 주도록 한다.	☐ YES ❘ ☐ NO
	3. 환자의 외투나 가방 등의 소지품은 옷걸이에 걸어 준다.	☐ YES ❘ ☐ NO
	4. 스커트를 입은 여성 환자의 경우에는 타월을 걸쳐 준다.	☐ YES ❘ ☐ NO
	5. 구환인 경우에는 전날 치료받은 부위를 반드시 체크한다.	☐ YES ❘ ☐ NO
	6. 아픈 곳이 어디인지를 다시 한번 확인한다. "이곳이 아프시죠?"	☐ YES ❘ ☐ NO
	7. 진료 시작 시 기구를 미리 준비해 두도록 한다.	☐ YES ❘ ☐ NO
	8. 진료 시 환자가 공포감을 많이 느낄 수 있는 기구를 사용하게 될 경우, 환자가 미리 보지 않도록 환자 눈을 가리거나 환자 뒤에 놓고 진료를 한다.	☐ YES ❘ ☐ NO
	9. X-ray 촬영 시에는 미리 촬영한다는 것을 이야기한다. "치료를 위해 사진을 찍겠습니다. 위험한 것은 아니니 긴장을 푸세요."	☐ YES ❘ ☐ NO
	10. 진료가 시작되면 환자에게 치료에 대해 알린다.	☐ YES ❘ ☐ NO
	11. 진료 도중 환자가 힘들어하는 경우에는 양치하도록 한다.	☐ YES ❘ ☐ NO
	12. 진료 도중 의사의 일로 치료가 중단될 때에는 환자가 납득할 수 있는 충분한 설명을 해주어야 한다.	☐ YES ❘ ☐ NO
	13. 환자진료가 모두 끝난 후에는 "내려오세요. 많이 힘드셨죠? 오늘 치료가 무사히 끝났습니다. 수고하셨습니다"라고 환자에게 이야기한다.	☐ YES ❘ ☐ NO
	14. 환자의 에이프런을 풀어 주고 의자에서 편안하게 일어나도록 도와준다.	☐ YES ❘ ☐ NO
	15. 주의사항과 다음 치료에 대해 설명해 준다.	☐ YES ❘ ☐ NO

접점	세부사항	
수납	1. 잔돈을 미리 준비해 둔다(오전, 오후 진료 전 확인).	☐ YES ǀ ☐ NO
	2. 치료비 수납	☐ YES ǀ ☐ NO
	3. 보험 청구	☐ YES ǀ ☐ NO
	4. 다음 진료에 대한 약속(예약)을 한다.	☐ YES ǀ ☐ NO
	5. 일어서서 인사드리기 "안녕히 가십시오, ~요일 ~시에 뵙겠습니다."	☐ YES ǀ ☐ NO
도서관리	1. 대기실에 있는 환자를 위한 모든 도서를 종류별로 나눈다.	☐ YES ǀ ☐ NO
	2. 종류별로 번호를 매긴 후 책에 번호표를 부착한다.	☐ YES ǀ ☐ NO
	3. 지정한 번호에 맞게 도서 목록표를 부착한다 (종류/책번호/책제목/저자로 항목 결정).	☐ YES ǀ ☐ NO
	4. 도서 대출표를 만든 후 파일에 끼워 사용한다 (성명/성별/연령/책번호/책제목/대출일/반납일).	☐ YES ǀ ☐ NO
	5. 환자들이 대출표를 작성하고 책을 대출할 수 있도록 한다.	☐ YES ǀ ☐ NO
	6. 정기간행물(잡지)은 3개월이 지나면 대기실에서 치운다.	☐ YES ǀ ☐ NO
	7. 정기간행물은 매월 1일 그 달의 간행물이 도착했는지 점검	☐ YES ǀ ☐ NO
	8. 점검 후 도착 확인이 안된 경우 간행물 발간회사로 전화 확인	☐ YES ǀ ☐ NO
환경관리	1. 오래전에 틀어 놓은 음악이 계속 반복되어 지루하지 않도록 시간마다 바꾸어 듣는다.	☐ YES ǀ ☐ NO
	2. 매시간 tea table을 점검하여 커피, 티백, 물, 종이컵을 채운다.	☐ YES ǀ ☐ NO
	3. 기기별로 A/S 문의 전화번호 목록표를 작성한다.	☐ YES ǀ ☐ NO
	4. 병원 내부의 모든 기기를 수시로 점검하여 이상이 생긴 경우 목록표를 보고 바로 A/S를 신청한다(매주 월요일 점검).	☐ YES ǀ ☐ NO
	5. 전화, 전기, 컴퓨터, 프린터, 세탁기, TV, Fax, 라디오, 온풍기(에어컨), 가습기, CCTV, 치과기기, 수도	☐ YES ǀ ☐ NO

| 세부지역 MOT 체크리스트 |

접점	세부사항	
화장실	1. 바닥에 물이 고여 있지 않은가?	☐ YES ｜ ☐ NO
	2. 벽에 껌이나 이물질이 붙어 있지는 않은가?	☐ YES ｜ ☐ NO
	3. 좌변기는 막혀 있지 않은가?	☐ YES ｜ ☐ NO
	4. 세면대가 막혀 있지 않은가?	☐ YES ｜ ☐ NO
	5. 비누는 제대로 구비되어 있는가?	☐ YES ｜ ☐ NO
	6. 수건은 제대로 구비되어 있는가?	☐ YES ｜ ☐ NO
	7. 휴지는 충분하게 준비되어 있는가?	☐ YES ｜ ☐ NO
	8. 방향제를 설치하였는가?	☐ YES ｜ ☐ NO
	9. 냄새가 불쾌하지는 않은가?	☐ YES ｜ ☐ NO
	10. 쓰레기통은 깨끗하게 비워져 있는가?	☐ YES ｜ ☐ NO
	11. 거울에 얼룩이 묻어 있지는 않은가?	☐ YES ｜ ☐ NO
	12. 세면대에 얼룩이 묻어 있지는 않은가?	☐ YES ｜ ☐ NO
	13. 세면대 주변에 쓰레기가 떨어져 있지는 않은가?	☐ YES ｜ ☐ NO
	14. 문고리가 고장이 나 있지는 않은가?	☐ YES ｜ ☐ NO
현관	1. 복도에 휴지가 떨어져 있지 않은가?	☐ YES ｜ ☐ NO
	2. 복도 바닥이 먼지로 인해 얼룩져 있지는 않은가?	☐ YES ｜ ☐ NO
	3. 복도 바닥에 껌이 붙어 있는가?	☐ YES ｜ ☐ NO
	4. 문에 먼지가 묻지 않았는가?	☐ YES ｜ ☐ NO
대기실	1. 소파에 먼지가 쌓여 있지 않았는가?	☐ YES ｜ ☐ NO
	2. 소파 위 방석에 먼지가 묻지 않았는가?	☐ YES ｜ ☐ NO
	3. TV는 먼지가 묻어나지 않는가?	☐ YES ｜ ☐ NO
	4. 선반 위에 먼지가 쌓여 있지 않은가?	☐ YES ｜ ☐ NO
	5. Tea table 위에 커피나 프림 등이 떨어져 있어 지저분하지는 않는가?	☐ YES ｜ ☐ NO
	6. 커피, 프림, 설탕이 제대로 채워져 있는가?	☐ YES ｜ ☐ NO

접점	세부사항	
대기실	7. 정수기에 물의 양은 충분한가?	☐ YES ǀ ☐ NO
	8. 종이컵은 충분히 준비되어 있는가?	☐ YES ǀ ☐ NO
	9. 책들이 대기실 내 여기저기 널려 있지는 않은가?	☐ YES ǀ ☐ NO
	10. 책꽂이에 책이 순서대로 꽂혀 있는가?	☐ YES ǀ ☐ NO
	11. 액자에 먼지가 쌓여 있지 않은가?	☐ YES ǀ ☐ NO
	12. 화분의 화초는 살아 있는가?	☐ YES ǀ ☐ NO
	13. 냉장고 위에 먼지가 쌓여 있지 않은가?	☐ YES ǀ ☐ NO
	14. 냉장고 안에 오래되어 먹지 못하는 음식이 있지는 않은가?	☐ YES ǀ ☐ NO
진료실 (치과)	1. 진료실에 불쾌한 냄새가 나지는 않은가?	☐ YES ǀ ☐ NO
	2. Chair에 먼지가 쌓여 더럽지 않은가?	☐ YES ǀ ☐ NO
	3. Chair는 제대로 작동이 되는가?	☐ YES ǀ ☐ NO
	4. Chair에 컵과 거울, 크리넥스를 준비해 두었는가?	☐ YES ǀ ☐ NO
	5. 수건, 소공, 공포는 준비되어 있는가?	☐ YES ǀ ☐ NO
	6. 에이프런은 준비되어 있는가?	☐ YES ǀ ☐ NO
	7. 에이프런은 깨끗한가?	☐ YES ǀ ☐ NO
	8. Chair의 증류수는 채워져 있는가?	☐ YES ǀ ☐ NO
	9. 기공물은 준비되어 있는가?	☐ YES ǀ ☐ NO
	10. 컴퓨터에 먼지가 쌓여 있지는 않은가?	☐ YES ǀ ☐ NO
대기실	1. 접수대 위에 먼지가 쌓여 있지는 않은가?	☐ YES ǀ ☐ NO
	2. 전화를 위한 메모지와 펜은 준비되어 있는가?	☐ YES ǀ ☐ NO
	3. 예약 노트와 일일 노트는 준비되어 있는가?	☐ YES ǀ ☐ NO
	4. 라디오에 먼지가 쌓여 있지는 않은가?	☐ YES ǀ ☐ NO
	5. 컴퓨터에 먼지가 쌓여 있지는 않은가?	☐ YES ǀ ☐ NO

찾아보기